· 大国医用药心法丛书 ·

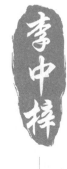

解中药

李成文　刘桂荣◎总主编

李成文◎主编

U0206410

中国健康传媒集团

中国医药科技出版社

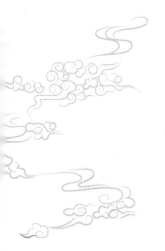

内容提要

本书对明末清初著名医家李中梓多部著作中关于中药的论述进行了汇总重编，将同药相合，使互为参照，对各药的性味、归经、升降浮沉、功效、主治、药物配伍、用法、禁忌、来源、鉴别、炮制等进行了详细阐述。为便于读者翻阅查找，本书按音序排序，让读者可一书通览李中梓对中药的独特认识。本书适用于中医院校师生、临床各科医师及中医爱好者阅读参考。

图书在版编目（CIP）数据

李中梓解中药/李成文主编.—北京：中国医药科技出版社，2021.12
（大国医用药心法丛书）
ISBN 978 - 7 - 5214 - 2865 - 0

Ⅰ.①李…　Ⅱ.①李…　Ⅲ.①中国医药学 - 古籍 - 中国 - 明代
Ⅳ.①R2 - 52

中国版本图书馆 CIP 数据核字（2021）第 251389 号

美术编辑　陈君杞
版式设计　友全图文

出版　**中国健康传媒集团**｜中国医药科技出版社
地址　北京市海淀区文慧园北路甲 22 号
邮编　100082
电话　发行：010 - 62227427　邮购：010 - 62236938
网址　www.cmstp.com
规格　880 × 1230mm $^1/_{32}$
印张　11 $^1/_4$
字数　320 千字
版次　2021 年 12 月第 1 版
印次　2021 年 12 月第 1 次印刷
印刷　三河市万龙印装有限公司
经销　全国各地新华书店
书号　ISBN 978 - 7 - 5214 - 2865 - 0
定价　**45.00 元**

获取新书信息、投稿、为图书纠错，请扫码联系我们。

《大国医用药心法丛书》

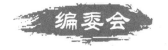

编委会

总主编　李成文　刘桂荣

编　委　（按姓氏笔画排序）

李　萍　李成年　杨云松

谷建军　胡方林　胡素敏

戴　铭

《李中梓解中药》

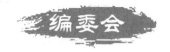

编委会

主　编　李成文

副主编　李　崧　　郭力铭　　徐　里

　　　　段冰艳　　朱凌凌

编　委　(按姓氏笔画排序)

　　　　王沈阳　　刘妍琪　　关浩然

　　　　许　坤

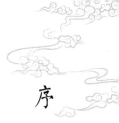

序

中医药是中华民族优秀文化的瑰宝，千年来赓续不绝，不断发扬光大，一直护佑着中国人民的健康，庇佑中华民族生生不息，并在世界范围内产生着越来越大的影响力和吸引力。中医药在数千年的发展中，涌现出众多的医家。正是这一代代苍生大医，使得中医药学世代传承，汇成了川流不息的文化长河，为中华民族的繁衍和百姓的健康提供了保障，功不可没。历史长河中的名家圣手，穷尽一生的努力，留下了毕生心血实践的理论及光辉的著作，不仅是中华民族更是全人类的宝贵财富。以四大经典为代表的典籍为中医理论体系奠定了基础，历代医家不断研究和阐发，使之不断充实、提高、发展。他们以继承不泥古、发扬不离宗的精神繁荣着中医学。当前，中医药发展虽然面临"天时、地利、人和"的大好局面，但我们对于中医理论的系统学习和创新研究还很迟缓，远未满足中医药事业发展的需要，以及社会进步和人民群众的需求。如何按照中医药自身发展的规律来加快理论创新，促进学术进步，是我们这一代中医学者面临的艰巨任务。历代前贤已经积累了丰富而实用的学术理论和实践经验，并形成了独到的临床诊疗技艺，但却还没有得到很好的传承，继承不足，创新也就缺乏动力，制约着中医药事业的持续健康发展。

幸运的是，我们党和政府高度重视中医药工作，特别是党的十八大以来，以习近平同志为核心的党中央把中医药工作摆在更加突出的位置，出台了一系列推进中医药事业发展的重要政策和措施，中医药改革发展取得显著成绩。在抗击新冠肺炎疫情过程中，中医药的应用取得了令人信服的成效，中医药方案具有独特性、可及性、社会性、安全性、经济性、多样性六大优势，获得了社会各界的普遍认可。古老的中医药历久弥新，正在被越来越多的人所接受。

《"健康中国2030"规划纲要》提出，实施中医药传承创新工程，重视中医药经典医籍研读及挖掘，全面系统继承历代各家学术理论、流派及学说，不断弘扬当代名老中医药专家学术思想和临床诊疗经验，挖掘民间诊疗技术和方药，推进中医药文化传承与发展。这也是本丛书策划出版的初心和宗旨。

本丛书精选了自金元时期至清代共10位杰出医家，系统整理了他们独特的方药应用和临证经验。这些医家皆为应用方药具有代表性或学术特色突出的医家，论治疾病经验丰富，常于平淡之中见神奇，论述平实且切合临床实际；其所记录医案众多而真实，其治法方药均可师可法，治疗思路颇具启发性。

本次整理研究，是在反复阅读原著、把握全局的基础上，对医家的学术经验进行了全面探讨，尽量反映其临证思维方法，还原其用药思路、方法和规律，全书收罗广博、条分缕析，详略适中，有利于读者掌握医家应用方药的原理及临床运用规律，以适应当前临床实际的需要。

丛书内容完全出自医家原著，最大限度地反映医家本人的经验论述，不添加任何现代人的观点和评价，希望读者读来能有原汁原味、酣畅淋漓的感觉。另外，凡入药成分涉及国家禁猎和保护动物的（如犀角、虎骨等），为保持古籍原貌，原则上不改。但在临床运用时，应使用相关替代品。

本丛书的参编涉及全国多所高等中医院校及医疗机构的多位专家、学者。全体作者历时5年，怀着对中医药事业的赤子之心，在中医药传承道路上，默默奉献，以实际行动切实履行了"继承好、发展好、利用好"中医药学术的重大使命。

希望丛书能成为中医药院校在校学生和中医、中西医结合医生的良师益友；成为医疗、教学、科研机构及各图书馆的永久珍藏。

由于种种原因，丛书难免有疏漏之处，敬请读者不吝批评指正，以利于本书修订和完善。

在此衷心感谢中国医药科技出版社的大力支持！

丛书编委会
2021年9月

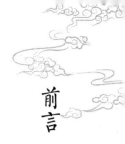

　　李中梓（1588～1655），字士材，号念莪，又号尽凡居士，江苏松江华亭（今上海市）人，是明清之际的著名医学家。李中梓幼习举子业，早年身体多病，后因父母、妻兄及两子被庸医药误而亡，加之乡试不中而绝意仕途，究心医书，精研岐黄之术。他手辑张刘李朱四大家所著，考证诸家学术思想；同时重视学术交流，常与王肯堂、施笠泽、秦昌遇等著名医家切磋医术，博采众长。他提出的"肾为先天之本，脾为后天之本"学术观点，影响深远；在治疗上，他则强调"补气在补血之先，养阳在滋阴之上"。李中梓不仅医术高明，屡治奇证而应手立愈，同时他还勤于著述，编纂有《内经知要》《医宗必读》《伤寒括要》《颐生微论》《诊家正眼》《病机沙篆》《本草通玄》《雷公炮炙药性解》《里中医案》等著作，后人将《诊家正眼》《病机沙篆》《本草通玄》合编为《士材三书》，流传甚广。

　　李中梓学验俱丰，尤为重视中药研究，特别是药性机制研究。有感于明以前本草著作繁多，令后世之人无所适从，李中梓历时33年考稽古籍，结合临床实践，先后编纂了《雷公炮制药性解》《本草征要》《药性论》《本草通玄》等药学论著，对500多种药物的性味归经、升降浮沉、用药佐使、禁忌、道地药材产地、炮制方法、鉴别要点、药物功效分析、治病疗疾机制、配伍应用进行全面的阐发，既有古往精华、诸家经验，又有其个人的用药心得和对药性的概括，一经问世，深受好评。

　　李中梓的这些药学论著，散见于《雷公炮制药性解》《本草通玄》《本草征要》《药性论》之中，其中《本草征要》是《医宗必读·卷之三》的部分内容,《药性论》是《删补颐生微论·卷之三》的部分内容。这给后世有心研究李中梓药学思想的学者带来不便,严重影响了李中梓药学理论与思想的继承和发扬。有鉴于此,我们在长期研读李中梓学术著作的基础上编成本书,将李中梓散见于各论著的药学内容进行重编汇辑,同药相合,原文照录,以全面总结呈现李中梓药学成就,彰显其用药心法,希望有助于中医药学的继承与发扬。

本书以药名为纲(以《中华人民共和国药典》及权威中药辞书中的药名为主),按音序排序(部分同一原植物、原动物等不同入药部位,另单列),对药性的论述依原书成书之先后分列,炮制断后,标明出处,不妄评其内容。对于必须要说明的问题,采用加脚注和编者注的形式标注。

为保持文献原貌,书中的频危保护品种和有毒中药及其用量均予保留,请读者在临床用药中使用代用品及遵循现行规定用量。

我们对于如何更好地整理重编本草古籍仍然处于摸索阶段,至于如何分类汇编排序,使其符合读者阅览习惯,满足临床实际需要,我们还有许多工作要做,编排不当之处,敬请学者斧正。

编者

2021 年 8 月

目录

阿魏

阿魏，味辛，温，无毒。入脾、胃二经。杀诸虫，破癥积，除邪气，化蛊毒。臭烈殊常，故杀虫辟恶。辛则能散，温则能行，故消积化蛊。

按：人之血气，闻香则顺，闻臭则逆，故凡虚人虽有痞积，亦不可轻用；当先养胃气，胃强则坚积渐磨而消矣。经曰：大积大聚，其可犯也，衰其半而止。盖兢兢于根本者乎？（《医宗必读·卷之三·本草征要上·草部·阿魏》）

辛温。破结块，杀细虫，消肉积，辟鬼截疟，止痢，解毒止臭。谭迻久疟，用阿魏、朱砂各一两，研匀，米糊丸皂子大。空心人参汤化服一丸，即愈。如痢疾以黄连、木香汤下。盖疟痢多起于积滞故耳。（《本草通玄·卷下·木部·阿魏》）

阿魏，味辛，性微热，无毒。入胃经。主破癥积，下恶气，治霍乱，止腹疼，辟瘟禁疟，辟鬼祛邪，能消蛊毒，可灭传尸。

按：阿魏辛热之性，与胃脏相宜，故独入之。产波斯国，阿虞木内之脂也。《唐本注》云：体性极臭，而能止臭，亦奇物也。今市家多煎蒜白假充，不可不辨。真者，置热铜器中一日夜，其沾阿魏处白如银。

雷公云：凡使，多有讹伪，共有三验：第一验，将半铢安于熟铜器中，一宿至明，沾阿魏处白如银，永无赤色。第二验，将一铢置于五方草自然汁中浸一夜，至明，如鲜血色。第三验，将一铢安在树上，树立干，便是真。凡使，先于净钵中研如粉了，于热酒器上蒸过，任入药中用之。（《雷公炮制药性解·卷之五·木部·阿魏》）

艾叶

艾叶，味苦，微温，无毒。入肺、脾、肝、肾四经。苦酒、香附为使。安胎气，暖子宫，止血痢，理肠风。灸除百病，衄吐崩中。陈久者良。辛可利窍，苦可疏通，故气血交理，而妇科带下调经多需之。

按：艾性纯阳香燥，凡有血燥生热者禁与。（《医宗必读·卷之三·本草征要上·草部·艾叶》）

艾叶，味辛苦，性微温，无毒。入脾、肺、肝、肾四经。苦酒、香附为使。陈久者良。安胎暖子宫，止血痢，理肠风、吐衄、崩中，灸百病（新补）。

按：艾辛可利窍，苦可疏通，故气血交理，胎产多需之。（《删补颐生微论·卷之三·药性论第二十一·草部·艾叶》）

辛苦而温，通行十二经。温中气，祛寒湿，定吐衄，止下利，安胎气，除腹痛，理崩带，辟鬼邪，杀诸虫。灼灸百病，大有奇功。艾性温暖，有彻上彻下之功，服之以祛寒湿，可转肃杀为阳和；灸之以通经络，可起沉疴为康泰。其用最普，其功最巨。

苏颂讹云：不可妄服，此必燥热者，久服故耳。今人谬执斯言，没其神用，何异于因噎而废食耶！老弱虚人，下元畏冷，以熟艾兜其脐腹，妙不可言。生用则凉，熟用则热。（《本草通玄·卷上·草部·艾叶》）

艾叶，味苦，性微温，无毒。入肝、脾二经。主灸百病，温中理气，开郁调经，安胎种子，止崩漏，除久痢，辟鬼邪，定霍乱。生捣汁理吐衄血。

按：艾之温能令肝脾疏畅，而无壅瘀之患。夫人之一身，惟兹气血两端，今土木既调，则荣卫和而病自此却矣。至于温中等效，又举其偏长耳。煎服者宜新鲜，灸火者宜陈久。生用则寒，熟用则热。（《雷公炮制药性解·卷之四·草部下·艾叶》）

安息香

安息香，味辛，苦，性平，无毒。入心经。服之而行血下气，烧之而去鬼来神。

手少阴主藏神，神昏则鬼邪侵之，心主血，血滞则气不宣快，安神行血，故主治如上。

按：病非关恶气侵犯者勿用。（《医宗必读·卷之四·本草征要下·木部·安息香》）

辛苦，性平。主心腹恶气结聚，虫毒，霍乱，鬼邪传尸。从安息国来，不宜于焚而能发众香，故人取以和香，乃辟邪去恶之圣药。酒煮研。（《本草通玄·卷下·木部·安息香》）

八角茴香 又名茴香

茴香，味辛，温，无毒。入胃、肾二经。主腹痛病气，平霍乱吐逆。辛香宜胃，温性宜肾，故其主治不越二经。

按：茴香辛温，若阳道数举，得热则吐者均戒。八角者名大茴香，小如粟米者力薄。（《医宗必读·卷之三·本草征要上·草部·茴香》）

茴香，味辛，性温，无毒。入胃、肾二经。主腹痛、疝气、霍乱吐逆，通命门，助阳事（新补）。

按：茴香辛香宜胃，温暖宜肾，故主治不越二经。若阳道数举，上有火症者禁用。八角者名大茴香，粟大者名小茴香，主用相仿，小者力差薄耳。（《删补颐生微论·卷之三·药性论第二十一·草部·茴香》）

辛温。暖下焦，逐膀胱胃间冷气，调中进食，疗诸疝腹痛，吐泻胃寒。形如麦粒，为小茴香。

性温，宜入食料中。形如柏实裂成八瓣者，为大茴香。性热，损目，不宜多用。微炒。（《本草通玄·卷下·菜部·茴香》）

茴香，味辛甘，性温，无毒。入心、脾、膀胱三经。主一切臭气、肾脏虚寒、癫疝肿痛及蛇咬伤，调中止呕，下气宽脚。

按：茴香气厚，为阳中之阳，故入少阴、太阴、太阳，以理虚寒诸症。虽辛温快脾，亦能耗气。今内相都入煎煿油腻之物，与火无异，久则致疾，深宜戒之。（《雷公炮制药性解·卷之三·草部中·茴香》）

巴豆

巴豆，味辛，热，有大毒。入肺、脾、胃、大、小肠五经。芫花为使，畏大黄、黄连、芦笋、菰笋、酱豆、冷水，恶蘘草，反牵牛。去心及膜，火焙研细，去油用。荡五脏，涤六腑，几于煎肠刮胃；攻坚积，破痰癖，直可斩关夺门。气血与食一攻而殆尽，痰虫及水倾倒而无遗。胎儿立堕，疔毒旋抽。

生于盛夏之令，成于秋金之月，故味辛气温，得刚猛火烈之用，荡涤一切有形之物。

按：元素曰：巴豆不可轻用，郁滞虽开，真阴随损，以少许着肌肤，须臾发泡，况肠胃柔薄之质，无论下后耗损真阴，即脏腑被其熏灼，能无溃烂之患耶？万不得已，亦须炒热去油，入少许即止，不得多用。（《医宗必读·卷之四·本草征要下·木部·巴豆》）

辛热。祛脏腑停寒，破坚积痰癖，开通闭塞，疏利水谷，破血排脓，杀虫辟鬼。巴豆禀阳刚雄猛之性，有斩关夺门之功，气血未衰，积邪坚固者，诚有神功。老羸衰弱之人，轻妄投之，祸不旋踵。巴豆、大黄同为攻下之剂，但大黄性冷，腑病多热者宜之。巴豆性热，脏病多寒者宜之。故仲景治伤寒传里，恶热者多用大黄。东垣治五积属脏者，多用巴豆。世俗未闻此义，往往以大黄为王道之药，以巴豆为劫霸之品，不亦谬乎？若急治为水谷道路之剂，去皮心膜油，生用。缓治为消坚磨积之药。炒令紫黑用。炒至烟将尽，可以止泻，可以通肠。用之合宜效如桴鼓，此千古之秘，人所不知。（《本草通玄·卷下·木部·巴豆》）

巴豆，味辛，性生温熟寒，有大毒。入脾、胃、大肠三经。主削坚积，荡脏腑之沉寒；通闭塞，利水谷之道路。排脓消肿，破血通经，杀鬼毒蛊疰及腹脏诸虫。去皮心膜油，水煮五度用。芫花为使，恶蘘草，畏大黄、黄连、藜芦、牵牛、芦笋、酱豉、冷水。杀斑蝥①蛇虺毒。

---

① 蝥：原作"毛"，据大成本改。

按：巴豆专主宣通，则脾胃大肠宜其入已。炒令紫黑，可以通肠，亦可止泻，盖通因通用之意也。仲景、东垣及诸名家每每用之。今世俗畏其辛热之毒、荡涤之患，则云劫剂，废阁不用。不知巴豆为斩关夺门之将，其性猛烈，投之不当为害非轻，用之得宜奏功甚捷。譬如张飞一虎将也，顾人用之何如耳，可概弃哉！倘气虚羸弱，脾气久伤者，诚所大忌。

雷公云：凡使，巴豆之与豆及刚子，须在仔细认，勿误用杀人。巴颗小、紧实、色黄；豆即颗有三棱、色黑；若刚子，小似枣核，两头尖。巴与豆即用，刚子勿使。修事巴豆，敲碎，以麻油并酒等可煮巴豆了，研膏后用。每修事一两，以酒与麻油各七合，尽为度。（《雷公炮制药性解·卷之五·木部·巴豆》）

巴豆壳

巴豆壳，烧灰存性，能止泻痢。（《本草通玄·卷下·木部·巴豆》）

巴豆霜

纸包压去油者，名之巴霜。（《本草通玄·卷下·木部·巴豆》）

巴戟天

巴戟天，味甘，温，无毒。入肾经。覆盆子为使，畏丹参。酒浸焙。安五脏以益精，强筋骨而起阴。补助元阳，则肾气滋长，诸虚自熄。

按：阴虚相火炽者，是其仇雠。（《医宗必读·卷之三·本草征要上·草部·巴戟天》）

辛甘微温，肾经之血分药也。强筋骨，起阴痿，益精气，止遗泄。治小腹痛引阴中，疗水胀，理脚气。酒浸一宿，去心焙。（《本草通玄·卷上·草部·巴戟天》）

巴戟天，味辛甘，性微温，无毒。入肺、肾二经。主助肾添精，除一切风及邪气。酒浸用。覆盆为使，恶雷丸、丹参。

按：巴戟之温，本专补肾，而肺乃肾之母也，且其味辛，故兼入之以疗风。凡命门火旺以致泄精者忌之。

雷公云：凡使，须用枸杞子汤浸一宿，待稍软漉出，酒浸一时，又漉出，用菊花同熬，令焦黄用。（《雷公炮制药性解·卷之四·草部下·巴戟天》）

白扁豆 又名扁豆

扁豆，味甘，温，无毒。入脾经。去皮炒。补脾胃而止吐泻，疗霍乱而清湿热。解诸毒大良，治带下颇验。

色黄味甘，得乎中和，脾之谷也，能化清降浊，故有消暑之用。皮如栗色者，不可入药。

按：伤寒邪炽者禁用。（《医宗必读·卷之四·本草征要下·谷部·扁豆》）

白扁豆，味甘，性微温，无毒。入脾经。炒黄去壳研用。补脾止泻，消暑降湿，止渴解毒。

按：扁豆甘温与太阴相宜，故能通理三焦。升清降浊须入他药为佐使。单食多食，反能滞气。（《删补颐生微论·卷之三·药性论第二十一·谷部·白扁豆》）

甘平，脾之谷也。暖脾胃，止吐泄，解诸毒，消暑气，除湿热。扁豆气味中和，土家契合，仓廪受培，自能通利三焦，升降清浊，土强湿去，正气日隆。炒熟，去皮。（《本草通玄·卷上·谷部·白扁豆》）

白扁豆，味甘，性微温，无毒。入脾经。主补脾益气，和中止泻。醋制能疗霍乱转筋。解酒毒及河豚毒、一切草木毒。叶，主蛇虫咬伤。花，主赤白带下。

按：扁豆性味皆与脾家相得，宜独入之。然此剂最为泥膈，惟入健脾药中，则能补脾。若单食多食，极能壅气伤脾，《本草》称其下气，恐非。（《雷公炮制药性解·卷之一·谷部·白扁豆》）

白豆蔻

白豆蔻，味辛，温，无毒。入肺、胃二经。去衣微焙。温中除吐逆，开胃消饮食。疟证宜投，目翳莫缺。

感秋燥之令，得平地之火金。味辛气温，为宽胸去滞之需，翳膜遮睛，亦滞气也。

按：豆蔻辛温，火升作呕，因热腹痛者禁之。（《医宗必读·卷之三·本草征要上·草部·白豆蔻》）

白豆蔻，味辛，性温，无毒。入肺经。老而光绽者佳。去衣微炒。主冷气吐逆，消食下气，宽胸进食，去白睛翳膜，脾虚疟疾。

按：白豆蔻，感秋燥之令，得平地之火金，味辛气温，为脾家所喜。然元气虚，须与参、术同行，不尔损气。（《删补颐生微论·卷之三·药性论第二十一·草部·白豆蔻》）

辛温，入肺脾二经。散肺中滞气，祛胃中停积，退目中云翳，通噎膈，除疟疾，解酒毒，止吐逆。杨士瀛云：治脾虚疟疾，能消能磨，流行三焦，营卫一转，诸症自平。《肘后方》云：患恶心者，惟嚼白豆蔻最佳。其功全在芳香之气，一经火炒，便减功力，即入汤液，但当研细，待诸药煎好，乘沸点服，尤妙。（《本草通玄·卷上·草部·白豆蔻》）

白豆蔻，味辛，性温，无毒。入肺、脾、胃三经。主消寒痰，下滞气，退目中翳，止呕吐，开胃进食，除冷泻痢及腹痛心疼。炒去衣研用。白而圆满者佳。

按：白豆蔻辛宜入肺，温为脾胃所喜，故并入之。大抵辛散之剂，不能补益。《药性》称其补上焦元气，恐无是理，但不甚刻削耳。世俗不察而信之，误人不少。治寒气神效。肺胃中有火及虚者忌之。（《雷公炮制药性解·卷之三·草部中·白豆蔻》）

白矾 又名矾石

白矾，味酸、涩，寒，无毒。入肺、脾二经。甘草为使，恶牡蛎、麻黄。消痰止利，涤热祛风。收脱肛阴挺，理疥癣湿淫。

矾之用有四：吐风热痰涎，取其酸苦涌泄也；诸血、脱肛、阴挺、疮疡，取其酸涩而收也；治风痰、泄痢、崩带，取其收而燥湿也；喉痹、痛疽、蛇伤、蛊毒，取其解毒也。多服损骨、损心肺。（《医宗必读·卷之四·本草征要下·金石部·白矾》）

酸涩，性凉。主消痰燥湿，解毒止血，定痛止痢，除咽喉口齿诸病，虎、犬、蛇、蝎百虫伤。主治与胆矾同，收而燥湿，痰饮、泻痢、崩带、风眼，皆用也。性能却水，多服损肺。（《本草通玄·卷下·金石部·白矾》）

矾石，味酸，性寒，无毒。入肺、肝二经。主寒热泄痢，白沃阴蚀，诸恶疮癣。清喉痹，除目痛，祛固热，禁泄泻，收脱肛。同皂荚，可吐风痰；和蜜蜡，能消痈肿。光明如水晶者佳。甘草为使，恶牡蛎，畏麻黄。

按：矾石西方之色，宜入肺家；东方之味，宜归肝部。肺肝得令，而寒热诸证可无虞矣。然亦收敛之剂，弗宜骤用。

雷公云：凡使，须以瓷瓶盛，于火中煅，令内外通赤，用钳揭起盖，旋安石蜂窠于赤瓶子中，烧蜂窠尽为度，将钳夹出放冷，敲碎入钵中研如粉后，于屋下掘一坑，可深五寸，却以纸裹，留坑中一宿，取出再研，每修事十两，用石蜂窠六尽为度。又云：凡使，要光明如水晶，酸咸涩味全者，研如粉，于瓷瓶中盛，要盛得两三升者，然后以六一泥泥于火畔，炙之令干，乃研了白矾于瓶内，用五方草、紫背天葵二味自然汁各一镒，旋旋添白矾于中，火逼令药汁干，用盖子并瓶口复以泥泥上，下用炭一百斤煅，从巳至未，去火取白矾瓶出，放冷，敲碎取白矾。若经大火一煅，色如银，自然伏火，铢两不失。捣细，研如轻粉，方用之。（《雷公炮制药性解·卷之一·金石部·矾石》）

白附子

白附子，味辛，温，有毒。入胃经。炮去皮脐。中风失音，消痰去湿。

白附子引药上行，与黑附子非一类也。

按：白附子燥药也，似中风证虽有痰亦禁用，小儿慢惊勿用。（《医宗必读·卷之三·本草征要上·草部·白附子》）

白附子，味甘辛，性温，无毒。入肺、脾二经。主中风失音、一切冷风气、头面百病、斑点风疮疥癣、心痛血痹、阴囊湿痒。入药炮用。新罗出者佳。

按：白附色白味辛，故宜入肺，以治风痰。甘而且温，故宜入脾，以治皮肤。阳中之阳，能上升，故治面病。（《雷公炮制药性解·卷之四·草部下·白附子》）

白果又名银杏

即银杏，甘平。熟食温肺益气，定喘嗽，缩小便，止白浊，除白带。生食降痰消毒杀虫。嚼浆涂面，去疱皯及疥癣疳䘌阴虫。（《本草通玄·卷下·果部·白果》）

白花蛇

又名蕲州白花蛇、蕲蛇。蕲州白花蛇，味咸，温，有毒。去头尾，酒浸三宿，去尽皮骨，俱有大毒。主手足瘫痪及肢节软疼，疗口眼歪斜及筋脉拘急。厉风与破伤同宝，急惊与慢惊而珍。

透骨搜风，截惊定搐，为风家要药。内达脏腑，外彻皮肤，无处不到。服者大忌见风。产蕲州者最佳，然不可多得。龙头虎口，黑质白花，肋有二十四方胜纹，腹有念珠斑，口有四长牙，尾有爪甲一二分，肠如连珠，眼光如生。产他处者或两目俱闭或一开一闭也。

按：白花蛇性走窜，有毒，惟真有风者宜之，若类中风属虚者，大忌。（《医宗必读·卷之四·本草征要下·虫鱼部·蕲州白花蛇》）

咸温，有毒。主一切风症，中风、大风、白癜风。蛇性窜利，内走脏腑，外彻皮肤，无处不到，有毒，不敢轻用。其蛇龙头虎口、黑质白花、胁有二十四个方胜文，膜有念珠班，口有四长牙，尾上有一拂，日长一二分，肠形如连珠。酒浸一宿，炭火焙干，埋地中，出火毒。去皮骨，取肉用。（《本草通玄·卷下·鳞部·蕲蛇》）

白花蛇，味甘咸，性温，有大毒。入肺、肝二经。主肺风鼻塞，去瘾疹浮风、四肢不仁、骨节疼痛、口眼㖞斜、半身不遂、癞麻风、白癜风、髭眉脱落、鼻柱塌坏、鹤膝风、鸡距风、筋骨拘挛。凡使，须火烧一大砖令通红，醋沃之，使热气熏蒸，将蛇头尾各一尺，去净，置砖上，以盆覆一宿，如此三过，去骨取肉用。亦以眼不陷者为真。

按：白花蛇专主皮肤之风，肺主皮毛，肝为风木，故都入之。然服之者，瞑眩一昼夜方醒。善螫人，中足者，辄自断之，补养已瘥，木接代步，不然令人死，其毒可知。然诸药不效者，独能引达成功，以其性窜，直领药力至于风处，所谓大毒之病，必用大毒之药以攻之是也。诸蛇鼻向下，惟此蛇鼻向上，背有方胜花纹，以此得名。愚谓凡用之，更须日日换酒，浸过五宿，去酒不用，尽去皮骨，埋于土坑一宿，取出再炙用，其毒咸去矣。

雷公云：凡使，即云治风，元何治风，缘蛇性①窜，即令引药至于有风疾处，因是号之为使。（《雷公炮制药性解·卷之六·虫鱼部·白花蛇》）

白及

白及，味苦，微寒，无毒。入肺经。肺伤吐血建奇功，痈肿排脓称要剂。

性收色白，合乎秋金，宜入相傅之经，以疗诸热之证。收中有散，又能排脓，花名箬兰，贵重可喜。

按：痈疽溃后，不宜同苦寒药服。反乌头、乌喙。（《医宗必读·卷之三·本草征要上·草部·白及》）

---

① 性：原作"生"，据大成本改。

苦寒，入肺。止嗽家之吐血，疗诸疮以生肌。苏恭云：手足折裂者，嚼涂有效。味涩善收，颇合秋金之德，故入肺止血，治疮生肌。凡吐血者，以水盆盛之，浮者，肺血也，以羊肺蘸白及末食之；沉者，肝血也，以羊肝蘸食；半沉半浮者，心脾之血也，羊心脾蘸食。微火略焙。（《本草通玄·卷上·草部·白及》）

白僵蚕

白僵蚕，味咸、辛，温，无毒。入肺、脾、肝三经。恶桑螵蛸、桔梗、茯苓、萆薢。米泔浸一日，待涎浮水上，焙，去丝及黑口。治中风失音，去皮肤风痒，化风痰，消瘰疬，拔疔毒，灭瘢痕。男子阴痒，女子崩淋。

即蚕之病风者，用以治风，殆取其气相感欤！（《医宗必读·卷之四·本草征要下·虫鱼部·白僵蚕》）

惊痫，病风者也。治风化痰，散结行经，所谓因其气相感，而以意使之者也。盖厥阴、阳明之药，故又治诸血病、疟与疳也。咽喉肿痛及喉痹，下咽立效，大能救人。去绵并黑口，炒之。（《本草通玄·卷下·虫部·白僵蚕》）

白僵蚕，味咸辛，性微温，有小毒。入心、肝、脾、肺四经。主风湿口噤失音、疔毒风痰结滞、皮肤风动如虫行、小儿惊痫夜啼、女子崩中赤白，止阴痒，去三虫，灭黑黯。米泔水浸去涎，炒去丝用。恶茯苓、茯神、萆薢、桑螵蛸、桔梗。

按： 丹溪云：白僵蚕属火而有土与金水，心肝脾肺之所由入也。凡使，须头番者力倍。蚕蛾亦然。

雷公云：凡使，先须以糯米泔浸一日，待蚕桑涎出如蜗牛涎浮水面上，然后漉出，微火焙干，以布净拭蚕上黄白毛并黑口甲了，单捣筛如粉用也。（《雷公炮制药性解·卷之六·虫鱼部·白僵蚕》）

白芥子

白芥子，味辛，热，无毒。入肺经。解肌发汗，利气疏痰。温中而冷滞冰消，辟邪而祟魔远遁。酒服而反胃宜痊，醋涂而痈毒可散。

痰在胁下及皮里膜外者，非白芥子不能达。煎汤不可太熟，便减力量。

按： 肺经有热、阴虚火亢者勿服。茎叶动风动气，有疮伤、痔疾、便血者俱忌。(《医宗必读·卷之四·本草征要下·菜部·白芥子》)

白芥子，味辛，性温，无毒。入肺经。解肌发汗，利气疏痰，温中去滞辟邪，疗反胃。

按： 丹溪曰：痰在皮里膜外，非白芥子不能达。煎汤不可太熟，熟则力减。大辛大散，用须中病即已，久用损真气，令人眩运损目。肺经有热，阴虚火亢，当远谢之。(《删补颐生微论·卷之三·药性论第二十一·菜部·白芥子》)

辛热，入手太阴与足阳明。温中散寒，豁痰利窍，止心腹痛，散痈肿瘀血。多食则昏目动火，泄气伤精。丹溪曰：痰在胁下及皮里膜外，非白芥子莫能达。虚人痰嗽，白芥子同苏子、卜子煎好入蜜，与姜汁各一匙，殊妙。(《本草通玄·卷下·菜部·白芥子》)

白芥子，味辛，性温，无毒。入肺、胃二经。主下气，止翻胃，消疟癖，辟鬼邪，驱痓气，除皮里膜外痰涎。醋研可敷射工。其茎叶堪却冷气，能安五脏。

按： 白芥子辛宜于肺，温宜于胃，故俱入之。气虚及肺胃中有火者，咸禁食之。(《雷公炮制药性解·卷之六·菜部·白芥子》)

白茅根 又名茅根

茅根，味甘，寒，无毒。入肺经。凉金定喘，治吐衄并血瘀；利水通淋，祛黄疸及痈肿。茅针溃痈，茅花止血。

甘寒可除内热，性又入血消瘀，且下达州都，引热下降，故吐血、衄血者急需之。针能溃痈，每食一针即有一孔，二针二孔，大奇。

按：吐衄有因于寒、有因于虚者，非所宜也。（《医宗必读·卷之三·本草征要上·草部·茅根》）

甘寒，入胃。主胃热烦渴、吐衄，黄疸，水肿，消瘀血，通月闭，止喘呕，利小便，亦良物也。世皆以其微而忽之，惟事苦寒，致伤中和之气，乌足知此哉！（《本草通玄·卷上·草部·茅根》）

茅根，味甘，性寒，无毒。入胃、小肠二经。逐瘀血，通血闭，止吐衄，下五淋，利小便，理劳伤，补虚羸，除肠胃客热，治妇人崩漏。

按：茅根利水，本入小肠，而胃则其传受，故亦入之。（《雷公炮制药性解·卷之四·草部下·茅根》）

白茅花 又名茅花

茅花，止血。（《医宗必读·卷之三·本草征要上·草部·茅根》）

白茅针 又名茅针

茅针，溃痈。（《医宗必读·卷之三·本草征要上·草部·茅根》）

白梅

白梅即霜梅也。牙关紧闭，擦龈涎出便能开；刀箭伤肤，研烂敷之血即止。（《医宗必读·卷之四·本草征要下·果部·乌梅》）

白梅即霜梅。主中风牙关紧闭，擦牙龈，涎出即开。止泻治渴，止下血崩带，功仿乌梅。（《本草通玄·卷下·果部·乌梅》）

白前

白前，味甘，平，无毒。入肺经。甘草汤泡，去须焙。疗喉间喘呼欲绝，宽胸中气满难舒。

感秋之气，得土之味，清肺有神。喉中作水鸣声者，服之立愈。

按：白前性无补益，肺实邪壅者宜之，否则忌也。（《医宗必读·卷之三·本草征要上·草部·白前》）

白前，味甘辛，性微温，无毒。入肺经。主下气除嗽、气塞呃上冲不得睡卧、气逆冲喉、呼吸欲绝、喉①中时时作水鸡声。甘草水浸一宿，去头、须、子，焙干用。忌羊肉。

按：白前色白味辛，故入肺经，专主一切气症。（《雷公炮制药性解·卷之四·草部下·白前》）

白砂糖

白砂糖，味甘，寒，无毒。入脾经。生津解渴，除咳消痰。中满者禁用。（《医宗必读·卷之四·本草征要下·果部·白砂糖》）

甘温。生津解渴，除咳消痰，润心肺燥热，助脾暖肝。

按：石蜜即白沙糖，蔗汁煎曝而成是也。甘入脾，多食则病脾。西北人宜之，东南人少饵。比之紫沙糖、红沙糖，功用相同。若多食，损齿，一也。（《本草通玄·卷下·果部·石蜜》）

白芍 又名白芍药

白芍药，味苦、酸，微寒，无毒。入肺、脾、肝三经。恶石斛、芒硝，畏鳖甲、小蓟及藜芦。煨熟酒焙。敛肺而主胀逆喘咳，腠理不固；安脾而主中满腹痛，泻痢不和；制肝而主血热目疾，胁下作疼。

赤者专行恶血，兼利小肠。

收敛下降，适合秋金，故气宁而汗止。专入脾经血分，能泻肝家火邪，故功能颇多。一言以蔽之，敛气凉血而已矣。

按：芍药之性，未若芩、连之苦寒，而寇氏云：减芍药以避中寒。丹溪云：产后勿用芍药，恐酸寒伐生生之气。嗟乎！药之寒者，行杀伐之气，违生长之机，虽微寒如芍药，古人犹谆谆告戒，

---

① 喉：原作"腹"，疑误，据《金匮要略》改。

况大苦大寒之药，其可肆用而莫之忌耶？（《医宗必读·卷之三·本草征要上·草部·白芍药》）

白芍药，味酸苦，微寒，有小毒。入肝经。雷丸为使，恶石斛、芒硝，畏鳖甲、小蓟，反藜芦。大而色白者佳。醇酒浸半日，煨透，切片，微炒。制肝而主血热目疾，胁下作疼；安脾而主中满腹痛，泻痢不和；敛肺主胀逆喘咳，腠理不固。

按：芍药收敛下降，行秋金之令，犹未若芩连之寒，而寇氏云：减芍药以避中寒。丹溪云：新产后勿用芍药，恐酸寒伐生生之气。盖以药之寒者，行杀伐之气，违生长之机，虽微寒如芍药，古人犹谆谆告戒，况大苦大寒之药，其可肆用而莫之忌耶？（《删补颐生微论·卷之三·药性论第二十一·草部·白芍药》）

味酸微寒，为脾肺行经药，入肝脾血分。泻肝安神，收胃止泻，实腠理，和血脉。痢疾腹痛，脾虚中满，胎产诸疾，退热除烦，明目，敛疮口。东垣曰：芍药酸涩，何以言利小便？盖能益阴滋湿而停津液，故小便自行，非通利也。按芍药微寒，未若芩、连、栀、柏之甚也？而寇氏云：减芍药以避中寒。丹溪云：新产后勿用芍药，恐酸寒以伐生生之气。嗟夫！药之寒者，行杀伐之气，违生长之机，虽微寒如芍药，犹且谆谆告戒，况大苦大寒之剂，其可肆行而莫之忌耶？避其寒，用酒炒；入血药，用醋炒。（《本草通玄·卷上·草部·白芍》）

白芍药，味酸苦，性微寒，有小毒。入肝经。主怒气伤肝、胸腹中积聚、腰脐间瘀血、腹痛下痢、目疾崩漏，调经安胎。雷丸、乌药、没药为使，恶石斛、芒硝，畏硝石、鳖甲、小蓟，反藜芦。

按：白芍，酸走肝，故能泻木中之火。因怒受伤之症，得之皆愈。积聚腹痛，虽脾之病，然往往亢而承制，土极似木之象也。经曰：治病必求于本。今治之以肝，正其本也。目疾与妇人诸证，皆血之病，得之以伐肝邪，则血自生而病自已，故四物汤用之，亦以妇人多气也。今竟称其补血之效而忘其用，可耶？新产后宜酌用之，恐酸寒伐生生之气也。血虚者煨用，痛痢者炒用。

雷公云：凡采得后，于日中晒干，以竹刀刮上粗皮并头土了，锉之，将蜜水拌蒸，从巳至未，晒干用之。（《雷公炮制药性解·卷之二·草部上·芍药》）

白术

白术，味苦，甘，温，无毒。入脾、胃二经。防风为使。忌桃、李、青鱼。产于潜者佳。米泔水浸半日，土蒸切片，蜜水拌匀，炒令褐色。健脾进食，消谷补中，化胃经痰水，理心下急满，利腰脐血结，祛周身湿痹，君枳实以消痞，佐黄芩以安胎。

白术甘温，得土之冲气，补脾胃之神圣也。脾胃健于转输，新谷善进，宿谷善消，土旺自能胜湿，痰水易化，急满易解。腰脐间血，周身之痹，皆湿停为害，湿去则安矣。消痞者，强脾胃之力；安胎者，化湿热之功。

按：《白术赞》云：味重金浆，芳逾玉液，百邪外御，六腑内充。察草木之胜速益于己者，并不及术之多功也。但阴虚燥渴，便闭滞下，肝肾有筑筑动气者勿服。（《医宗必读·卷之三·本草征要上·草部·白术》）

白术，味甘苦，性温，无毒。入脾、胃二经。防风为使，忌桃、李、雀肉、青鱼、菘菜。产于潜者佳。米柑浸半日，去皮切片，曝干，蜜水拌炒至褐色用。健脾补胃，消谷进食，化胃家痰水。理心下急满，利腰脐间血结，祛周身湿痹。君枳实而消痞，佐黄芩以安胎。

愚按：白术甘温，得土之冲气，补脾胃之第一品也。术赞云：味重金浆，芳逾玉液，百邪外御，六府内充，察草木之胜，速益于己者，并不及术之多功也。俗医往往嫌其滞，一坐未读本草，一坐炮制未精耳。但脐间有动气，筑筑者禁之。（《删补颐生微论·卷之三·药性论第二十一·草部·白术》）

味甘性温，得中宫冲和之气，故补脾胃之药，更无出其右者。土旺则能健运，故不能食者、食停滞者、有痞积者，皆用之也。土旺则能胜湿，故患痰饮者、肿满者、湿痹者，皆赖之也。土旺则清气善升而精微上奉，浊气善降而糟粕下输，故吐泻者不可缺也。《别录》以为利腰脐间血者，因脾胃统摄一身之血，而腰脐乃其分野，以藉其养正之功，而瘀血不敢稽留矣。张元素谓其生津止渴者，湿去而气得周流，而津液生矣；谓其消痰者，脾无湿则痰自不生也；安胎者，除胃热也。米泔浸之，借谷气以和脾也；壁土蒸之，窃土气以助脾也。嫌其燥，以蜜水炒之；嫌其滞，以姜汁炒之。(《本草通玄·卷上·草部·白术》)

白术，味苦甘，性温，无毒。入脾经。除湿利水道，进食强脾胃。佐黄芩以安胎，君枳实而消痞，止泄泻，定呕吐，有汗则止，无汗则发。土炒用。防风、地榆为使，忌桃、李、雀肉、青鱼、菘菜。

按：白术甘而除湿，所以为脾家要药。胎动痞满吐泻，皆脾弱也，用以助脾，诸疾自去。有汗因脾虚，故能止之；无汗因土不能生金，金受火克，皮毛焦热，既得其补脾，又藉其甘温，而汗可发矣。伤寒门有动气者，不宜用之。(《雷公炮制药性解·卷之二·草部上·白术》)

白头翁

白头翁，味苦，性温，有小毒。入心、肾二经。主温疟发狂、癥瘕积聚、瘿瘤瘰疬、金疮鼻衄、齿痛腹痛骨痛、赤毒下痢、男子阴疝偏肿、小儿头秃膻腥。豚实为使，得酒良。

按：白头翁味苦，本入心经，经曰肾欲坚，急入苦以坚之，故又入肾。温疟等证，无非水衰火旺，故治之。(《雷公炮制药性解·卷之四·草部下·白头翁》)

白薇

白薇，味苦咸，性大寒，无毒。入心、肾二经。主暴中风、身热腹满、忽忽不知人、狂惑鬼邪、寒热酸疼、温疟洗洗发作，下水气，利阴气，定惊益精。以糯米泔浸一宿，去髭细锉，蒸用。恶黄芪、大黄、大戟、干姜、大枣、干漆、山萸。

按：白薇味苦入心、咸入肾，故主治如上。（《雷公炮制药性解·卷之四·草部下·白薇》）

白鲜皮

白鲜，味苦，寒，无毒。入脾经。恶桔梗、茯苓、萆薢。主筋挛死肌，化湿热毒疮。

地之湿气，感则害人皮肉筋脉。白鲜皮善除湿热，故疗肌死、筋挛、疮毒。

按：下部虚寒之人，虽有湿证，弗敢饵也。（《医宗必读·卷之三·本草征要上·草部·白鲜》）

气寒，善行，味苦，性燥，入肺脾二经。主恶毒诸疮，风癞疹癣，湿痹死肌，不可屈伸，通关节，利九窍及血脉，肺热咳嗽，天行①狂走，头目痛。气味似羊膻，多服损中气。（《本草通玄·卷上·草部·白鲜皮》）

白鲜皮，味苦咸，性寒，无毒。入肺、小肠二经。主头风黄疸咳逆、淋沥湿痹死肌、一切疥癞恶风疥癣杨梅诸疮热毒、天行时疾、头痛眼疼、女子阴痛、小儿惊痫，和血脉，通九窍，利小肠。恶螵蛸、枯梗、茯苓、萆薢。

按：白鲜皮入肺经，故能去风。入小肠，故能去湿。夫风湿既除，则血气自活，而热亦从此逝矣。（《雷公炮制药性解·卷之四·草部下·白鲜皮》）

白芷

白芷，味辛，温，无毒。入肺、胃、大肠三经。当归为使，恶旋覆花，微焙。头风目泪，齿痛眉疼，肌肤搔痒，呕吐不宁。女人赤白带下，疮家止痛排脓。

---

① 天行：指疫病。

色白味辛，行手阳明庚金；性温气厚，行足阳明戊土；芳香上达，入手太阴辛金。肺者庚之弟、戊之子也，故主治不离三经。

按： 白芷燥能耗血，散能损气，有虚火者勿用。痈疽已溃，宜渐减去。（《医宗必读·卷之三·本草征要上·草部·白芷》）

白芷，味辛，性温，无毒。入肺、胃、大肠三经。当归为使，恶旋覆花。微焙。主头风目泪，齿痛眉疼，风痹瘙痒，止痛排脓，蛇伤金疮。

按： 色白味辛，行手阳明庚金；性温气厚，行足阳明戊土；芳香上达，入手太阴辛金。故主治不离三经，燥能耗血，散能损气，有虚火者勿用。（《删补颐生微论·卷之三·药性论第二十一·草部·白芷》）

辛温，手阳明引经本药也，兼入肺经。解利手阳明头痛，中风寒热及肺经风热，头面皮肤风痹燥痒，眉棱骨痛，鼻渊衄齿痛，崩带，能蚀脓。东垣云：白芷疗风通用，其气芳香，能通九窍，表汗不可缺也。时珍曰：白芷能辟蛇，故蛇伤者用之，亦制以所畏也。微焙用。（《本草通玄·卷上·草部·白芷》）

白芷，味辛，性温，无毒。入肺、脾、胃三经。去头面及皮肤之风，除肌肉燥痒之痹，止阳明头痛之邪，为肺部引经之剂。主排脓托疮，生肌长肉，通经利窍，止漏除崩，明目散风，驱寒燥湿。当归为使，恶旋覆花。

按： 白芷味辛，为肺所喜，而温燥为脾胃所喜，宜其入矣。然香燥而发散，主治虽多，能伤气血，不宜多用久用。

雷公云：凡采得后，勿用四条作一处生者，此名张公藤；兼勿用马蔺，并不入药中。采得后，刮削上皮，细锉，用黄精亦细锉，以竹刀切，二味等分，两度蒸一伏时后出，于日中晒干，去黄精用之。（《雷公炮制药性解·卷之二·草部上·白芷》）

百部

百部，味甘，微温，无毒。入肺经。肺寒咳嗽，传尸骨蒸。杀蛔虫寸白,除蝇虱蛲虫。

与天门冬形相类而用相仿,故名野天门冬。但天门冬治肺热,此治肺寒,为别也。

按:脾胃虚人,须与补药同用,恐其伤胃气,又恐其滑肠也。(《医宗必读·卷之三·本草征要上·草部·百部》)

苦甘微温。主咳嗽喘逆,杀传尸、寸白蛔、蛲、疥癣、蝇蠓虱,一切诸虫。时珍云:亦麦门冬之类,皆主肺疾。但百部气温,寒者宜之;门冬性冷,热者宜之,此为异耳。(《本草通玄·卷上·草部·百部》)

百部,味甘苦,性微寒,有小毒。入肺经。主肺热咳逆,传尸骨蒸,杀痨蛔寸白诸虫及虱。竹刀劈开,去心,酒浸用。

按:百部专疗咳嗽,宜入肺经,而小毒故能杀虫也。

雷公云:凡采得后,用竹刀劈破,去心皮,花作数十,于檐下悬,令风吹,待土干后,却用酒浸一宿,漉出焙干,细锉用。葱一颗自有八十三条者,号曰地仙苗,若修事饵之寿长。(《雷公炮制药性解·卷之三·草部中·百部》)

百草霜

百草霜,辛,温,无毒。清咽治痢,解热定血。

黑奴丸用以疗阳毒发狂,亦从治之义也。(《医宗必读·卷之四·本草征要下·土部·百草霜》)

百合

百合,味甘,微寒,无毒。入心、肺二经。花白者入药。保肺止咳,驱邪定惊,止涕泪多,利大小便。

君主镇定,邪不能侵;相傅清肃,咳嗽可疗。涕泪,肺肝热也;二便不通,肾经热也。清火之后,复何患乎?仲景云:行、住、坐、卧不定,如有神灵,谓之百合病,以百合治之,是亦清心安肾之效欤!

按：百合通二便，中寒下陷者忌之。（《医宗必读·卷之三·本草征要上·草部·百合》）

百合，味甘微苦，性平，无毒。入心、肺二经。白花者良。补中保肺，止嗽安神，除百邪鬼魅，颠狂邪叫，一切痈疮，通大小便。

按：《金匮要略》云：行住坐卧不定，如有神灵，谓之百合病。以百合治之，则其清心安神，从可想见。久服使人心志欢和，但肠滑者勿用。（《删补颐生微论·卷之三·药性论第二十一·草部·百合》）

甘平。温肺止嗽，补中益气，利大小便，安和心胆，止涕泪，主百合病，辟邪鬼魅。（《本草通玄·卷下·菜部·百合》）

百合，味甘，性平，无毒。入心、肺、大小肠四经。主鬼魅邪气、热咳吐血，润肺宁心，定惊益志，攻发背，消痈肿，除胀满，利二便。

按：百合性润，故入心肺诸经。虽能补益，亦伤肝气，不宜多服。（《雷公炮制药性解·卷之三·草部中·百合》）

百药煎

百药煎①即五倍造成，主肺胀喘咳，噙化能敛而降之。（《雷公炮制药性解·卷之五·木部·五倍子》）

柏子仁

柏子仁，味甘、辛，性平，无毒。入心、肝、肾三经。畏菊花、羊蹄草。蒸晒炒。安神定悸，壮水强阳。润血而容颜美少，补虚而耳目聪明。

心藏神，肾藏精与志，心肾虚则病惊悸。入心养神，入肾定志，悸必愈矣。悦颜聪明，皆心血与肾水互相灌溉耳。

按：柏子仁多油而滑，作泻者勿服，多痰者亦忌，有油透者勿

---

① 百药煎：为五倍子与茶叶等经发酵制成。

入药。(《医宗必读·卷之四·本草征要下·木部·柏子仁》)

柏子仁,味甘辛,性平,无毒。入心、脾、肾三经。畏菊花、羊蹄草。蒸晒微炒。养心益智,安神定悸,益血兴阳,去邪魅,除风湿,美颜色,耳目聪明。

按: 柏子仁,不寒不燥,甘而补,辛而润,其气芬芳,能透心肾而益脾胃,仙家收为上品。或泻或多痰者,勿用。(《删补颐生微论·卷之三·药性论第二十一·木部·柏子仁》)

甘平,心肾药也。益气养血,清心安神,补肾助阳,去湿润燥,辟邪益智,久服颜色美泽,耳目聪明。时珍曰:柏子甘平,不寒不燥,甘而能补,辛而能润,其气清香,能透心肾,益脾胃,仙家上品药也。《列仙传》云:赤松子久食柏实,齿落更生,行及奔马。非虚语也。炒去衣,研细。(《本草通玄·卷下·木部·柏子仁》)

柏子仁,味甘辛,性平,无毒。入肺、脾、肾三经。主安五脏,定惊悸,补中气,除风湿,兴阳道,暖腰膝,去头风,辟百邪,润皮肤,明耳目。牡蛎、瓜子为使,畏菊花、羊蹄草、诸石及面曲。

按: 柏子仁辛归肺,甘归脾,浊阴归肾,故均入之。柏叶之苦涩,属金而善守,最清血分,为补阴要药。须用嫩叶,春采东,夏采南,秋采西,冬采北,才得节候生气。

雷公云:凡使,先以酒浸一宿,至明漉出,晒干,用黄精自然汁日中煎,手不住搅。若天久阴,于铛中着水,用瓶器盛柏子仁,着火缓缓煮成煎为度。每煎三两柏子仁,用酒五两,浸干为度。(《雷公炮制药性解·卷之五·木部·柏子仁》)

斑蝥

斑蝥,味辛,寒,有毒。入肺、脾二经。畏巴豆、丹参、甘草、豆花、惟黄连、黑豆、葱、茶能解其毒。破血结而堕胎儿,散癥癖利水道。拔疔疽之恶根,下猘犬之恶物。中蛊之毒宜求,轻粉之毒亦化。

直走精溺之处，蚀下败物。痛不可当，不宜多用，痛时以木通等导之。（《医宗必读·卷之四·本草征要下·虫鱼部·斑蝥》）

攻血积，利水道，治疝瘕，解疔毒、猘犬毒、蛊毒、轻粉毒。治沥，堕胎。

按：斑蝥专主走下窍，直至精溺之处，蚀下败物，但痛不可当。虚者大禁。麸炒醋煮。（《本草通玄·卷下·虫部·斑蝥》）

斑蝥，味辛咸，性寒，有大毒。不载经络。主寒热鬼疰、蛊毒鼠瘘、疥癣恶疮、疽蚀死肌，破石癥血积，利水道，堕胎。凡使，去足翅，拌糯米炒，米黄为度。马刀为使，畏巴豆、丹参、空青，恶曾青、豆花。

按：斑蝥入腹，有开山凿岭之势，最称猛烈，故辄致腹痛不可忍。余见里中一壮年患痞疾，服斑蝥数剂，初则大泻不止、烦闷欲绝，继则二便来红，三日而死。自非百药不效之病，可漫使哉？（《雷公炮制药性解·卷之六·虫鱼部·斑蝥》）

半夏

半夏，味辛，温，有毒。入心、脾、胃三经。柴胡为使。恶皂荚，畏雄黄、姜、鳖甲，反乌头，忌羊血、海藻、饴糖。水浸五日，每日换水，去帽，姜矾同煮，汁干为度。消痰燥湿，开胃健脾，咳逆呕吐，头眩昏迷，痰厥头痛，心下满坚，消痛可也，堕胎有焉。

汪机曰：脾胃湿热，涎化为痰，此非半夏，曷可治乎？若以贝母代之，翘首待毙。时珍曰：脾无湿不生痰，故脾为生痰之源，肺为贮痰之器。半夏治痰，为其体滑辛温也。涎滑能润，辛温能散亦能润，故行湿而通大便，利窍而泄小便。所谓辛走气，能化液，辛以润之是已。丹溪谓：半夏能使大便润而小便长。成无己谓：半夏行水气而润肾燥，《局方》半硫丸治老人虚秘，皆取其滑润也。俗以半夏为燥，不知湿去则土燥，痰涎不生，非其性燥也。但恐非湿热之邪而用之，是重竭其津液，诚非所宜。

按：半夏主治最多，莫非脾湿之证，苟无湿者，均在禁例。古人半夏有三禁：谓血家、渴家、汗家也。若无脾湿，且有肺燥，误服半夏，悔不可追。责在司命，谨诸戒诸！（《医宗必读·卷之三·本草征要上·草部·半夏》）

半夏，味苦辛，性温，有毒。入肺、脾、胃三经。柴胡为使，恶皂荚、畏雄黄、生姜、干姜、秦皮、龟甲，反乌头。忌羊血、海藻、饴糖。白而大者佳。水浸七日，每日换水去帽，每片用生姜五两，明矾二两，同煮二时，水干为度。消痰燥湿，开胃健脾。除咳逆呕吐，定头眩、昏迷、伤寒、心下满坚、痰厥头疼，消痈堕胎。

按：汪机曰：脾胃湿热，涎化为痰，此非半夏，曷可治乎？若以贝母代之，翘首待毙。李时珍曰：脾无湿不生痰，故脾为生痰之源，肺为贮痰之器。半夏治痰为其体滑辛温也。涎滑能润，辛温能散亦能润，故行湿而通二便，利窍而泄小便。所谓辛走气，能化液，辛以润之是已。丹溪谓半夏能使大便润而小便长，成无己谓半夏行水气而润肾燥，《局方》半硫丸治老人虚闭，皆取其滑润也。俗以半夏为燥，不知利水去湿，故土燥非性燥也。但恐非湿热之邪而用之，是重竭其津液，诚非所宜。古人半夏有三禁，谓血家、渴家、汗家也。（《删补颐生微论·卷之三·药性论第二十一·草部·半夏》）

辛温，有毒。脾胃药也。燥湿和中，消痰止嗽，开胃健脾，止呕定吐，消痈堕胎。好古曰：经云肾主五液，化为五湿，自入为唾，入肝为泣，入心为汗，入脾为痰，入肺为涕。有痰曰嗽，无痰曰咳，痰因咳动，脾之湿也。半夏能泄痰之标，不能泄痰之本。泄本者泄肾也，咳无形而痰有形，润肾燥脾，无形则润，有形则燥，所以为流湿润燥耳。以半夏为肺药，非矣。止吐，为足阳明；除痰，为足太阴也。汪机曰：脾胃湿热，涎化为痰，自非半夏曷可治乎？若以贝母代之，则翘首待毙。时珍曰：脾无湿不生痰，故脾为生痰之源，肺为贮痰之器。半夏治痰，为其体辛温也。涎滑能润，故行湿而通大便，利窍而泄小便。所谓辛走气，能化液，辛以润之是矣。丹溪谓半夏能使大便润而小便长。成无己谓半夏行水气而润燥。《局方》半硫丸治老人虚秘，皆取其滑盛也。俗以半夏为燥，误矣。湿去则土燥，则痰涎不生，非其性燥也。惟阴虚劳损，非湿热之邪而用之，是重竭其津液，医之咎也，岂药之罪哉？愚谓同苍术、茯苓则治湿痰；同瓜蒌、黄芩则治热痰；同南星、前胡则治风痰；用芥子、姜汁则治寒痰；惟治燥痰但宜以贝母、瓜蒌，非半夏所司也。半夏主治颇多，总是去湿健脾之力，苟无湿症，与半夏不相蒙也。古人半夏有三禁：谓汗家、渴家、血家，以其行湿利窍耳。择大而白者，水浸七日，每日换水，去衣净，更以姜汁、明矾、皂角同煮透，晒干。造曲法：以半夏洗净，去衣研细，以姜汁、矾汤和作饼，楮叶包裹，待生黄衣，去叶晒干。(《本草通玄·卷上·草部·半夏》)

半夏，味辛平，性生寒熟温，有毒。入肺、脾、胃三经。下气止呕吐，开郁散表邪，除湿化痰涎，大和脾胃。须汤淋十遍，姜、矾、甘草制用。射干、柴胡为使，恶皂荚，畏雄黄、生姜、干姜、秦皮、龟甲，反乌头，忌羊血、羊肉、饴糖、海藻。

按：半夏味辛入肺，性燥入脾胃，中其毒者，口噤发吐。烦渴及血症勿用，惟气症发渴者不禁。

雷公云：凡使，勿误用白傍蘤子，真似半夏，只是咬着微酸，不入药用。若修事半夏四两，用捣了白芥子末二两，头醋六两，二味搅令浊，将半夏投于中，洗三遍用之。半夏上有陈涎，若洗不净，令人气逆，肝气怒满。(《雷公炮制药性解·卷之二·草部上·半夏》)

贝母

贝母，味辛、苦，微寒，无毒。入心、肺二经。厚朴为使，畏秦艽，反乌头。去心，糯米拌炒，米熟为度。消痰润肺，涤热清心。喘咳红痰要矣，胸中郁结神哉！

辛宜归肺，苦宜归心，大抵心清气降，肺赖以宁，且润而化痰，故多功于西方也。

按：汪机曰：俗以半夏燥而有毒，代以贝母，不知贝母治肺金燥痰，半夏治脾土湿痰，何可代之？脾为湿土，故喜燥；肺为燥金，故喜润。若痰在脾经，误用贝母之润，投以所恶，可翘首待毙。故寒痰、湿痰、风痰、食积痰、肾虚泛为痰，均非贝母所司也。（《医宗必读·卷之三·本草征要上·草部·贝母》）

贝母，味苦辛，性微寒，无毒。入心、肺二经。厚朴、白薇为使。畏秦艽、莽草、矾石，反乌头。选白而大者去心，糯米拌炒，米熟为度。消痰润肺，涤热清心。疗喘嗽红痰，除胸中郁结，下胞衣，傅人面疮，散项下瘿疬。

按：贝母本功惟入肺治燥痰，久服非脾家所喜。汪机云：俗以半夏燥而有毒，代以贝母。不知贝母治肺金燥痰，半夏治脾土湿痰，何可代也？脾为湿土，故喜燥；肺为燥金，故喜润。若痰属脾经，误投贝母，可翘首待毙。又诗云，言采其茧，即贝母也。作诗者，本以不得志而言，今用以治愁郁者，其说盖本于此。脾虚食少者禁用。（《删补颐生微论·卷之三·药性论第二十一·草部·贝母》）

味苦，微寒。主烦热，心下满，润肺，消燥痰，散项下瘿疬，傅恶疮，收口生肌。俗以半夏有毒，用贝母代之。不知贝母寒润，治肺家燥痰之药。半夏温燥，治脾胃湿痰之药。二者天渊，何可代乎？去心，同糯米炒，米熟为度，去米用。（《本草通玄·卷上·草部·川贝母》）

贝母，味辛苦，性微寒，无毒。入心、肺二经。清心润肺，止嗽消痰，主胸腹气逆、伤寒烦热、淋沥、瘕疝、喉痹、金疮、人面疮、瘿疬诸恶疮。去心研用。厚朴、白薇为使，恶桃花，畏秦艽、矾石、莽草，反乌头。

按：贝母辛走肺，苦走心，善能散郁泻火，故治胸腹云云等疾。雷公云：凡使，先于柳木火炮令黄，擘破去内口鼻上有米许大者心一小颗，后拌糯米，于鏊上同炒，待米黄熟，然后去米取出。

其中有独颗团，不作两片，无皱者，号曰丹龙精，不入药用。若误服，令人筋血脉永不收，用黄精、小蓝汁合服立愈。(《雷公炮制药性解·卷之二·草部上·贝母》)

荸荠

荸荠，味甘，寒，无毒。益气而消食，除热以生津。腹满须用，下血宜尝。

同胡桃食，能化铜物为乌有。一味为末，能辟蛊毒。

按：孟诜云：有冷气人勿食，多食令人患脚气，孕妇忌之。(《医宗必读·卷之四·本草征要下·果部·荸荠》)

荜茇 又名荜拨

荜拨，味辛，热，无毒。入肺、脾二经。去涎。醋浸一宿，焙干，刮去皮粟子净。温脾除呕逆，定泻理心疼。

古方用此，百中之一，以其荜拨辛热耗散，能动脾肺之火，多用损目耶。(《医宗必读·卷之三·本草征要上·草部·荜拨》)

荜拨，味辛，性大温，无毒。入肺、脾、胃、膀胱四经。主温中下气，消食开痰，治阴疝，止霍乱，除泻痢日久，疗心腹冷痛。醋浸一宿，刮去皮粟子令净方用。

按：荜拨辛走肺家，温宜脾胃膀胱肺经，故咸入之。(《雷公炮制药性解·卷之四·草部下·荜拨》)

萆薢

萆薢，味苦，平，无毒。入胃、肝二经。薏苡为使，畏葵根、大黄、柴胡、前胡。主风寒湿痹，腰膝作痛，既可去膀胱宿水，又能止失溺便频。

主用皆祛风湿，补下元。杨子建曰：小便频，茎内痛，必大腑热闭，水液只就小肠，大腑愈加燥竭。因强忍房事，有瘀腐壅于小肠，故痛。此与淋证不同，宜盐炒萆薢一两煎服，以葱汤洗谷道即愈。肾受土邪则水衰，肝挟相火，来复母仇，得萆薢渗湿，则土安其位，水不受侮矣。

按：萆薢本除风湿，如阴虚火炽、溺有余沥及无湿而肾虚腰痛皆禁。菝葜、土茯苓，与萆薢虽不同，主治相仿。总之，除湿祛风，分清去浊，恶疮化毒，又能补下焦。忌茗、醋。（《医宗必读·卷之三·本草征要上·草部·萆薢》）

萆薢，味苦甘，性平，无毒。入胃、肝、肾三经。薏苡仁为使，畏葵根、大黄、柴胡、前胡、牡蛎。忌牛肉。主风寒湿痹，腰膝作疼，去膀胱宿水，止失溺便频。

按：萆薢主用皆祛风湿、补下元。杨子建曰：小便频，茎内痛。必大腑热闭，水液只就小肠，大腑愈加燥竭。因强忍房事，有瘀腐壅于下焦，故痛。此与淋症不同，宜盐炒萆薢一两，煎服，以葱汤洗谷道即愈。肾受土邪则水衰，肝挟相火而凌土湿，得萆薢以渗湿，则土安其位，水不受侮矣。（《删补颐生微论·卷之三·药性论第二十一·草部·萆薢》）

苦平，胃与肝药也。搜风去湿，补肾强筋，主白浊茎中痛，阴痿失溺，恶疮。入肝搜风，故能理风与筋之病；入胃去湿，故能理浊与疮之病。古人或称其摄溺之功，或称其逐水之效，何两说相悬耶？不知闭蛰封藏之本在肾，肾气强旺则收摄，而妄水亦无容藏之地。且善清胃家湿热，故能去浊分清也，杨氏萆薢分清饮，正和此意。杨子建云：小便频数无度，茎中痛者，必大腑不通，水液只就小肠，大腑愈加燥竭，甚则燥热。或因酒色，或因过食辛热荤腻，则腐物瘀血之类，随虚入于小肠故也。此乃小便频数而痛，与淋症涩痛者不同。用萆薢一两，咸水炒，为末，煎服。使水道转入大肠，仍以葱汤频洗谷道，令气得通，则小便数及痛自减也。萆薢与土茯苓形虽不同，主用相仿，岂一类数种乎？盐水拌，炒用。（《本草通玄·卷上·草部·萆薢》）

萆薢，味苦甘，性平，无毒。入脾、肾、膀胱三经。主风寒湿痹、腰背痛、中风不遂、遍身顽麻、膀胱宿水、阴痿失溺，利水道，益精明目。薏苡为使，畏葵根、大黄、柴胡、牡蛎，忌牛肉。

按：草薢之入三经，何也？盖肾受土克，则水脏既衰，肝挟相火而凌土湿。脾主肌肉，湿郁肌腠则生热生风，以致荣卫不和、关节不利。而草薢长于去水，用之以渗脾湿，则土安其位，水不受侮矣。然久用令人小便多，小便既多，则肾气安得复实。今多泥其入肾，用为补剂，亦未深原其理耳。（《雷公炮制药性解·卷之三·草部中·草薢》）

蓖麻子

蓖麻子，味甘，性平，有毒。口眼不正，疮毒肿浮，头风脚气，瘰疬丹瘤，胞衣不下，子肠不收。

如前诸证，皆从外治，不经内服，以其长于收吸，能拔病气出外。凡服蓖麻，一生不得食豆，犯之胀死。（《医宗必读·卷之三·本草征要上·草部·蓖麻子》）

辛热，有毒。服者，一生勿食炒豆，犯即胀死。且有毒损人，故不可轻服。但取外治，其用甚多。研傅疮痈瘰疬；涂足心，催生；口眼歪斜，左歪贴右，右歪贴左；塞鼻，治壅；塞耳，治聋；小便不通，三粒研细，入纸捻，插茎即通；子宫脱下，涂顶即收。丹溪云：追脓拔毒，乃外科要药。又曰鹅鹅油能引药气入内，蓖麻油能拔病气出外。偏风、手足不举，同羊脂、麝香、山甲煎作青，日摩数次。手臂肿痛，蓖麻捣膏贴之，一日即愈。偏头痛，同乳香捣涂即止。外用必奏奇，内服多致损人。取蓖麻油法，研烂，入水，用火煮之，有沫撇起，沫尽乃止，取沫煎至滴水成珠为度。（《本草通玄·卷上·草部·蓖麻子》）

蓖麻子，味甘辛，有小毒。入脾、大肠二经。主水胀腹满、脏腑燥热，无名肿毒敷之可消，口眼㖞斜敷之可正，涂足心下胞胎如神，涂颠顶收生肠甚捷。忌见铁器，服过者一生忌食豆，误犯之腹胀猛甚。

按：丹溪云：蓖麻子属阴，故入太阴阳明以驱水满，以催产难，固矣。而无名肿毒，热也；口眼㖞斜，风也，何并治之？岂其辛甘发散之功耶？

叶主脚气风肿不仁，捣蒸傅之。

雷公云：凡使，勿用黑夭赤利子，缘在地莶上生，是以有毒，药中不用。其蓖麻子形似巴豆而光滑，有黄黑斑点。凡使，先须和皮用盐汤煮半日，去皮取子，研过用。（《雷公炮制药性解·卷之四·草部下·蓖麻子》）

碧桃干又名桃枭

桃枭，是桃实在树，经冬不落者，正月采之，主辟邪祛祟。（《医宗必读·卷之四·本草征要下·果部·桃仁》）

萹蓄

萹蓄，味苦，平，无毒。入膀胱经。利水治癃淋，杀虫理疥疾。治癃及疥，皆去湿热也。

按： 萹蓄直遂，不能益人，不宜恒用。（《医宗必读·卷之三·本草征要上·草部·萹蓄》）

苦寒。利小便，驱湿热，杀诸虫。（《本草通玄·卷上·草部·萹蓄》）

扁豆花

花，主赤白带下。（《雷公炮制药性解·卷之一·谷部·白扁豆》）

扁豆叶

叶，主蛇虫咬伤。（《雷公炮制药性解·卷之一·谷部·白扁豆》）

鳖

鳖，其肉益肺补金，大凉血热。奇形异状者有大毒，误食者，以黄芪、吴蓝煎汤解之。

按：肉性大冷，过食伤脾。癥瘕勿食，恐益其疾。孕妇勿食，恐短子项。同鸡食成瘕，同鸡子食能杀人，同苋菜食生血鳖，同芥子食发恶疾。不可不慎。（《雷公炮制药性解·卷之六·虫鱼部·鳖甲》）

鳖甲

鳖甲，味咸，寒，无毒。入肝经。恶矾。酒浸一宿，炙黄。解骨间蒸热，消心腹癥瘕。妇人漏下五色，小儿胁下坚痛。肉冷而难消，脾虚者大忌。

鳖色青，主治皆肝证；龟色黑，主治皆肾证，同归补阴，实有区别。龟甲以自败者为佳，鳖甲以不经汤煮者为佳。肝无热者忌之。（《医宗必读·卷之四·本草征要下·虫鱼部·鳖甲》）

鳖甲，味咸，性寒，无毒。入肝经。恶矾石、理石。九肋者良，未经汤煮佳。酥炙。主痨热骨蒸，心腹癥瘕，疟母瘀血，漏下阴蚀，痔核。

按：鳖色青，主治皆肝症。龟色黑，主治多肾症。同归补阴，实有分别。性皆至阴大寒，多用必伤土也。（《删补颐生微论·卷之三·药性论第二十一·虫鱼部·鳖甲》）

咸平，肝经药也。截久疟，消疟毒，破癥瘕，行瘀血，退烦热，补新血。

按：龟、鳖皆主养阴涤热，鳖色青，故入东方而理肝家诸症。龟色黑，故走北方而理肾经诸症。七肋者佳。不经汤煮者，醋炙黄，研细。（《本草通玄·卷下·介部·鳖甲》）

鳖甲，味咸，性平，无毒。入肺、脾二经。主骨蒸劳嗽、积聚癥瘕、瘜肉阴蚀痔疽、疮肿瘀血，催生堕胎，妇人五色漏下。九肋者佳。童便浸一宿，滤起，酥炙用。其肉益肺补金，大凉血热。奇形异状者有大毒，误食者，以黄芪、吴蓝煎汤解之。俱恶理石、矾石。

按：丹溪云：鳖甲属金与土，肺脾之所以入也。须生取之，煮脱者不堪用。肉性大冷，过食伤脾。癥瘕勿食，恐益其疾。孕妇勿食，恐短子项。同鸡食成瘕，同鸡子食能杀人，同苋菜食生血鳖，同芥子食发恶疾。不可不慎。

雷公云：凡使，要绿色九肋多裙、重七两者为佳。治痃、破块、消癥、定心药中用之。每个鳖甲以六一泥固济瓶子底了，干，于大火，以物楂于中，与头醋下火煎之，尽三升醋为度，乃去裙并肋骨了，方炙干，然入药中用。又治劳去热药中用，依前泥，用童子小便煮，昼夜尽小便一斗二升为度，后去裙留骨，于石上捶、石臼中捣成粉了，以鸡肌皮裹之，取东流水三两斗盆盛，阁于盆上一宿，至明任用，力有万倍也。（《雷公炮制药性解·卷之六·虫鱼部·鳖甲》）

槟榔

槟榔，味辛，温，无毒。入胃、大肠二经。忌见火。降至高之气，似石投火；疏后重之急，如骥追风。疟疾与痰癖偕收，脚气与杀虫并选。

足阳明为水谷之海，手阳明为传导之官，二经相为贯输，以运化精微者也，二经病则痰癖虫积生焉。辛能破滞，苦能杀虫，故主治如上诸证。

按：槟榔坠诸气至于下极，气虚下陷者，所当远避。（《医宗必读·卷之四·本草征要下·木部·槟榔》）

槟榔，味苦，性寒，无毒。入胃、大肠二经。下气性如铁石，治后重如神，消谷逐水，除痰杀虫，解毒醒酒，诸疟瘴疬。

按：岭表多食槟榔，瘴疬之作，率因食积，此能消食下气故也。南方地温，腠府不密，久食槟榔，脏腑疏泄，一旦病瘴，至不可救，岂非伐气之祸钦？气虚下陷者，所当远避。（《删补颐生微论·卷之三·药性论第二十一·木部·槟榔》）

苦辛，微温。下气消胀，逐水除痰，杀虫治痢，消食破积，止疟疗疝，脚气瘴疬。

按：槟榔泄至高之气，能坠诸药达于下极，故治痢家后重如神。闽广多瘴疠，嗜之以为上珍。苟无瘴而食之，宁无损正之忧乎？去心者刮去脐皮，见火无功。（《本草通玄·卷下·果部·槟榔》）

槟榔，味辛甘涩，性温，无毒。入胃、大肠二经。主消谷逐水，宣利脏腑，攻坚行滞，除痰癖，杀三虫，却伏尸，疗寸白，攻脚气，解诸虫，坠药性如铁石，治厚重如奔马。见火无功。

按：槟榔甘温之品，宜于胃家，沉阴之性，宜于大肠，考诸功验，取其下坠，非取其破气，广闽多服之者，盖以地暖湿蒸，居民感之，气亦上盛，故服此以降之耳。尖长者，快锐速效。

雷公云：凡使，存坐稳正、坚实不虚者、碎破肉有锦纹者妙。半白半黑并心虚者，不入药用。凡修事，即头圆身形矮毗者是榔，身形尖、紫文粗者为槟。槟力小，榔力大。欲使，先以刀刮去底，细切。勿经火。（《雷公炮制药性解·卷之五·木部·槟榔》）

冰片 又名龙脑香

龙脑香，味辛、苦，微温，无毒。开通关窍，驱逐鬼邪。善消风而化湿，使耳聪而目明。

芳香为百药之冠，香甚者性必温热，善于走窜，入骨搜风，能引火热之气自外而出。新汲水调，催生甚捷。

按：龙脑入骨，风病在骨髓者宜也。若风在血脉肌肉，辄用脑、麝，反引风入骨，如油入面，莫之能出。目不明属虚者，不宜入点。（《医宗必读·卷之四·本草征要下·木部·龙脑香》）

辛苦，微温。通诸窍，散郁火，利耳目。主喉痹脑痛，鼻瘜牙疼，伤寒舌出，小儿痘陷。东垣曰：龙脑入骨，凡风病在骨髓者宜之。若风在血脉肌肉，辄用脑、麝，反引风入骨，如油入面，莫之能出。时珍曰：古方皆言龙脑辛凉，入心，故目疾、惊风及痘疮心热血瘀倒黡者，引猪血入心，使毒散于外，则痘发。此似是而非也。目与惊及痘，皆火病也。火郁则发之，从治之法，辛主发散故也。使壅塞通利，经络调达，而惊热自平，疮毒能出。用猪心血引龙脑入心，非龙脑能入心也。廖莹中热酒服龙脑，九窍流血而死。非龙脑有毒，乃热酒引其辛香，气血沸乱而致也。(《本草通玄·卷下·木部·冰片》)

冰片，味辛苦，性温，无毒。入肺、肝二经。主心腹邪气积聚、喉闭乳蛾、舌肿痔疮，通九窍，消风气，明耳目，杀诸虫，解蛊毒，又主小儿惊痫、大人痰迷。

按：冰片之辛，本入肺家，而肝则受其克者也，故兼入焉。主治诸症，俱是气闭生热，而冰片则辛散之极，开气如反掌，故多用之，然亦从治之法也，世俗因其主用，遂疑其性寒，辄与麝香同用，以为桂、附之助，独不计人身阳易于动，阴易于亏。丹溪之训，讵可忽诸。(《雷公炮制药性解·卷之五·木部·冰片》)

薄荷

薄荷，味辛，温，无毒。入肺经。产苏州者良。去风热，通关节，清头目，定霍乱，消食下气。猫咬蛇伤，伤寒舌胎，和蜜擦之。

发汗解表，故去风清热，利于头面。辛香开气，胀满、霍乱、食滞者，并主之。

按：薄荷辛香伐气，多服损肺伤心。(《医宗必读·卷之三·本草征要上·草部·薄荷》)

薄荷，味辛，性温，无毒。入肺、肝二经。产苏州者良。忌见火。去风热，通关窍，清头目，定霍乱，消食下气。猫咬蛇伤、蜂螫，伤寒舌苔，和蜜擦之。

按：薄荷辛香，善疏结滞之气，多服损心肺。(《删补颐生微论·卷之三·药性论第二十一·草部·薄荷》)

辛凉，肺肝药也。除风热，清头目，利咽喉，止痰嗽，去舌苔，洗瘾疹、疮疥、瘰疬，涂蜂螫蛇伤，塞鼻止衄血，擦舌疗謇涩。按薄荷气味俱薄，浮而上升，故能清理高巅，解散风热。然芳香尖利，多服久服，令人虚汗不止。软弱人久用，反动消渴病。

（《本草通玄·卷上·草部·薄荷》）

薄荷，味辛，性微寒，无毒。入肺经。主中风失音，下胀气，去头风，通利关节，破血止痢，清风消肿，引诸药入荣卫，能发毒汗，清利六阳之会首，祛除诸热之风邪。

按： 薄荷有走表之功，宜职太阴之部。中风诸患，固其专也，而血痢之证，病在凝滞，今得辛以畅气，而结适为之自释矣。（《雷公炮制药性解·卷之四·草部下·薄荷》）

补骨脂又名破故纸

补骨脂，味辛，温，无毒。入肾经。恶甘草，忌羊肉诸肉。胡桃拌炒。兴阳事，止肾泄，固精气，止腰疼。一名破故纸。

暖则水脏，壮火益土之要药也。

按： 补骨性燥，凡阴虚有热，大便闭结者戒之。（《医宗必读·卷之三·本草征要上·草部·补骨脂》）

破故纸，味辛，性温，无毒。入肾经。恶甘草，忌羊肉、诸血。胡桃肉拌炒。达命门，兴阳事，固精气，理腰疼，止肾泄（新补）。

按： 补骨脂暖补水脏，壮火益土之要剂，宜丸不宜煎。但性过于燥，阴虚火动，大便秘结者戒之。（《删补颐生微论·卷之三·药性论第二十一·草部·补骨脂》）

辛温，宜肾兴阳事，止肾泄，暖丹田，敛精神。腰膝酸疼，肾冷精流者，不可缺也。韩飞霞云：补骨脂属火，收敛神明，能使心包之火与命门之火相通。故元阳坚固，骨髓充实。《本事方》云：肾气衰弱，则阳事痿劣，不能熏蒸脾胃，令人痞满少食。譬如釜中无火，虽终日不熟，何能消化？补骨脂助火，固能生土。更加木香以顺气，使之斡旋仓廪，仓廪空虚，则受物矣。揉去皮，以胡桃肉拌炒，或咸水炒。（《本草通玄·卷上·草部·补骨脂》）

破故纸，味苦辛，性大温，无毒。入肾经。主五劳七伤，阳虚精滑，腰痛膝冷，囊湿肾寒。酒浸一宿，水浸三日，蒸用。恶甘草，忌羊肉、羊血、芸薹。

按：破故纸苦能坚肾，且性大温，故专走少阴，然气燥不宜多用，命门有火及津枯者忌之。（《雷公炮制药性解·卷之三·草部中·破故纸》）

蚕沙

熨风痹及一切关节皮肤。其性温燥，能胜风去湿。麻油浸研，主烂弦风眼，涂之二三次，顿痊。（《本草通玄·卷下·虫部·蚕沙》）

苍耳子

苍耳子，味甘，性温，有小毒。入肺经。主风寒湿痹、头风脑漏、疔肿困重、疥癣瘙痒、血崩、大风癫痫，善能发汗。炒令香，杵去刺用。反猪肉，解狗毒。

按：苍耳甘温，故能走表；肺主皮毛，所以入之；肺主风邪，故治疗如上。（《雷公炮制药性解·卷之四·草部下·苍耳子》）

苍术

苍术，味苦、辛，温，无毒。入脾经。畏恶同白术。产茅山者佳。泔浸蒸晒。燥湿消痰，发汗解郁。除山岚瘴气，弭灾沴恶疾。

苍术为湿家要剂。痰与气俱化，辛温快气，汗与郁并解，芳气辟邪，得天地之正气者欤。

按：苍术与白术功用相似，补中逊之，燥性过之，无湿者便不敢用，况于燥证乎？（《医宗必读·卷之三·本草征要上·草部·苍术》）

苍术，味苦甘辛，性温，无毒。入脾、胃二经。畏恶悉同白术。产茅山，梗细皮黑，其须蓊茂，内有红点者佳。米柑浸一日，土蒸半日，刮去皮，晒干切片，米糠拌炒，糠枯为度。发汗散邪，燥脾逐水，消痰下气，益胃和中，除山岚瘴气，辟鬼邪瘟疫。

按：苍术为湿家、痰家要剂，辛温辟邪，得天地之正气者欤。

但阴虚便燥，渴而火尤者忌之。(《删补颐生微论·卷之三·药性论第二十一·草部·苍术》)

甘而辛烈，性温而燥，入脾胃二经。发汗而去风寒湿，下气而消痰食水，开郁有神功，肿胀为要药。化一切积块，除诸病吐泻，善逐鬼邪，能弭灾沴。宽中发汗，其功胜于白术；补中除湿，其力不及于白术。大抵卑监之土，宜与白术以培之；敦阜之土，宜与苍术以平之。杨士瀛曰：脾精不禁，淋浊不止，宜与苍术以敛脾精，精生于谷故也。米泔水浸一日，去粗皮研，芝麻拌蒸三次，以制其燥。(《本草通玄·卷上·草部·苍术》)

苍术，味甘辛，性温，无毒。入脾、胃二经，主平胃健脾，宽中散结，发汗祛湿，压山岚气，散瘟疟。泔浸一宿，换泔浸，炒用。使、忌同白术。

按：苍术辛甘祛湿，脾胃最喜，故宜入之，大约与白术同功，乃《药性》谓宽中发汗，功过于白，固矣。又谓其补中除湿，力不及白，于理未然。夫除湿之道，莫过于发汗，安有汗大发而湿未除者耶？湿去而脾受其益矣。若以为发汗故不能补中，则古何以称之为山精。炼服可长生也，亦以其结阴阳之精气耳。俗医泥其燥而不常用，不知脾为脏主，所喜惟燥，未有脾气健而诸脏犹受其损者。独火炎土燥、脾虚作闷者忌之，恐益其火也。(《雷公炮制药性解·卷之二·草部上·苍术》)

草豆蔻

草豆蔻，味辛，温，无毒。入肺、脾、胃三经。去膜，微炒。散寒，止心腹之痛；下气，驱逆满之疴。开胃而理霍乱吐泻，攻坚而破噎嗝癥瘕。

辛能破滞，香能达脾，温能散寒。

按：草豆蔻辛燥，犯血忌，阴不足者远之。(《医宗必读·卷之三·本草征要上·草部·草豆蔻》)

辛温，入脾胃二经。脾胃多寒湿、郁滞者，与之相宜。然多用

能助脾热，伤肺损目。面裹煨，去皮。(《本草通玄·卷上·草部·草豆蔻》)

草豆蔻，味辛，性热，无毒。入脾、胃二经。主风寒客邪在胃。其余与白者同功，而性燥急，不及白蔻有清高之气。

按：草蔻辛温发散，故入脾胃而主风寒。多食大损脾胃，《衍义》谓其虚弱不食者宜此，恐非。胃火者大忌。

雷公云：凡使，须去蒂并向里子后，取皮，用茱萸同于鏊上缓炒，待茱萸微黄黑，即去茱萸，取草豆蔻皮及子，杵用之。(《雷公炮制药性解·卷之三·草部中·草豆蔻》)

草果

草果，味辛，温，入胃经。破瘴疠之疟，消痰食之愆。

气猛而浊，如仲由未见孔子时气象。

按：疟不由于岚瘴，气不实、邪不盛者，并忌。(《医宗必读·卷之三·本草征要上·草部·草果》)

草果，味辛，性温。入胃经。主瘴厉疟疾，消痰化食，亦能散邪。(新补)

按：草果气猛而浊，如仲由未见孔子时气象。若气不实，邪不甚者，不必用之。(《删补颐生微论·卷之三·药性论第二十一·草部·草果》)

草果，味辛，性温，无毒。入脾、胃二经。主疟疾、胸腹结滞呕吐、胃经风邪。

按：草果性温发散，与草蔻同功，故经络亦同。多食亦损脾胃，虚弱及胃火者亦忌之。(《雷公炮制药性解·卷之三·草部中·草果》)

侧柏叶

侧柏叶，味苦，微寒，无毒。入肝经。牡蛎为使，忌同柏子仁。止吐衄来红，定崩淋下血，历节风痛可愈，周身湿痹能安。

微寒补阴，故应止血，其治风湿者，益脾之力也。柏有数种，惟根上发枝数茎，蒙茸茂密，名千头柏，又名佛手柏，是真侧柏也。

按：柏性挟燥，血家不宜多服。（《医宗必读·卷之四·本草征要下·木部·侧柏叶》）

侧柏叶，柏叶养阴止血，属金善守。

按：春采东，夏采南，秋采西，冬采北，方得节候生气。（《删补颐生微论·卷之三·药性论第二十一·木部·柏子仁》）

苦辛微温。主吐血衄血、痢血肠风、崩带、湿痹、冷风、历节痛。炙，罨冻疮。汁涂黑发。丹溪曰：柏属阴善守。故采其叶者，随月建方取之，得月令之旺气，为补阴之要药。其性温燥，大益脾土，以滋其肺。时珍曰：柏性后凋，禀坚凝贞静之质，乃多寿之木。故道家以之点汤代茶，元旦以之浸酒辟邪。麝食之而体香，毛女食之而身轻，亦其证验矣。（《本草通玄·卷下·木部·侧柏叶》）

侧柏叶，味苦涩，性微寒，止吐衄崩痢，除风冷湿痹，乌须黑发，炙罨冻疮，久服延年。（《雷公炮制药性解·卷之五·木部·柏子仁》）

茶叶 又名茗、茶茗

茶叶，味甘、苦，微寒，无毒。入心、肺二经。畏威灵仙、土茯苓，恶榧子。消食下痰气，止渴醒睡眠。解炙煿之毒，消痔瘘之疮，善利小便，颇疗头痛。

禀土之清气，兼得春初生发之意，故其所主，皆以清肃为功。然以味甘不涩，气芬如兰，色白如玉者为良。茶禀天地至清之气，产于瘠砂之间，专感云露之滋培，不受纤尘之滓秽，故能清心涤肠胃，为清贵之品。昔人多言其苦寒不利脾胃及多食发黄消瘦之说，此皆语其粗恶苦涩者耳。故入药须择上品，方有利益。（《医宗必读·卷之四·本草征要下·木部·茶叶》）

苦甘微寒。下气消食，清头目，醒睡眠，解炙煿毒酒，消暑，同姜治痢。

按：茗得天地清阳之气，故善理头风，肃清上膈，使中气宽舒，神情爽快，此惟洞山上品，方获斯功。至如俗用杂茶，性味恶劣，久饮不休，必使中土蒙寒，元精暗耗。轻则黄瘦减食，甚则呕泄痞肿，无病不集，害可胜哉。茶序云：消停释滞，一日之利暂佳；瘠气侵精，终身之累斯大。东坡云：除烦去腻，不可无茶，然空心饮茶，直入肾经，且寒脾胃，乃引贼入室也。（《本草通玄·卷下·果部·茗》）

茶茗，味苦甘，性微寒，无毒。入心、肝、脾、肺、肾五经。主下气醒睡，除痰消食，利便生津，破热气，清头目，善祛油腻，解煎炙毒。

按：茶茗清利之品，故五脏咸入，然过食伤脾，令人面黄消瘦，其醒睡者，亦以伐脾故耳。（《雷公炮制药性解·卷之五·木部·茶茗》）

柴胡

柴胡，味苦，微寒，无毒。入肝、胆二经。恶皂荚，畏黎芦，忌见火。主伤寒、疟疾，寒热往来，呕吐胁痛，口苦耳聋，痰实结胸，饮食积聚，心中烦热，热入血室，目赤头痛，湿痹水胀，肝痨肌蒸，五疳羸热。

禀初春微寒之气，春气生而升，为少阳胆经表药。胆为清净之府，其经在半表半里，不可汗，不可吐，不可下，法当和解，小柴胡汤是也。邪结则有烦热积聚等证，邪散则自解矣。肝为春令，主于升阳，故阳气下陷者不可缺。主治多端，不越乎肝胆之咎。去水胀湿痹者，风能胜湿也。治痨与疳证，乃银州柴胡，别为一种。

按：柴胡少阳经半表半里之药，病在太阳者，服之太早，则引贼入门；病在阴经者，复用柴胡，则重伤其表。世俗不知柴胡之用，每遇伤寒传经未明，以柴胡汤为不汗、不吐、不下，可以藏拙，辄混用之，杀命不可胜数矣。痨证惟在肝经者用之，若气虚者，不过些小助参、芪，非用柴胡退热也。若遇痨证便用柴胡，不死安待？惟此一味，贻祸极多，故特表而详言之。（《医宗必读·卷

之三·本草征要上·草部·柴胡》)

柴胡，味苦甘，性微寒，无毒。入肝、胆二经，半夏为使，恶皂荚，畏女菀、藜芦，忌见火。主伤寒疟疾，寒热往来，呕吐胁痛，口苦耳聋，痰实结胸，饮食积聚，心中烦热，热入血室，目赤头疼，湿痹水胀。别有银州柴胡理肝劳，五疳羸热。

按： 柴胡少阳经半表半里之药。病在太阳者，服之太早，则引贼入门。病在阴经者，复用柴胡，则重伤其表。世俗不明柴胡之用。每遇伤寒传经，未能辨别，以柴胡汤可藏拙，辄混用之，杀人不可胜数矣。劳症惟在肝经者，用银柴胡。若气虚者，不过用些小助参芪，非用柴胡退热也。若遇劳症，便用柴胡，不死安待？惟此一味，贻祸极多，故特表而详言之。（《删补颐生微论·卷之三药性论第二十一·草部·柴胡》）

苦而微寒，入胆经。主伤寒疟疾，寒热往来，呕吐胁痛，口苦耳聋，头角疼痛，心下烦热，宣畅气血，除饮食、痰水结聚，理肩背痛，目赤眩晕，妇人热入血室，小儿五疳羸热。东垣引清气升腾而行春令者，宜之。

银柴胡，主用相同，劳羸者尤为要药。欲上升者，用其根；欲下降者，用其梢。勿令见火。（《本草通玄·卷上·草部·柴胡》）

柴胡，味苦，性微寒，无毒。入肝、胆、心包络、三焦、胃、大肠六经。主伤寒心中烦热痰实、肠胃中结气积聚、寒热邪气、两胁下痛。疏通肝木，推陈致新。半夏为使，恶皂荚，畏女菀、藜芦，犯火无功。

按： 柴胡气味升阳，能提下元清气上行，以泻三焦火，补中益气汤用之，亦以其能提清气之陷者，由左而升也。凡胸腹肠胃之病，因热所致者，得柴胡引清去浊而病谢矣，故入肝胆等经。《衍义》曰：《本经》并无一字言及治劳，今治劳多用之，误人不小。劳有一种真脏虚损，复受邪热，邪因虚而致劳者，宜用。后世得此数言，凡遇劳证，概不敢用。此所谓侏儒观场，随众喧喝矣。惟劳症不犯实热者，用之亦能杀人，诚所当慎。咳嗽气急痰喘呕逆者禁用，以其上升也。伤寒初起忌之，恐引邪入少阳经也。

雷公云：凡使，茎长软、皮赤、黄髭须，出在平州平县，即今银州银县也。西畔生处多有白鹤、绿鹤于此翔处，是柴胡香直上云间，若有过往，闻者皆气爽。凡采得后去髭并头，用银刀削上赤薄皮少许，却以粗布拭净，细锉用之。勿令犯火，立便无效也。

注云：柴胡乃少阳经药也，久服令人肝胆平。（《雷公炮制药性解·卷之二·草部上·柴胡》）

蝉蜕 又名蝉壳

蝉壳，味咸，寒，无毒。入肺、肝、脾三经。沸汤洗净，去足翅，晒干。快痘疹之毒，宣皮肤之风。小儿惊痫夜啼，目疾昏花障翳。

感木土之气，吸风饮露，其气清虚，故主疗皆风热之恙。又治音声不响及婴儿夜啼，取其昼鸣夜息之义。

按：痘疹虚寒证禁服。（《医宗必读·卷之四·本草征要下·虫鱼部·蝉壳》）

咸甘而寒。开腠理，宣风热，发痘疹，除目矣，出音声，止疮痒，小儿噤风天吊，夜啼惊痫。蝉乃土木余气所化，餐风吸露，其气清虚，故主疗一切风热。止夜啼者，取其昼鸣而夜息也。去泥、足翅，洗晒。（《本草通玄·卷下·虫部·蝉蜕》）

蝉蜕，味咸甘，性寒，无毒。不载经络。主催生下胎衣，通乳汁，止夜啼，定惊痫，逐邪热，杀疳虫，亦能止渴。

按：蝉有五种，陈藏器辨之甚悉。今以形极大而声极高，一鸣而无所停断者，入药最良。西川有一种蝉花，乃蝉在壳中不出，而化为花，自顶中生出，功用略同，故不另载。（《雷公炮制药性解·卷之六·虫鱼部·蝉蜕》）

蟾酥

蟾酥，味辛，温，有毒。入胃、肾二经。发背疔疽，五疳羸弱，立止牙痛，善扶阳事。

入外科方有夺命之功，然轻用能烂人肌肉。（《医宗必读·卷之四·本草征要下·虫鱼部·蟾酥》）

甘辛，入足阳明少阴。治发背疔肿，脉络风邪恶血。（《本草通玄·卷下·虫部·蟾酥》）

常山

常山，味苦、辛，寒，有毒。入肝经。酒炒透。疗痰饮有灵，截疟疾必效。

疟证必有黄涎聚于胸中，故曰：无痰不成疟也。弦脉主痰饮，故曰疟脉自弦。常山去老痰积饮，故为疟家要药。必须好酒久炒令透，不尔使人吐也。

按：常山猛烈，使之蔬食者多效；若肉食之人，稍稍挟虚，不可轻入。（《医宗必读·卷之三·本草征要上·草部·常山》）

常山，味苦辛，性寒，有毒。入肝经。忌葱、醋、菘菜。细实而黄，鸡骨者良。酒浸一宿，切极薄片，炒透。主痰结，疟疾，项下瘿瘤。

按：常山有劫疟之功，须发表提出阳分之后，用之神效。用失其宜，真气必伤。酒浸炒透，则力缓不发吐。若是虚疟，须与参、术同行，然亦不可多也。（《删补颐生微论·卷之三·药性论第二十一·草部·常山》）

苦寒，有小毒。消痰至捷，截疟如神，常山劫痰疗疟，无他药可比，须在发散表邪之后，用之得宜，立建神功。世俗闻雷教有老人久病之戒，遂视常山为峻剂，殊不知常山发吐，惟生用与多用为然，为甘草同行，则亦必吐。若酒浸炒透，但用钱许，余每用必建奇功，未有见其或吐者也。不一表明，将使良药见疑，沉疴难起，抑何其愚耶？酒浸一宿，切薄片，慢炙，久炒。形如鸡骨者良。（《本草通玄·卷上·草部·常山》）

常山，味苦辛，性微寒，有毒。入肝经。最开结痰，专理疟疾，毒令人吐。恶生葱、菘菜及醋。苗名蜀漆。鸡骨者良。

按：丹溪云常山属金，宜伐肝邪，然其性酷，下咽令人大吐，伤脾损胃，惟精壮与痰实者宜之。老人、小儿及虚弱久病勿用。

雷公云：凡使，春使茎叶，夏秋冬用根，用酒浸一宿，至明漉出，日干，熬捣炒用。勿令老人、久病服之，可忌。(《雷公炮制药性解·卷之二·草部上·常山》)

车前草

车前子，用其根叶，行血多灵。(《医宗必读·卷之三·本草征要上·草部·车前子》)

根、叶主金疮，功用同子。(《雷公炮制药性解·卷之三·草部中·车前子》)

车前子

车前子，味甘、寒，无毒。入肺、肝、小肠三经。酒拌蒸曝。利水止泻，解热催生，益精明目，开窍通淋。

利水之品，乃云益精。何也？男女阴中各有二窍，一窍通精，乃命门真阳之火；一窍通水，乃膀胱湿热之水。二窍不并开，水窍开则湿热外泄。相火常宁，精窍常闭，久久精足，精足则目明。《明医杂著》云：服固精药久，服此行房即有子。

按：阳气下陷，肾气虚脱，勿入车前。(《医宗必读·卷之三·本草征要上·草部·车前子》)

车前子，味甘淡，性寒，无毒。入肺、肝、小肠三经。酒拌蒸曝。主利水止泻，解热催生，益精明目，开窍通淋。其根叶长于行血逐水。(新补)

按：利水之品乃云益精，何也？男女阴中，各有二窍，一窍通精，乃命门真阳之火，一窍通水，乃膀胱湿热之水，二窍不并开，水窍开，则湿热外泄，相火常宁，精窍常闭，久久精足目明。《杂录》云：服固精药久，服此行房即有子。若阳气下陷，肾气虚弱者

勿用。（《删补颐生微论·卷之三·药性论第二十一·草部·车前子》）

甘寒，入肾、膀胱二经。利小便，除湿痹，益精气，疗目赤，催产难。车前子利小便而不走气，与茯苓同功。以纱囊揉去泥土，炒熟。（《本草通玄·卷上·草部·车前子》）

车前子，味甘，性寒，无毒。入肝、膀胱、小肠三经。主淋沥癃闭、阴茎肿痛、湿疮、泄泻、赤白带浊、血闭产难。炒细研用。常山为使。

按：车前子利水，宜入足太阳；行血，宜入足厥阴。然逐水之剂，多损于目，《本草》云明目者以其清肝热，如釜底抽薪，非因泄水之功也。（《雷公炮制药性解·卷之三·草部中·车前子》）

沉香

沉香，味辛，温，无毒。入脾、胃、肝、肾四经。调和中气，破结滞而胃开；温补下焦，壮元阳而肾暖。疗脾家痰涎之血，去肌肤水肿之邪。太阳虚闭宜投，小便气淋须用。

芬芳之气，与脾胃相投，温而下沉，与命门相契。怒则气上，肝之过也，辛温下降，故平肝有功。

按：沉香降气之要药，然非命门火衰，不宜多用。气虚下陷者，切勿沾唇。（《医宗必读·卷之四·本草征要下·木部·沉香》）

沉香，味辛，性微温，无毒。入肾、肝二经。外黄内黑纹直而无夹木者佳。主鬼疰恶气，胀满心腹诸痛，郁结癥癖，补脾益气，壮阳，大肠虚闭，小便气淋。

按：沉香色黑下坠，故达肾，诸木皆浮，此独沉水，故入肝木而治逆上之气。行气而不伤气，温中而不助火，诚良剂也。气虚下陷者忌入。（《删补颐生微论·卷之三·药性论第二十一·木部·沉香》）

辛而微温，脾肾之剂也。调中和气，温暖命门。凡胀闷霍乱，癥癖积聚，中恶鬼邪，大肠虚闭，小便气淋，男子精冷，女人阴寒，及痰涎血出于脾者，并为要药。

按：沉香温而不燥，行而不泄，扶脾而运行不倦，达肾而导火归元，有降气之功，无破气之害，洵为良品。磨细澄粉。忌火。（《本草通玄·卷下·木部·沉香》）

沉香，味辛苦，性温，无毒。入肾、命门二经。主祛恶气，定霍乱，补五脏，益精气，壮元阳，除冷气，破癥癖，皮肤瘙痒，骨节不仁。忌见火，生磨用。

按：沉香属阳而性沉，多功于下部，命、肾之所由入也。然香剂多燥，未免伤血，必下焦虚寒者宜之，若水脏衰微，相火盛炎者，误用则水益枯而火益烈，祸无极矣。今多以为平和之剂，无损于人，辄用以化气，其不祸人者几希。

雷公云：沉香凡使，须要不枯者，如嘴角硬重沉于水下为上也，半沉者次之。夫入丸散中用，俟众药出，即入，拌和用之。（《雷公炮制药性解·卷之五·木部·沉香》）

陈皮 又名橘皮

橘皮，味辛，温，无毒。入肺、脾二经。广中者最佳，福建者力薄，浙产便恶劣矣。陈久愈佳，去蒂及浮膜，晒干。止嗽定呕，颇有中和之妙；清痰理气，却无峻烈之嫌。留白者补胃偏宜，去白者疏通专掌。

苦能泄气，又能燥湿，辛能散气，温能和气；同补药则补，同泻药则泻，同升药则升，同降药则降。夫脾乃元气之母，肺乃摄气之籥，故独入两经。气虽中和，然单服久服，亦伤真元。橘皮下气消痰，橘肉生痰聚气，一物也，而相反如此。（《医宗必读·卷之四·本草征要下·果部·橘皮》）

橘皮，味辛，性微温，无毒。入肺、脾二经。产广中者良，陈久者良。去蒂及膜用。开胃健脾，消痰理气，止嗽定呕，消食开郁。

按：橘皮能温能补，能散能和，其功当在诸药之上。采时色已红熟，如人至老成则烈性渐减，收藏又复陈久则多历霉夏，而燥气全消，故称中和之品，为脾胃重药。市中以小橘中空，易腐难锉，多以小柑、小橙、小香橼之类伪之，此近来通弊，不可不察也。（《删补颐生微论·卷之三·药性论第二十一·果部·橘皮》）

苦辛而温，入太阴经。健脾开胃，下气消痰，消谷进食，定呕止泻。能补能消，能散能降，调中理气，功在诸药之上。辛宜于肺，香利于脾，肺为摄气之籥，脾为元气之母，陈皮理气，故为二经要药。同补药即补，同泻药则泻，同升药则升，同降药则降，故利用最弘。去白者理肺气，留白者和胃气。筋膜及蒂并去之，芳草之品，不见火则力全也。（《本草通玄·卷下·果部·陈皮》）

陈皮，味辛苦，性温，无毒。入肺、肝、脾、胃四经。主下气消食，化痰破结，止呕咳，定霍乱，疗吐泻，利小便，通五淋，逐膀胱留热，杀寸白虫……去白者兼能除寒发表；留白者兼能补胃和中。微炒用。产广中、陈久者良。

按：陈皮辛苦之性，能泄肺部；金能制水，故入肝家；土不受侮，故入脾胃。采时性已极热，如人至老成，则酷性渐减；收藏又复陈久，则多历梅夏而烈气全消。温中而无燥热之患，行气而无峻削之虞，中州之胜剂也。乃《大全》以为多用独用有损脾胃，师心之过耳。（《雷公炮制药性解·卷之一·果部·陈皮》）

赤茯苓

红者为赤茯苓，功力稍逊，而利水偏长。（《医宗必读·卷之四·本草征要下·木部·茯苓》）

赤者专主利小便，驱湿热而已……但能泻热行水，并不及白茯苓之多功也。（《本草通玄·卷下·寓木部·赤茯苓》）

赤砂糖

红砂糖，味甘，寒，无毒。功用与白者（编者注：生津解渴，除咳消痰）相仿，和血乃红者独长。红、白二种，皆蔗汁煎成。

多食能齿生虫，作汤下小儿丸散者误矣。（《医宗必读·卷之四·本草征要下·果部·红砂糖》）

赤芍

赤者行恶血，利小肠。（《删补颐生微论·卷之三·药性论第二十一·草部·白芍药》）

赤者破血下气，利小便。（《本草通玄·卷上·草部·白芍》）

赤者专主破血利小便，除热明眼目。（《雷公炮制药性解·卷之二·草部上·芍药》）

赤石脂

赤石脂，味酸、辛，大温，无毒。入心、胃、大肠三经。畏芫花，恶大黄、松脂。煅，水飞。主生肌长肉，可理痈疡；疗崩漏脱肛，能除肠澼。

石脂固涩，新痢家忌用。（《医宗必读·卷之四·本草征要下·金石部·赤石脂》）

赤石脂，味酸涩辛，性大寒，无毒。入心、胃、大肠三经。畏官桂、芫花，恶大黄、松脂。煅透，水飞。固肠止泄，长肉生肌。主崩漏痢疾，脱肛肠澼。（新补）

按：仲景三物桃花汤，用赤石脂为君，治少阴下利脓血，取其酸涩之性也。痢症新起者忌用。（《删补颐生微论·卷之三·药性论第二十一·石部·赤石脂》）

甘酸辛温。补心血，生肌肉，厚肠胃，除水湿，收脱肛。好古曰：涩可去脱，石脂为收敛之剂，赤者入丙丁，白者入庚辛。泻痢初起者，勿用。火煅。（《本草通玄·卷下·金石部·赤石脂》）

赤石脂，味甘，性平，无毒。入心经。主养心气，明目益精，疗腹痛下痢、痈疽疮毒、女子崩漏产难，下胞衣。恶大黄及松脂，畏芫花。

按：石脂色赤，宜入心经，腹痛诸症，皆火为之殃。崩漏诸

症，皆血为之祸。心主血属火，得石脂以疗之，而更何庸虞哉？（《雷公炮制药性解·卷之一·金石部·赤石脂》）

赤小豆

赤小豆，味甘、酸，平，无毒。入心、小肠二经。利水去盅，一味磨吞决效；散血排脓，研末醋敷神良。止渴行津液，清气涤烦蒸。通乳汁，下胞衣，产科要矣；除痢疾，止呕吐，脾胃宜之。

赤豆，心之谷也，其性下行，入阴分，通小肠，治有形之病。消瘕散肿，虽溃烂几绝者，为末敷之，无不立效。

按：久服赤豆，令人枯燥，肌瘦身重，以其行降令太过也。（《医宗必读·卷之四·本草征要下·谷部·赤小豆》）

甘酸性平。消热毒，下水肿，散恶血，利小便，止泄泻。世俗惟知治水，不知扶土所以制水。赤小豆健脾胃而利水湿，直穷其本也。其性善下，久服则降令太过，津血渗泄，令人肌瘦。一切毒肿，为末涂之，无不愈者。但性极黏，干即难揭，入苎根末，即不黏，此良法也。此即五谷中常食之品。以紧小而赤黯者入药，其稍大而鲜红及淡红者，并不宜用。（《本草通玄·卷上·谷部·赤小豆》）

赤小豆，味甘酸，性平，无毒。入心经。主消热毒，排痈肿，解烦热，补血脉，止泄泻，下水气，利小便，除大便血，解小麦毒。

按：赤小豆，南方心火之色也，故独入之。经曰诸疮痛痒，皆属心火，又曰心主血，故主疗如上。小肠者，即受盛而与心应者也，故亦能利之。《衍义》曰：久服令人黑瘦枯燥，亦以利小便之故耳。（《雷公炮制药性解·卷之一·谷部·赤小豆》）

茺蔚子

茺蔚子，味辛，微寒，无毒。入肝经。忌铁。明目益精，行血除水。叶名益母，功用相当。

补而能行，辛而能润，为胎产要药。

按：子、叶皆善行走，凡崩漏及瞳神散大者，禁用。（《医宗必读·卷之三·本草征要上·草部·茺蔚子》）

子茺蔚，益精明目，除水气，疗血逆大热、头痛心烦，下腹中死胎，理产后血胀。（《雷公炮制药性解·卷之三·草部中·益母草》）

樗白皮

樗白皮，味苦、涩，寒，有小毒。东引者良，醋炙之。涩血止泻痢，杀虫收产肠。

苦寒之性，虚寒者禁用，肾家真阴虚者亦忌之，以其徒燥耳。止入丸用，不入汤煎。

椿白皮主用相仿，力稍逊之。（《医宗必读·卷之四·本草征要下·木部·樗白皮》）

苦而微温。专以固摄为用，故泻痢肠风，遗浊崩带者，并主之。然必病久而滑，始为相宜，若新病早服，强勉固涩，必变他症而成痼疾矣。时珍曰：血分受病不足者，宜用椿皮；气分受病有郁者，宜用樗皮。凡用，刮去粗皮。生用则能通利，醋炙即能固涩。（《本草通玄·卷下·木部·樗白皮》）

樗白皮，味苦涩，性寒，有小毒。入心、肝、脾三经。主月经过度、带漏崩中、梦泄遗精、肠风痔漏、久痢脱肛，缩小便，除疮疥，祛鬼疰，杀传尸，解蛊毒，逐蛔虫。蜜炙用。有一种椿皮，功用相同，性较微温。

按：樗白皮血中之药也，心主血，肝藏血，脾裹血，宜均入之。孟诜①云：多食令人神昏血气微。（《雷公炮制药性解·卷之五·木部·樗白皮》）

楮实

楮实，味甘，寒，无毒。入脾经。健脾，消水肿，益气充肌。

---

① 孟诜：唐代人，著有《食疗本草》等。

按：楮实虽能消水健脾，然脾胃虚寒者勿用。（《医宗必读·卷之四·本草征要下·木部·楮实》）

甘平。益肾助阳，疗肿去水，能软骨治哽。（《本草通玄·卷下·木部·楮实》）

楮实，味甘，性平，无毒。入肾经，主补虚劳，壮阴痿，助腰膝，退水肿，坚筋骨，益气力，充肌肤，悦颜色，明耳目，久服长生。酒浸一宿，蒸用。

按：楮实一名谷实，生少室良树，有二种，取有子似葡萄者佳，八月采实服之，老者成少，行及走马。独《修真秘旨》云：服楮实者，辄为骨软疾。必非无根之说，然甚难解释，姑录之，以待明敏。

雷公云：凡使，采得后，用水浸三日，将物搅旋，浮于水面去之。然后晒干，却用酒浸一伏时了，便蒸，从巳至亥，焙令干用。

树皮，主逐水利小便。茎，主瘾疹，单煮洗浴神效。

树汁，涂癣及蝎螫。（《雷公炮制药性解·卷之五·木部·楮实》）

川楝子

又名楝实、金铃子。楝实，味苦，寒，有毒。入脾、肺二经。杀三虫，利小便。

大寒极苦，止宜于杀虫，若脾胃虚寒者大忌。

根微寒，杀诸虫，通大便。（《医宗必读·卷之四·本草征要下·木部·楝实》）

即楝实。味苦性寒。导小肠膀胱之气，因引心包络相火下行，故疗心及下部疝气腹痛，杀虫利水也。川产者良，酒润去核，焙。（《本草通玄·卷下·木部·金铃子》）

金铃子，味苦，性寒，有小毒。入心、小肠二经。主温疾伤寒，理大热癫狂，利小便，通水道，杀三虫，愈疮疡，善除心痛。宜作浴汤。晒干酒蒸，去皮核用。川蜀者佳。

按：金铃子苦寒，宜入心家，而小肠即其腑也，故并入之。疮疡诸证，何非心火所致，得金铃以泻之，洵可愈矣。(《雷公炮制药性解·卷之五·木部·金铃子》)

川乌头

又名乌头、乌喙。大抵风症用乌头，寒症用附子。而天雄之用，与附子相仿，但功力略逊耳。

按乌、附、天雄，皆是补下之药。若系上焦阳虚，当用参、芪，不当用天雄也。且乌、附、天雄之尖，皆是向下生者，其气下行，其脐乃向上，生苗之处。寇氏谓天雄之性，不肯就下；元素谓天雄之性，补上焦阳虚，皆为误见。(《本草通玄·卷上·草部·乌头》)

按：乌头即春间采附子之嫩小者。一云原生苗脑。

乌喙，主男子肾湿、阴痒痛肿。使、反、性味、功用同前。

按：乌喙即乌头之有两歧者，如乌之口，故名。

侧子，主发散四肢，为风疹药。

按：侧子即附子傍出小颗。其气轻扬，故主发散。

雷公云：侧子，只是附子傍有小颗侧子如枣核者是，宜生用，治风疹神妙也。木鳖子只是诸喙、附、雄、侧、乌中毗槵者，号曰木鳖子，不入药用，若服之令人丧目。(《雷公炮制药性解·卷之三·草部中·侧子》)

川芎 又名芎䓖

芎䓖，味辛，温，无毒。入肝经。白芷为使，畏黄连。主头痛面风，泪出多涕，寒痹筋挛，去瘀生新，调经种子，长肉排脓。小者名抚芎，止利且开郁。

辛甘发散为阳，故多功于头面。血和则去旧生新，经调而孪痹生解。长肉排脓者，以其为血中气药也。抚芎之止利开郁，亦上升辛散之力。

按：芎䓖性阳味辛，凡虚火上炎，呕吐咳逆者，忌之。《衍义》云：久服令人暴亡。为其辛喜归肺，肺气偏胜，金来贼木，肝必受

侮，久则偏绝耳。（《医宗必读·卷之三·本草征要上·草部·芎
䓖》）

川芎，味辛，性温，无毒。入肝经。白芷为使，畏黄连。形实
色白润者佳。醇酒微煨用。主头痛面风，泪出多涕，寒痹筋挛，去
瘀生新，调经种子，长肉排脓。小者名抚芎，能止痢开郁。

按：川芎亦血中气药，痘疹家不起发者，往往用之。然亦不敢
多用，为其上升也。寇宗奭谓：久服川芎，令人暴亡。以其辛喜归
肺，肺气偏胜，金来克木，肝必受侮，久则偏绝。若君臣佐使，配
合得宜，宁致此害哉！虚火上炎，呕吐咳逆者禁与。（《删补颐生微
论·卷之三·药性论第二十一·草部·川芎》）

味辛性温，肝家药也。主一切风、一切气、一切血，血虚及脑
风头痛，面上游风，目泪多涕，昏昏如醉。除湿止泻，行气开郁，
去瘀生新，调经种子，排脓长肉。苏颂云：蜜丸，夜服，治风痰殊
效。弘景云：止齿中出血。东垣云：头痛必用川芎。再加引经药：
太阳羌活，阳明白芷，少阳柴胡，太阴苍术，厥阴吴茱萸，少阴细
辛。寇氏云：川芎不可久服，令人暴亡，单服既久，则辛喜归肺，
肺气偏胜，金来克木，肝必受邪，久则偏绝，是以暴夭。若药具五
味，备四气，君臣佐使配合得宜，宁有此患哉？（《本草通玄·卷
上·草部·川芎》）

小者，名抚芎，专主开郁。（《本草通玄·卷上·草部·川芎》）

川芎，味辛甘，性温，无毒。入肝经。上行头角，引清阳之气
而止痛；下行血海，养新生之血以调经。久服令人暴亡。白芷为
使，畏黄连。小者名抚芎，主开郁。

按：芎入肝经，能补血矣，何云暴亡？以其气升阳，其味辛
散，善提清气，于上部有功。然宜中病即已，若久用则虚逆且耗，
故有此患。凡气升痰喘、火剧中满等症，不宜用之。（《雷公炮制药
性解·卷之二·草部上·川芎》）

穿山甲

穿山甲，味咸，寒，有毒。炙黄。搜风逐痰，破血开气。疗蚁瘘绝灵，截疟疾至妙。治肿毒未成即消，已成即溃；理痛痹在上则升，在下则降。古名鲮鲤甲。

穴山而居，寓水而食，能走窜经络，无处不到，达病所成功。患病在某处，即用某处之甲，此要诀也。性猛不可过服。（《医宗必读·卷之四·本草征要下·虫鱼部·穿山甲》）

穿山甲，味咸，性寒，有毒。刮去膜打碎，炒黄再研用。搜风逐痰，破血开气，疗蚁瘘截疟，治肿毒，理痛痹。

按：穿山甲古名鲮鲤甲，穴山而居，寓水而食，善走窜经络，无处不到，直达病所成功。如患在某处即用某处之甲，此要诀也。性颇峻猛，不可过用。（《删补颐生微论·卷之三·药性论第二十一·虫鱼部·穿山甲》）

咸微寒。主痰疟，通经脉，下乳汁，消痈肿，排脓血，通窍发痘杀虫。好食蚁，故治蚁瘘。其性走窜，未可过服。炒黄，打碎。（《本草通玄·卷下·鳞部·穿山甲》）

穿山甲，味甘咸，性微寒，有毒。不载经络。主五邪惊悸、妇人鬼魅悲伤、山岚瘴疟、恶疮疥癣、蚁瘘痔漏，亦能去风。炙黄用。

按：穿山甲形似鲤鱼，有四足，能陆能水，出岸间开鳞甲如死，令蚁入中，闭而入水，开甲蚁浮水面，于是入之，故主蚁瘘。其性喜穿山，是以名之，故其用亦主溃痈疽，通血脉及治吹乳疼痛。（《雷公炮制药性解·卷之六·虫鱼部·穿山甲》）

磁石

磁石，味辛，温，无毒。入肾经。柴胡为使，恶牡丹皮、莽草，畏石脂。火煅、醋淬，水飞。治肾虚之恐怯，镇心脏之怔忡。

镇心益肾，故磁朱丸用之，可暂用，不可久也。（《医宗必读·卷之四·本草征要下·金石部·磁石》）

色黑，入肾，益精明目，聪耳镇惊。（《本草通玄·卷下·金石部·磁石》）

磁石，味辛咸，性寒，无毒。入肾经。主周身湿痹、肢节中痛、目昏耳聋，补劳伤，除烦躁，消肿毒，令人有子。能吸重铁者佳。入火煅红，醋淬七次，研绝细用。柴胡为使，恶牡丹、芥草、黄石脂。

按：磁石入肾，何也？以性能引铁，取其引肺金之气入肾，使子母相生耳。水得金而清，则相火不攻自去，故主治如上。然久服多服，必有大患，勿喜其功而忽其害也。

雷公云：凡使，勿误用玄中石并中麻石，此石之二真相似磁石，只是吸铁不得。中麻石心有赤，皮粗，是铁山石也，误服之令人有恶疮，不可疗。夫欲验过，一斤磁石四面只吸铁一斤者，此名延年沙；四面吸得铁八两者，号曰续采石；四面只吸得五两上下者方为磁石。凡修事一斤，用五花皮一镒、地榆一镒、故绵十五两，三件并细锉，以槌于石上碎作二三十块了，将磁石于瓷瓶中，下草药，以东流水煮三日夜，漉出拭干，以布裹之，向大理石上再捶令细了，却入乳钵中研细如尘，以水沉飞过，又研如粉用之。（《雷公炮制药性解·卷之一·金石部·磁石》）

刺猬皮

刺猬皮，味苦甘，性平，有小毒。不载经络。主五痔肠风泻血、翻胃鼻衄、腹痛疝积阴肿痛。酒煮杀用。畏桔梗、门冬。

按：猬亦有数种，惟苍白色脚似猪蹄者佳。此外并不宜用。其骨切忌入口，令人消瘦。（《雷公炮制药性解·卷之六·虫鱼部·刺猬皮》）

葱白

葱白，味辛，平。入肺、胃二经。忌枣、蜜、犬、雉肉。通中发汗，头疼风湿总蠲除；利便开关，脚气奔豚通解散。跌打金疮出血，砂糖研敷；气停虫积为殃，铅粉丸吞。专攻喉痹，亦可安胎。

葱味最辛，肺之药也，故解散之用居多。

按：多食葱，令人神昏发落，虚气上冲。（《医宗必读·卷之四·本草征要下·菜部·葱白》）

辛温。入手太阴、足阳明经。专主发散，以通上下阳气，故伤寒头痛用之。少阴下利清谷，里寒外热，厥逆脉微，白通汤主之，亦有葱白。面赤者，四逆汤加葱白。成注曰：肾恶燥，急食辛以润之。葱白辛温以通阳气也。阴症厥逆唇青，用葱白一束，去根及青叶，留白约二寸，烘热，安脐上，以熨斗熨之，葱烂则易，热气透入，服四逆汤即瘥。葱同蜜食，能杀人。（《本草通玄·卷下·菜部·葱白》）

葱白，味辛，性温，无毒。入肺、胃、肝三经。善发汗，通骨节，逐肝邪，明眼目，去喉痹，愈金疮，安胎气，止鼻衄，治霍乱转筋，理伤寒头痛，杀鱼肉毒，通大小肠，散面目浮肿，止心腹急疼、脚气、奔豚气。连须煎，可除蛇伤；蚯蚓伤，和盐罨即解。畏蜜、菘菜，常山同食杀人。

按：皮毛腠理，肺所司也；风淫木旺，肝所患也；邪传入里，胃所疾也。葱白功专发散，又主通中，三经之入，有由来矣。多食则伐气昏神，虚者戒之。（《雷公炮制药性解·卷之六·菜部·葱白》）

醋

醋，味酸，温，无毒。入肝经。浇红炭而闻气，产妇房中常起死；涂痈疽而外治，疮科方内屡回生。消心腹之疼，癥积尽破；杀鱼肉之毒，日用恒宜。

藏器（编者注：指唐代医家陈藏器）曰：多食损筋骨，损胃，损颜色。（《医宗必读·卷之四·本草征要下·谷部·醋》）

醋，味酸，性温，无毒。入肝经。主胃脘气疼、癥瘕积聚、产后血晕，去瘀生新。同胡粉止鼻中血；同雄黄治蜂蝎蛇伤；渍黄柏可治口疮；磨南星可敷瘤疬；调飞面堪涂痈肿；和石灰除腋气。反蛤肉。

按：经曰东方之木，其味酸。醋之所以专入肝也。能伤筋损齿，不宜多食。（《雷公炮制药性解·卷之一·谷部·醋》）

大腹皮

大腹皮，味苦，微温，无毒。入脾、胃二经。开心腹之气，逐皮肤之水。

主用与槟榔相仿，但力稍缓耳。鸩鸟多集大腹树上，宜以大豆汁多洗，令黑汁尽去，火焙用。

按：病涉虚者勿用。（《医宗必读·卷之四·本草征要下·木部·大腹皮》）

大腹皮，味辛，性温，无毒。入肺、脾二经。豆汁洗，去沙净，微炒。主攻心腹水肿闷胀，通大小肠，去蛊毒。

按：大腹皮去水下气之剂，病虚者勿用，即用须以补剂监制。大腹树上，多栖鸩鸟，宜以大豆汁多洗，令黑汁去尽，方可用也。（《删补颐生微论·卷之三·药性论第二十一·木部·大腹皮》）

辛温。主水气浮肿，脚气壅逆，胎气恶阻。大腹子与槟榔同功。大腹树多集鸩鸟，用其皮者，豆汁洗净。（《本草通玄·卷下·果部·大腹皮》）

大腹皮，味苦辛，性微温，无毒。入肺、脾二经。主冷热气攻心腹，疏通关格，除胀满，祛壅滞，消浮肿。酒洗去沙，复以大豆汁洗用。

按：大腹辛宜泻肺，温宜健脾，然宣泄太过，气虚者勿用。树上多栖鸩鸟，污染粪毒，最能为害，故必多洗方堪用耳。（《雷公炮制药性解·卷之五·木部·大腹皮》）

大黄

大黄，味苦，寒，有毒。入脾、胃、肝、大肠四经。黄芩为使，无所畏。锦纹者佳。瘀血积聚，留饮宿食，痰实结热，水肿痢疾。

大黄乃血分之药，若在气分，是谓诛伐无过矣。仲景泻心汤，治心气不足而吐衄者，乃心气不足，而胞络、肝、脾与胃，邪火有余，虽曰泻心，实泻四经血中伏火也。又心下痞满，按之软者，用大黄黄连泻心汤，亦泻脾胃湿热，非泻心也。病发于阴而下之则痞满，乃寒伤营血，邪气乘虚结于上焦，胃之上脘在于心，故曰泻心，实泻脾也。病发于阳而下之则结胸，乃热邪陷入血分，亦在上脘。大陷胸汤丸皆用大黄，亦泻脾胃血分之邪也。若结胸在气分，只用小陷胸汤，痞满在气分，只用半夏泻心汤。成氏注释，未能分别此义。

按： 大黄虽有拨乱反正之功，然峻剂猛烈，长驱直捣，苟非血分热结，六脉沉实者，切勿轻与推荡。（《医宗必读·卷之三·本草征要上·草部·大黄》）

大黄，味苦，性大寒，有毒。入脾、胃、肝、大肠四经。黄芩为使，忌冷水，恶干漆。锦纹滋润者佳。主瘀血癥瘕，留饮宿食，结热停痰，水肿痢疾，荡涤肠胃，推陈致新。

按： 大黄乃血分之药，若在气分，是谓诛伐无过矣。仲景泻心汤，治心气不足。吐衄血者，乃心气不足，而包络、肝、脾与胃，邪火有余也。虽曰泻心，实泻四经血中伏火也。又心下痞满，按之软者，用大黄黄连泻心汤，亦泻脾胃湿热，非泻心也。病发于阴而下之则痞满，乃寒伤营血，邪气乘虚，结于上焦，胃之上脘在于心，故曰泻心，实泻脾也。病发于阳而下之，则结胸，乃热邪陷入血分，亦在上脘，大陷胸汤丸皆用大黄，亦泻脾胃血分之邪也。若结胸在气分，只用小陷胸汤。痞满在气分，只用半夏泻心汤。成氏注释，未能分别此义。大黄诚有拨乱反正之功，然峻利猛烈，苟非血分结热，六脉沉实者，其可轻试哉！（《删补颐生微论·卷之三·药性论第二十一·草部·大黄》）

苦寒，足太阴、手足阳明、手足厥阴，五经血分之药也。行瘀血，导血闭，通痢积，破结聚，消饮食，清实热，泻痞满，润燥结，敷肿毒，荡涤肠胃，推陈致新。大黄性极猛烈，故有将军之号。本血分之药，若在气分用之，未免诛伐太过矣。泻心汤治心气不足，而邪火有余也。虽曰泻心，实泻血中伏火也。又仲景治心下痞满用大黄黄连泻心汤，此亦泻脾胃之湿热，非泻心也。病发于阴而反下之，则为痞满，乃寒伤营血，邪气乘虚结于上焦。故曰泻心实泻脾也。病发于阳而反之下，则为结胸，乃热邪陷入血分，亦在上焦。大陷胸汤丸皆用大黄，亦泻脾胃血分之邪也。若结胸在气分，只用小陷胸汤。痞满在气分者，只用半夏泻心汤。成无己不知其分别此义。凡病在气分，胃虚血虚，胎前产后，并勿轻用，其性苦寒，能伤气耗血也。欲下行者，必生用之。若邪在上者，必须酒服引上至高，祛热而下也。欲取通利者，须与谷气相远，下后亦不得骤进谷气，大黄得谷气，便不能通利耳。(《本草通玄·卷上·草部·大黄》)

大黄，味苦，性大寒，无毒。入脾、胃、大肠、心、肝经。性沉而不浮，用走而不守，夺土郁而无壅滞，定祸乱而致太平，名曰将军。又主痈肿及目疾痢疾暴发、血瘀火闭，推陈致新。黄芩为使，无所畏。锦纹者佳。

按：大黄之入脾胃、大肠，人所解也；其入心与肝也，人多不究。昔仲景百劳丸、庐黄丸，都用大黄以理劳伤吐衄，意最深微。盖以浊阴不降则清阳不升者，天地之道也；瘀血不去则新血不生者，人身之道也。蒸热日久，瘀血停于经络，必得大黄以豁之，则肝脾通畅，陈推而新致矣。今之治劳，多用滋阴，数服不效，坐而待毙。嗟乎，术岂止此耶？至痈肿目疾及痢疾，咸热瘀所致，故并治之。伤寒脉弱及风寒未解者禁用。

雷公云：凡使细切，内文如水旋斑紧重，锉蒸从巳至未，晒干。又洒腊水蒸，从未至亥，如此蒸七度。晒干，却洒薄蜜水，再蒸一伏时。其大黄臂如乌膏样，于日中晒干，用之为妙。(《雷公炮制药性解·卷之二·草部上·大黄》)

大戟

大戟，味苦，辛，寒，有毒。入脾经。赤小豆为使，恶山药，畏菖蒲，反甘草。水煮饮，去骨用。驱逐水盅，疏通血瘀，发汗消痈，除二便用。

苦能直泄，故逐血行水；辛能横散，故发汗消痈。

按：大戟阴寒善走，大损真气。若非元气壮实，水湿留伏，乌敢浪施？（《医宗必读·卷之三·本草征要上·草部·大戟》）

苦寒，有毒。入肝与膀胱。利大小便，泄十种水病，破恶血癖块。李时珍云：痰涎无处不到。入心，则迷窍而颠狂；入肺，则塞窍而咳喘；入肝，则胁痛干呕；入经络，则痹痛；入筋骨，则引痛。并用控涎丹，殊有奇功。此治痰之本。本者水湿也。得气与火，变为痰涎。大戟泄脏腑之水湿，甘遂行经隧之水湿，白芥子散皮肤膜外之痰，善用者收奇功也。钱仲阳曰：肾为真水，有补无泻，又云痘疮变黑归肾，用百祥丸以泻肾，非泻肾也，泻其腑则脏自不实。百祥丸惟大戟一味，大戟能行水，泻膀胱之腑，则肾脏不实。窃谓百祥非独泻腑，乃实则泻其子也，肾邪实而泻肝也。大戟浸水色青，肝胆之色也。仲景治痞满胁痛，干呕短气，十枣汤主之，亦有大戟。夫干呕胁痛，非胆症乎？则百样之泻肝胆，明矣。何独泻腑乎？用枣围煮软，去骨，晒干。（《本草通玄·卷上·草部·大戟》）

大戟，味苦甘，性大寒，有大毒。入十二经。主水胀盅毒，癥结腹满急痛，发汗，利大小肠，通月经，堕胎孕。赤小豆为使，恶山药，畏菖蒲，反甘草、芫花、海藻。

按：大戟阴中微阳，逐十二经水，能损真气，量虚实用之。

雷公云：凡使，勿用附生者，若服令泄气不禁，即煎荠苨子汤解去。采得于槐砧上细锉，与细锉海芋叶拌蒸，从巳至申，去芋叶，晒干用之。（《雷公炮制药性解·卷之三·草部中·大戟》）

大蓟

大蓟小蓟，味甘，温，无毒。入心、肝二经。崩中吐衄，瘀血停留。

二蓟性味主疗皆同，但大蓟兼主痈疽也。

按：二蓟破血之外无他长，不能益人。（《医宗必读·卷之三·本草征要上·草部·大蓟》）

大小蓟根，甘温，入脾、肝二经。破宿血，生新血，安胎气，止崩漏，定吐衄。大小蓟，皆能破血，但大蓟力胜能消痈，小蓟力微只可退热，不能消痈。酒洗，或童便拌，微炒。（《本草通玄·卷上·草部·大小蓟根》）

大蒜 又名蒜

大蒜，味辛，温，有毒。入脾、肾二经。忌蜜。消谷化食，辟鬼驭邪。破痃癖多功，灸恶疮必效。捣贴胸前，痞格资外攻之益；研涂足底，火热有下引之奇。

大蒜用最多，功至捷。外涂皮肉发泡作疼，则其入肠胃而搜刮，概可见矣。

按：性热气臭，凡虚弱有热之人，切勿贴唇，即宜用者，亦勿过用，生痰动火，损目耗血，谨之！（《医宗必读·卷之四·本草征要下·菜部·大蒜》）

辛温。健脾下气，消谷化肉，破结杀鬼。捣烂同道上热土，新汲水服，能救中暑。捣汁饮，主吐血心病。同黄丹丸止疟痢。捣涂脐，消下焦水，利二便。贴足心，引火下行，止吐衄。纳肛，通幽门，治关格。隔蒜片，灸一切毒。辛能散气，热能助火，久食多食，伤肺损目，昏神伐性。患痃癖者，每日取三颗，截却两头吞之，名曰内灸，必效。（《本草通玄·卷下·菜部·大蒜》）

蒜，味辛，性大温，有小毒。入脾、胃二经。主温中消食，止霍乱转筋，除吐泻及中脘冷痛，温疫瘴病、蛊毒疔肿、邪痹毒气。

按：蒜味辛温，故入脾胃以理诸证。丹溪云：性热快膈，人皆喜食。多用则伤脾损肺，坏肝昏目，生痰发嗽，面无颜色。化肉之功，不足多也，有志颐生者，宜知自警。（《雷公炮制药性解·卷之

六·菜部·蒜》）

大枣

大枣，味甘，平，无毒。入脾经。坚实肥大者佳。调和脾胃，具生津止泻之功；润养肺经，操助脉强神之用。

经言：枣为脾果，脾病宜食之。又曰：脾病人毋多甘，毋乃相戾耶？不知言宜食者，指不足之脾也，如脾虚泄泻之类；毋多食者，指有余之脾也，如中满肿胀之类。凡用药者，能随其虚实而变通之，虽寻常品味，必获神功；苟执而泥之，虽有良剂，莫展其长，故学者以格致为亟也。

按： 枣虽补中，然味过于甘，中满者忌之。小儿疳病及齿痛痰热之人，俱不宜食，生者尤为不利。红枣功效相仿，差不及耳。（《医宗必读·卷之四·本草征要下·果部·大枣》）

大枣，味甘，性平，无毒。入脾经。忌生葱，解乌、附毒。主养脾生津，润肺止嗽，定惊，和百药。

按：《素问》言枣为脾之果。又言脾病毋多食甘。仲景建中汤心下痞者，减饴、枣，然则脾不足者可用，而有余者不可复增其气以致偏胜耳。《素问》所谓脾病，非不足，盖有余也。田氏曰：齿病、虫病、疳病，不宜啖枣。补遗曰：妇人脏躁，悲伤欲哭，状若神灵。东垣曰：温以补不足，甘以缓阴血。仲景治奔豚，用大枣扶土以平肾也。水饮胁痛，有十枣汤益土而胜水也。《峋嵝神书》曰：执枣一枚。咒云：我有枣一枚，一心归大道，优他或优降，或劈火烧之。念七遍，与疟者食，即截，每试必效，亦神异也。红枣功相仿，力少薄耳。（《删补颐生微论·卷之三·药性论第二十一·果部·大枣》）

甘平，脾之果也。补脾益气，润肺止嗽，杀附子毒。东垣云：和阴阳，调荣卫，生津液。仲景治奔豚，用大枣者，滋脾土以平肾气也。治水饮胁痛有十枣汤，益脾土而胜妄水也。枣能调脏腑，和百药，为切要佳品。若多食损齿生虫。好古云：中满者勿食甘，甘多令人满。故仲景建中汤心下痞者，去饴、枣，与甘草同例。蛀枣，止痢。红枣，主治相同，功力稍缓，止泻药用以作丸。(《本草通玄·卷下·果部·大枣》)

大枣，味甘，性平，无毒。入心、脾二经。主和百药，益五脏，润心肺，养脾胃，补精气，生津液，通九窍，强筋骨，祛邪气，悦颜色。去核用。杀乌头毒，忌生葱。

按：枣之入脾者，经所谓五味入口，甘先归脾是也。心则生脾者也，宜并入之。多服能壅脾作胀，凡中满及齿痛风疾者，咸非所宜。(《雷公炮制药性解·卷之一·果部·大枣》)

代赭石

代赭石，止反胃，吐血衄血，月水不止，肠风泻痢，脱精遗溺，小儿惊疳，女人崩漏。

按：代赭入肝与心胞，专主二经血分之病。仲景治汗吐下后心下硬，噫气，用旋覆代赭汤，取其重以镇虚逆，亦以养阴血也。煅红，醋淬，捣，水飞。(《本草通玄·卷下·金石部·代赭石》)

丹参

丹参，味苦，微寒，无毒。入心经。畏咸水，反藜芦。安神散结，益气养阴，去决血，生新血。安生胎，落死胎，胎前产后，带下崩中。

色合丙丁，独入心家，专主血证。古称丹参一味，与四物同功，嘉其补阴之绩也。

按：丹参虽能补血，长于行血，妊娠无故勿服。(《医宗必读·卷之三·本草征要上·草部·丹参》)

丹参，味苦，微寒，无毒。入心经。畏咸水，反藜芦。润而咸者佳。微焙用。安神散结，益气养阴，去瘀血而生新血，安生胎而落死胎，理带下崩中，疗胎前产后。(新补)

按：丹参色合南离，独入心家，专主血症。古人称丹参一味，

兼四物之功，嘉其补阴也。胃气虚寒者，斟酌投之。(《删补颐生微论·卷之三·药性论第二十一·草部·丹参》)

苦平，色赤，心与包络，血分药也。补心血，养神志，止惊烦，消积聚，破宿血，生新血，安生胎，落死胎。丹参一味，有四物之功，故胎前产后，珍为要剂。酒润微焙。(《本草通玄·卷上·草部·丹参》)

丹参，味苦，性微寒，无毒。入心经。养神定志，破结除瘕，消痈散肿，排脓止痛，生肌长肉，治风邪留热、眼赤狂闷、骨节疼痛、四肢不遂，破宿血，补新血，安生胎，落死胎，理妇人经脉不调、血崩带下。

按：丹参色赤属火，味苦而寒，故入手少阴经，以疗诸般血症。(《雷公炮制药性解·卷之三·草部中·丹参》)

胆矾

胆矾，酸涩辛寒。性敛而能上升，涌吐风热痰涎。治喉痹崩淋，能杀虫，治阴蚀。产铜坑中，磨铁如铜者真。(《本草通玄·卷下·金石部·胆矾》)

胆矾，味酸苦辛，性寒，有毒。不载经络。主消热杀虫，止惊痫，吐风痰。鲜明者佳。

按：胆矾之功，大抵与白矾相类，惟能止惊，为少差耳。(《雷公炮制药性解·卷之一·金石部·胆矾》)

胆南星

造胆星法：南星生研末，腊月取黄牛胆汁，和剂纳胆中，悬有风处，年久弥佳。(《本草通玄·卷上·草部·天南星》)

淡豆豉 又名豆豉

淡豆豉，味甘、苦，寒，无毒。入肺、脾二经。解肌发汗，头痛与寒热同除；下气清烦，满闷与温瘟并妙。疫气、瘴气，皆可用也；痢疾、疟疾，无不宜之。

豆经蒸窨，能辛能散。得葱则发汗，得盐则止吐，得酒则治风，得薤则治痢，得蒜则治血，炒熟又能止汗，亦要药也。造豆豉法：黑豆一斗，六月间水浸一宿，蒸熟，摊芦席上，微温，蒿覆五六日后，黄衣遍满为度，不可太过。取晒，簸净，水拌得中，筑实瓮中，桑叶盖厚三寸，泥固，取出晒半日，又入瓮。如是七次，再蒸曝于干。

按：伤寒直中三阴与传入阴经者勿用。热结烦闷，宜下不宜汗，亦忌之。（《医宗必读·卷之四·本草征要下·谷部·淡豆豉》）

淡豆豉，味苦甘，性寒，无毒。入肺经。主伤寒瘴气，烦闷温毒，发斑呕逆。

按：豆豉能升能降，能散能和。得葱则发汗；得盐则吐越；得酒则治风；得薤则治痢；得蒜则治血。炒熟又能止汗，须如法自造为胜。（《删补颐生微论·卷之三·药性论第二十一·谷部·淡豆豉》）

苦寒。主伤寒头痛，烦闷，温毒发斑，呕逆血痢，解肌发表，补中下气，卓有神功。炒熟则能止汗。（《本草通玄·卷上·谷部·豆豉》）

豆豉，味苦，性寒，无毒。入肺经。主伤寒头痛寒热，恶毒瘴气，烦躁满闷，虚劳喘吸。

按：豉之入肺，所谓"肺苦气上逆，急食苦以泄之"之意也。伤寒瘴气，肺先受之，喘吸烦闷，亦肺气有余耳，何弗治耶？（《雷公炮制药性解·卷之一·谷部·豆豉》）

淡竹叶

淡竹叶，味淡，寒，无毒。入小肠经。专通小便，兼解心烦。

淡味五脏无归，但入太阳，利小便，小便利则心火因之而清也。

按：竹叶有走无守，不能益人。孕妇忌服。（《医宗必读·卷之三·本草征要上·草部·淡竹叶》）

当归

当归，味甘、辛，温，无毒。入心、肝、脾三经。畏菖蒲、海藻、生姜，酒洗去芦。去瘀生新，舒筋润肠。温中止心腹之痛，养营疗肢节之疼。外科排脓止痛，女科沥血崩中。

心主血，脾统血，肝藏血，归为血药，故入三经，而主治如上。《本经》首言主咳逆上气，辛散之勋也。头止血，尾破血，身补血，全和血，能引诸血各归其所当归之经，故名当归。气血昏乱，服之即定。

按： 当归善滑肠，泄泻者禁用；入吐血剂中，须醋炒之。（《医宗必读·卷之三·本草征要上·草部·当归》）

当归，味甘辛，性温，无毒。入心、脾、胃、三焦经。恶䕡茹、湿面，畏菖蒲、海藻、生姜。白而肥大坚实者佳。酒洗，去芦用。去瘀生新，舒筋润肠，温中止心腹之痛，养营疗肢节之疼。治痈排脓，生肌止痛，调经祛风，理崩带淋沥。

按： 当归为血分要药，辛温而散，血中气药也。头止血而上行，梢破血而下流，身养血而中守，全活血而不走。气血昏乱，服之而定，能领诸血，各归其所当归之经，故名当归。若入吐、衄、崩下药中，须醋炒过。少少用之，多能动血耳。泄泻家禁与。（《删补颐生微论·卷之三·药性论第二十一·草部·当归》）

甘辛微温，入心、肝、脾三经。主一切风、一切气、一切血，温中，止头目心腹诸痛，破恶血，养新血，润肠胃，养筋骨，泽皮肤，理痈疽，排脓止痛生肌。好古云：心生血，脾裹血，肝藏血，故入三经。头止血而上行，梢破血而下行，身养血而中守，全活血而不走。气血昏乱，服之而定。能领诸血各归其所当之经，故名当归。脾胃泻者，忌之。去芦，酒洗微焙。（《本草通玄·卷上·草部·当归》）

当归，味甘辛，性温无毒。入心、肝、肺三经。头，止血而上行；身，养血而中守；梢，破血而下流；全，活血而不走。气血昏乱，服之而定，各归所当归，故名。酒浸用。恶䕡茹，畏菖蒲、海藻、牡蒙。

按：归，血药也，心主血，肝藏血，脾裹血，故均入焉。用分为四，亦亲上亲下之道也。雷公云，一齐用不如不使，服亦无效。未可尽信。性泥滞，风邪初旺及气郁者，宜少用之。

雷公云：凡使，先去尘并头尖硬处一分已来，酒浸一宿。若要破血，即使尾；若要止痛止血，即用头硬实处；若养血，即用中身。若全用，不如不使，服食无效。单使妙也。（《雷公炮制药性解·卷之二·草部上·当归》）

灯心草又名灯心

灯心，味淡，平，无毒。入心、小肠二经。清心必用，利水偏宜。烧灰吹喉痹，涂乳治夜啼。

粳粉浆之，晒干为末，入水淘之，浮者是灯心。

按：中寒小便不禁者忌之。（《医宗必读·卷之三·本草征要上·草部·灯心》）

平淡，入太阳经。利小便，除水肿，烧灰吹急喉痹。傅阴疳，神效。（《本草通玄·卷上·草部·灯心》）

灯心，味淡，性寒，无毒。入心、小肠二经。主胸腹邪气，清心定惊，除热利水。烧灰敷金疮，止血，疗小儿夜啼，吹喉中治急喉痹甚捷。

按：灯心味淡，五脏无归，专入小肠利水，诀曰小肠受盛与心应，故又入心经。烧灰性凉，宜治疗如上。（《雷公炮制药性解·卷之四·草部下·灯心》）

地肤子

地肤子，味苦，寒，无毒。入脾经。利膀胱，散恶疮。皮肤风热，可作浴汤。

其主用多在皮肤，其入正在土脏，盖脾主肌肤也，即其利水，兼能祛湿者欤。（《医宗必读·卷之三·本草征要上·草部·地肤

子》)

地骨皮

地骨皮，味甘，寒，无毒。入肾经。治在表无定之风邪，主传尸有汗之骨蒸。

热淫于内，泻以甘寒，退热除蒸，固宜尔也。又去风邪者，肾肝同治也。肝有热则风自内生，热退则风息，此与外感之风不同耳。

按：地骨皮乃除热之剂，中寒者勿服。(《医宗必读·卷之四·本草征要下·木部·地骨皮》)

根名地骨皮，补肾养阴。治在表无定之风邪，传尸有汗之骨蒸。

按：中寒者忌地骨皮。(《删补颐生微论·卷之三·药性论第二十一·木部·枸杞子》)

即枸杞根也。苦而微寒，主治皆在肾肝。夫肾水不足则火旺，而为骨蒸烦渴、吐血虚汗。肝木不宁则风淫，而为肌痹头风及骨槽风。惟地骨皮滋水养木，故两经之症，悉赖以治。洗净沙土。(《本草通玄·卷下·木部·地骨皮》)

地骨皮，味苦，性寒，无毒。入肺、肾二经。疗在表无定之风邪，退传尸有汗之骨蒸，除热清肺，止嗽解渴，凉血凉骨，利二便。去骨用。

按：地骨皮即枸杞根也，故均之①入肾。又入肺者，盖以其质为皮，则其用在表，肺主皮毛，所以入之。本功外与枸杞相同。(《雷公炮制药性解·卷之五·木部·地骨皮》)

地榆

地榆，味苦，寒，无毒。入肝经，恶麦门冬。止血痢肠风，除带下五漏。

味苦而厚，沉而降，善主下焦血证，兼去湿热。

---

① 均之：明刻本作"均"

按：地榆寒而下行，凡虚寒作泻，气应下陷而崩带者，法并禁之。（《医宗必读·卷之三·本草征要上·草部·地榆》）

苦寒微酸，肝家药也。善入下焦理血，凡肠风下血、尿血、痢血、月经不止，带下崩淋、久泻者，皆宜用之。寇宗奭云：其性寒，专主热痢。若虚寒水泻者，勿用。地榆虽能止血，多用有伤中气。梢能行血，即当去之。多以生用，勿见火。（《本草通玄·卷上·草部·地榆》）

地榆，味苦甘酸，性微寒，无毒。入大肠、肝二经。主下部积热之血痢，止下焦不禁之月经。又主金疮，除恶肉。崩中带下得发良。恶麦门冬。

按：地榆沉寒属阴，专入肝肠以理下焦，血症有热者宜之，若虚寒下陷、血衰泄泻者勿用。（《雷公炮制药性解·卷之二·草部上·地榆》）

丁香

丁香，味辛，温，无毒。入肺、胃、肾三经。忌见火，畏郁金。去丁盖。温脾胃而吐呃可疗，理壅滞而胀满宜疗。齿除疳蟨，痘发白灰。

脾为仓廪之官，伤于饮食生冷，留而不去，则为壅胀，或为呕呃。暖脾胃而行滞气，则胀呕俱疗也。

按：丁香辛热而燥，非属虚寒，概勿施用。鸡舌香是其别名，母丁香乃其大者。（《医宗必读·卷之四·本草征要下·木部·丁香》）

丁香，味辛，性温，无毒。入肺、胃、肾三经。畏郁金，忌见火。去丁盖用。主脾胃虚寒，反胃呃逆，胸腹痛，疝癖，奔豚鬼疰，蛊毒，壮阳，暖腰膝，小儿吐泻慢惊，痘疮灰白。大者名母丁香，拔白须，涂孔中，即生黑。

按：丁香祛寒开胃之剂，同柿蒂止呃，同黄连乳汁点目，此得辛散苦降之妙。有火者忌服。（《删补颐生微论·卷之三·药性论第

二十一·木部·丁香》)

辛温，温胃进食，止呕定泻，理肾气奔豚，救痘疮灰白。

按： 丁香温中健胃，大有神功。须于丸剂中，同润药用乃佳。独用、多用易于僭上损肺伤目。去丁盖乳子。勿见火。（《本草通玄·卷下·木部·丁香》）

丁香，味甘辛，性温，无毒。入肺、脾、胃、肾四经。主口气腹痛、霍乱反胃、鬼疰蛊毒及①肾气奔豚气，壮阳暖腰膝，疗冷气，杀酒毒，消疙癖，除冷劳。

按： 丁香辛温走肺部，甘温走脾胃，肾者土所制而金所生也，宜咸入之。果犯寒疴，投之辄应，倘因火症，召祸匪轻。陈藏器云：拔去白须，姜汁调涂孔中，重生即黑。

雷公云：凡使，有雌雄，雄②颗小，雌颗大，似橙。枣核。方中多使雌，力大；膏煎中用雄。若用，须去丁盖、乳子，发人背痈也。

有大如山茱萸者，名母丁香，气味尤佳。（《雷公炮制药性解·卷之五·木部·丁香》）

冬瓜又名白冬瓜

白冬瓜，甘寒，入脾胃、大小肠四经。主胸前烦闷作渴，脐下水胀成淋，通二便，解热毒，可贴痈疽，又解丹石鱼毒。丹溪曰：久病与阴虚者忌之。未被③霜者，食之成反胃病。（《本草通玄·卷下·菜部·白冬瓜》）

白冬瓜，味甘，性寒，无毒。入脾、胃、大小肠四经。主胸前烦闷作渴，脐下水胀成淋，通大小便，大解热毒，可贴痈疽，又解丹石毒及鱼毒。

按： 冬瓜味甘，宜入脾胃；性走而急，宜入大小肠。烦渴诸症

---

① 及：原作"反"，据明刻本改。
② 雄：原脱，据《证类本草》补。
③ 被：原作"破"，据《本草纲目》改。

皆热也，其性寒，故能解之。丹溪曰：久病与阴虚者忌服，未被霜而食之，令人成反胃病。(《雷公炮制药性解·卷之六·菜部·白冬瓜》)

冬葵子

冬葵子，味甘，寒，无毒。入膀胱经。能催生通乳，疏便闭诸淋。

气味俱薄，淡滑为阳，故能利窍。

按：无故服冬葵子，必有损真之害。(《医宗必读·卷之三·本草征要上·草部·冬葵子》)

甘寒，太阳药也。达诸窍，疏大肠，利小便，催难产，通乳闭，出痈疽头，下丹石毒。葵根，功用与子相仿，小儿误吞铜钱，以根煮汁饮之，神效。葵性淡滑为阳，能利窍，通闭，关格者恒用之。别有一种蜀葵根，肠胃生痈者，同白芷服，善能排脓，散毒。(《本草通玄·卷上·草部·冬葵子》)

甘寒。入小肠、膀胱二经。主滑胎产，逆生者得之即顺，胎死者得之即下。疗热淋，通乳汁，堪溃痈疽。(《本草通玄·卷下·菜部·冬葵子》)

冬葵子，味甘，性寒，无毒。入小肠、膀胱二经。主滑胎产，利小便，疗热淋，逆生者得之即顺，胎死者得之即下，能通乳汁，堪溃痈疽。

按：冬葵子性最滑利，能宣积壅，宜入手足太阳，以为催生神剂，然不可预服，恐胞未转而先催，空涸其水，反艰其产耳。痈疽者，营气不从，逆于肉理；乳闭者，亦凝滞之所致也，得冬葵以导之而不瘳者，鲜矣。(《雷公炮制药性解·卷之六·菜部·冬葵子》)

独活

独活，味苦、甘，平，无毒。入小肠、膀胱、肝、肾四经。风寒湿痹，筋骨挛疼，头旋掉眩，头项难伸。

本入手、足太阳，表里引经，又入足少阴、厥阴，小无不入，大无不通，故既散八风之邪，兼利百节之痛。时珍曰：独活、羌活，乃一类二种。中国者为独活，色黄气细，可理伏风。西羌者为羌活，色紫气雄，可理游风。

按：独活、羌活，皆主风痹，若血虚头痛及遍身肢节痛，误用风药，反致增剧。（《医宗必读·卷之三·本草征要上·草部·独活》）

色黄气细，可理伏风。气血虚而遍身痛者，禁之。（《本草通玄·卷上·草部·羌活独活》）

独活，味苦甘辛，性微温，无毒。入肺、肾二经。主新旧诸风湿痹，颈项难伸，腰背酸疼，四肢挛痿。黄色而作块者为独活。

按：独活气浊属阴，善行血分，敛而能舒，沉而能升，缓而善搜，可助表虚，故入太阴肺、少阴肾，以理伏风。（《雷公炮制药性解·卷之二·草部上·独活》）

杜仲

杜仲，味辛、甘，温，无毒。入肝、肾二经。恶玄参、蛇蜕。去皮醋炙。强筋壮骨，益肾添精。腰膝之疼痛皆痊，遍体之机关总利。

肾苦燥，急食辛以润之；肝苦急，急食甘以缓之。杜仲辛甘，故主用如上。亦治阴下湿痒，小便余沥。

按：肾虚火炽者勿用。（《医宗必读·卷之四·本草征要下·木部·杜仲》）

杜仲，味辛甘，性温，无毒。入肝、肾二经。恶玄参、蛇蜕。去皮，盐酒炒去丝。益精坚筋骨，止腰膝痛。主肝燥风虚，阴湿痒，小便余沥。

按：肾苦燥，急食辛以润之；肝苦急，急食甘以缓之，杜仲所以多功于肾肝也。温而不助火，可以久服。（《删补颐生微论·卷之三·药性论第二十一·木部·杜仲》）

辛温，入肾、肝气分之剂。补肾，则精充而骨髓坚强；益肝，则筋壮而屈伸利用。故腰膝酸疼，脊中挛痛者需之。又主阴下湿痒，小便余沥，皆补力之驯致者也。酥炙，或咸酒炒，去粗皮。（《本草通玄·卷下·木部·杜仲》）

杜仲，味辛甘，性温，无毒。入肾经。主阴下湿痒、小便余沥，强志壮筋骨，滋肾止腰疼。去粗皮，酥、蜜炙去丝用。恶蛇蜕、玄参。

按：杜仲降而属阳，宜职肾家之症，然精血燥者，不宜多用。

雷公云：凡使，先须削去粗皮，用酥、蜜和作一处，炙之尽为度，炙干了，细锉用。凡修事一斤，酥一两，蜜三两，二味相和，令一处用。（《雷公炮制药性解·卷之五·木部·杜仲》）

阿胶

阿胶，味咸，平，无毒。入肺、肝二经。山药为使，畏大黄。拌蛤粉炒。止血兮兼能去瘀，疏风也又且补虚。西归金府，化痰止咳除痈痿；东走肝垣，强精养血理风淫。安胎始终并用，治痢新久皆宜。

阿井乃济水之眼，《内经》以济水为天地之肝，故入肝，治血证风证如神。乌驴皮合北方水色，以制热生风也。真者光明脆彻、历夏不柔，伪者反能滞痰，不可不辨。

按：胃弱所呕吐、脾虚食不消者均忌。（《医宗必读·卷之四·本草征要下·兽部·阿胶》）

阿胶，味咸，性平，无毒。入肺、肝、肾三经。薯蓣为使，畏大黄。明彻质脆色绿者真。蛤粉炒成珠用。主劳损肢体酸疼，吐衄崩淋，尿血血痢，肠风，带下，经水不调，咳嗽喘急，肺痿肺痈，润燥化痰，安胎疗肿毒，利小便，调大肠。

按：阿胶乃济水之眼。《内经》以济水为天地之肝，故入肝多功。乌骡皮合北方水色，顺而健行之物，故入肾多功。水充则火有制，火熄则风不生，故木旺风淫，火盛金衰之症，莫不应手取效。

然迩来真者绝罕，误用伪者，反为滞痰伤胃，不可轻忽也。(《删补颐生微论·卷之三·药性论第二十一·兽部·阿胶》)

甘平，肺肝药也。主吐血、衄血、淋血、尿血、肠风下血，女人血枯、崩带、胎产诸病，男女一切风病，水气浮肿，劳症咳嗽喘急，肺痿肺痈。润燥化痰，利小便，调大肠之圣药也。蛤粉或糯米粉同炒成珠。(《本草通玄·卷下·兽部·阿胶》)

阿胶，味甘咸，性微温，无毒。入肺、肝、肾三经。主风淫木旺、肢节痿疼、火盛金衰、喘嗽痰血，补劳伤，疗崩带，滋肾安胎，益气止痢。明澈如水、质脆易断者真。山药为使，畏大黄。蛤粉炒成珠用。

按： 阿胶用黑驴皮造成，黑属水，专入肾，能克火，盖以制热则生风之义，故宜入肝，且火得制则金亦无侵，故又宜入肺。夫东阿井系济水所生，性急下趋，清而且重，用之煎煮，搅浊澄清。所以能清上炎之火及上逆之痰也。(《雷公炮制药性解·卷之六·禽兽部·阿胶》)

莪术 又名蓬莪术

蓬莪术，味苦、辛、温，无毒。酒炒。积聚作痛，中恶鬼疰。妇人血气，丈夫奔豚。

气不调和，脏腑壅滞，阴阳乖隔，鬼厉凭之。蓬术利气达窍，则邪无所容矣。

按： 蓬术诚为磨积之药，但虚人得之，积不去而真已竭，重可虞也。或与健脾补元之药同用，乃无损耳。(《医宗必读·卷之三·本草征要上·草部·蓬莪术》)

蓬莪术，味苦辛，温，无毒。酒浸，煨透，切片炒。主积聚气凝，心腹疼痛，消食通经。

按： 蓬莪术峻猛之性，诚为磨积之药。但虚人服之，积不去而真已竭，重可虞也。每见世俗治积块旦暮用之，反成痼疾。元气虚者，须与参、术同行，乃无损耳。(《删补颐生微论·卷之三·药性

论第二十一·草部·莪术》)

苦辛而温，专走肝家。破积聚恶血，疏痰食作痛。李时珍云：郁金入心，专司血病；姜黄入脾，治血中之气；蓬术入肝，治气中之血，稍有不同。醋炒者，引入血分。(《本草通玄·卷上·草部·蓬莪术》)

蓬莪术，味苦辛，性温，无毒。入肺、脾二经。开胃消食，破积聚，行瘀血，疗心疼，除腹痛，利月经，主奔豚，定霍乱，下小儿食积。

按： 蓬莪术与三棱相似，故经络亦同，但气中血药为小异耳。性亦猛厉，但能开气，不能益气，虚人禁之，乃《大全》谓气短不能续者亦宜用之，过矣。即大小七香丸、集香丸，都用以理气，岂用以补气乎？欲其先入血则醋炒，欲其先入气则火炮，三棱亦然。

雷公云：凡使，于沙盆中用醋磨，令尽，然后于火畔吸令干，重筛过用之。(《雷公炮制药性解·卷之三·草部中·蓬莪术》)

防风

防风，味甘，辛，温，无毒。入肺、小肠、膀胱三经。畏草薢，恶干姜、芫花，杀附子毒。色白而润者佳。大风，恶风，风邪周痹，头面游风，眼赤多泪。

能防御外风，故名防风，乃风药中润剂也。卑贱之卒，随所引而至，疮科多用之，为其风湿交攻耳。

按： 防风泻肺实，肺虚有汗者勿犯。(《医宗必读·卷之三·本草征要上·草部·防风》)

防风，味辛甘，性温，无毒。入肺经。畏草薢，恶藜芦，白蔹、干姜、芫花，杀附子毒。坚实而润者佳。泻肺散风，赤眼冷泪，通利关脉，头眩头面游风。

按： 防风能御风邪，故名，乃风药中润剂也。卑贱之卒，随所引而至，为去风去湿之仙药。肺虚者勿服之。(《删补颐生微论·卷之三·药性论第二十一·草部·防风》)

辛甘微温，入肺与膀胱。主上焦风邪，泻肺实，大风头眩，周身痹疼，四肢挛急，风眼冷泪，兼能去湿。东垣云：防风治一身痛，乃卑贱之职，随所引而至，风药中润剂也。防风能制黄芪，黄芪得防风其功愈大，乃相畏而相使也。治上焦风，用其身；治下焦风，用其梢。本主治风，又能治湿者，风能胜湿也。（《本草通玄·卷上·草部·防风》）

防风，味辛甘，性温，无毒。入肺经。泻肺金，疗诸风，开结气，理目痛。恶干姜、藜芦、白蔹、芫花，解附子毒。

按：防风辛走肺，为升阳之剂，故通疗诸风。气之结者，肺之疾也；目之痛者风之患也，宜并主之。

东垣云：卑贱之卒，听令而行，随所引而至，乃风药中润剂也。能泻上焦元气，虚者不得概用。今人类犯此弊。（《雷公炮制药性解·卷之二·草部上·防风》）

防己

防己，味苦、辛，性寒，无毒。入膀胱经。恶细辛，畏萆薢、女菀、卤盐。祛下焦之湿，泻血分之热；理水肿脚气，通二便闭结。

防己分木、汉二种，木者专风，汉者专水。

按：东垣云：防己大苦大寒，泻血中湿热，亦瞑眩之药也。服之使人身心烦乱，饮食减少，惟湿热壅遏及脚气病，非此不效。若虚人用防己，其害有三：谷食已亏，复泄大便，重亡其血，一也。渴在上焦气分，而防己乃下焦血分药，二也。伤寒邪传肺经，气分湿热，而小便黄赤，禁用血药，三也。（《医宗必读·卷之三·本草征要上·草部·防己》）

辛寒，太阳药也。主下焦风湿肿痛，膀胱蓄热，通九窍，散痈毒，利二便。东垣云：防己苦寒，泻血中湿热，通其滞塞，此瞑眩之药，下咽令人身心烦乱，饮食减少。至于湿热壅塞，下注脚气，无他药可代。若劳倦虚热，以防己泄大便，则重亡其血，不可用一也；渴在上焦气分，而防己乃下焦血药，不可用二也；外感邪传肺经，气分湿热而小便黄赤，此上焦气分，禁与血药，不可用三也。大抵上焦湿热皆不可用。下焦湿热审而用之。防己，为疗风水要药。治风，用木防己；治水，用汉防己。去皮，酒洗，晒干。(《本草通玄·卷上·草部·防己》)

防己，味辛苦，性平温，无毒。入十二经。尤善腰以下至足湿热肿盛。疗中风手脚挛急，口眼㖞斜，疥癣虫疮，止嗽消痰，利大小便，去留热。垣衣为使，恶细辛、草薢，杀雄黄毒。

按：防己为阳中之阴，于经络无所不入。又主降，故下部多功。象之于人，则险而健者也。用之，则可展其能；一不当，而反阶之祸。惟十二经真有湿热壅塞及膀胱积热、下痓脚气，此诚要药，无可代者。然臭味拂人，妄服之令人减食。其不可用有四：若饮食劳倦，元气既亏，而以防己泄大便，则重亡其血一也；发渴引饮，热在肺经气分，而防己乃下焦血药二也；外伤风寒，邪传肺部，以至小便黄赤不通，此上焦气分，禁忌血药三也；久病之后，津液不行，此上焦虚渴，宜补以甘温，若用苦寒之剂，则速其危四也。分木、汉二种，即根、苗为名，汉主水气，木主风气，为少异耳。

雷公云：凡使，勿使水条，以其木防己黄腥皮皱，上有丁足子，不堪用，夫使防己要心花文、黄色者然。细锉车前草根，相对同蒸半日后，出晒，去车前草根①，细锉用。(《雷公炮制药性解·卷之二·草部上·防己》)

榧子

榧子，味甘，平，无毒。入肺经。反绿豆。杀百种之虫，手到而痊；疗五般之痔，频尝则愈。消谷食而治咳，助筋骨而壮阳。

东坡诗云：驱除三彭虫，已我心腹疾。指其杀虫也。不问何虫，但空腹食榧子二十一枚，七日而虫下，轻者两日即下矣。

按：丹溪云：榧子，肺家果也，多食则引火入肺，大肠受伤。

---

① 去车前草根：原作"车前草去了"，据《证类本草》改。

（《医宗必读·卷之四·本草征要下·果部·榧子》）

榧子，消谷进食，杀虫化积，止嗽助阳，疗痔止浊。（《本草通玄·卷下·果部·榧子》）

枫香

枫香，味辛苦，性平，无毒。入脾、肺二经。主辟恶气，治疮毒，止齿痛，消风气，除下痢，止霍乱，退瘾疹最捷。一名白胶，一名芸香。

按：枫香辛宜走肺，苦宜燥脾，治节得宜，仓廪得令，则恶气等证，何患其不瘳？（《雷公炮制药性解·卷之五·木部·枫香》）

蜂蜡

蜡性涩，止久痢，止血，生肌定痛，火热暴痢者忌之。（《医宗必读·卷之四·本草征要下·虫鱼部·蜂蜜》）

蜡主下痢，贴疮生肌止痛。（《本草通玄·卷下·虫部·蜂蜜》）

蜡主痢，下诸疮。（《雷公炮制药性解·卷之六·虫鱼部·蜂蜜》）

蜂蜜

蜂蜜，味甘，平，无毒。入脾经。忌生葱。凡蜜一斤，入水四两，瓷器中炼去沫，滴水不散为度。和百药而解诸毒，安五脏而补诸虚；润大肠而悦颜色，调脾胃而除心烦。同姜汁行初成之痢，同薤白涂汤火之疮。

采百花之英，合雨露之气酿成，其气清和，其味甘美，虚实寒热之证，无不相宜也。

按：大肠虚滑者，虽熟蜜亦在禁例。酸者食之令人心烦，同葱食害人，同莴苣食令人利下。食蜜饱后，不可食酢，令人暴亡。（《医宗必读·卷之四·本草征要下·虫鱼部·蜂蜜》）

甘平。和营卫，润脏腑，通三焦，理脾胃，解诸毒，和百药，导便结。生能清热，熟则补中。凡炼蜜一斤，入水四两，银石器内文火炼，掠去浮沫，至滴水不散为度。（《本草通玄·卷下·虫部·蜂蜜》）

蜂蜜，味甘，性平，无毒。入脾、肺二经。主益气补中，润燥解毒，祛邪定惊，养脾气，除心烦，通便闭，解虚热，疗心疼，悦颜色，和百药，除众病。畏生葱，恶芫花。每斤炼至十二两半用。

按： 蜂蜜甘宜归脾，润宜归肺，其用最多，良有百花之精，且取人溺以酿之故也。七月易食生蜜，令人暴下霍乱。

雷公云：凡炼蜜一斤，只得十二两半或一分是数，若火少火过，并不可用之也。（《雷公炮制药性解·卷之六·虫鱼部·蜂蜜》）

佛耳草

佛耳草，味酸，性热，有小毒。入肺经。主肺中有寒及痰嗽鬼嗽。款冬花为使。

按： 佛耳草专入太阴，大升肺气，宜少用之。过食损目，以性热有小毒也。（《雷公炮制药性解·卷之四·草部下·佛耳草》）

伏龙肝

伏龙肝，味辛，温，无毒。女人崩中带下，丈夫尿血遗精。即灶心黄土，去湿有专长。（《医宗必读·卷之四·本草征要下·土部·伏龙肝》）

伏翼

伏翼，味咸，性微热，有毒。不载经络。主逐五淋，利水道，去翳明目，令人喜乐，媚好忘忧，久服延年。形重一斤、色白如雪者佳。

按： 伏翼原名蝙蝠，以其昼伏夜飞，因称伏翼。能伏气，冬月不食，故多寿。人服之，宜其有延年之功矣。

雷公云：凡使，要重一斤者方采之。每修事，先拭去肉上毛，去爪、肠，即留翅并肉、脚及嘴。然后酒浸一宿，漉出，取黄精自

然汁涂之，炙令干，方用。每修事，重一斤一个，用黄精自然汁五两为度。(《雷公炮制药性解·卷之六·禽兽部·伏翼》)

茯苓 又名白茯苓

茯苓，味甘、淡，平，无毒。入心、肾、脾、胃、小肠五经。马蔺为使，畏牡蛎、地榆、秦艽、龟甲，忌醋。产云南，色白而坚实者佳，去皮膜用。益脾胃而利小便，水湿都消；止呕吐而定泄泻，气机咸利。下行伐肾，水泛之痰随降；中守镇心，忧惊之气难侵。保肺定咳喘，安胎止消渴。

茯苓假松之余气而成，无中生有，得坤厚之精，为脾家要药。《素问》曰：饮入于胃，游溢精气，上输于肺，通调水道，下输膀胱。则利水之药，皆上行而后下降也。故洁古谓其上升，东垣谓其下降，各不相背也。

按：小便多，其源亦异。《素问》云：肺气盛则便数，虚则小便遗，心虚则少气遗溺，下焦虚则遗溺，胞络遗热于膀胱则遗溺，膀胱不约为遗，厥阴病则遗溺。所谓肺气盛者，实热也，宜茯苓以渗其热，故曰小便多者能止也。若肺虚、心虚、胞络热、厥阴病，皆虚热也，必上热下寒，法当升阳。膀胱不约，下焦虚者，乃火投于水，水泉不藏，必肢冷脉迟，法当用温热之药，皆非茯苓可治，故曰阴虚者不宜用也。(《医宗必读·卷之四·本草征要下·木部·茯苓》)

白茯苓，味甘淡，性平，无毒。入心、脾、肺、肾、小肠五经。马蔺为使，畏牡蒙、地榆、秦艽、龟甲。忌醋。产云南、皮薄色白而坚重者佳。去皮膜，乳制用。补胃利小便，消痰去湿，止呕吐泄泻，安神定惊，保肺定咳，止渴安胎。抱根者为茯神，主用相仿，职专安神。赤色者，利水之外无他长。

按：茯苓假土之精气，松之余气而成。无中生有，得坤厚之精，为脾家要药。《素问》曰：饮入于胃，游溢精气，上输于肺，通调水道，下输膀胱，则利水之药，皆上行而后下降也。洁古谓其上升，东垣谓其下降，各不相背也。小便频多，其源亦异。经云：

肺气盛则便数，虚则小便遗。心虚则少气遗溺。下焦虚则遗溺。包络遗热于膀胱，则遗溺。膀胱不约为遗。厥阴病则遗溺。所谓肺气盛者，实热也，宜茯苓以渗其热，故曰小便多者能止也。若肺虚、心虚、包络热、厥阴病，皆虚火也，必上热下寒，法当升阳。膀胱不约、下焦虚者，乃火投于水，水泉不藏，必肢冷脉迟，当用温热，皆非茯苓可治，故曰阴虚者不宜用也。茯神抱根而生有依守之义，故魂不守舍者，用以安之。赤者入丙丁，但主导赤而已。（《删补颐生微论·卷之三·药性论第二十一·木部·白茯苓》）

甘淡而平，入手足太阴、足太阳。补中开胃，利水化痰，安神定悸，生津止泻，止呕逆，除虚热。赤者专主利小便，驱湿热而已。茯苓藉松之余气而成，得土气最全，故作中宫上药。《本草》言其利小便，伐肾邪。东垣乃言小便多者得止，涩者通利。丹溪又言阴虚者不宜用，义似相反，何哉？茯苓淡渗上行，生津液，开腠理，滋水之上源而下降，则利小便。洁古谓其属阳浮而升，言其性也。东垣谓其阳中之阴降而下，言其功也。经云：饮食入胃，游溢精气，上输于肺，通调水道，下输膀胱。则知淡渗之药，俱先上升而后下降也。小便多，其源亦异。经云：肺气盛侧小便数，虚则小便遗。心虚则少气遗溺。下焦虚则遗溺。胞移热于膀胱则遗溺。膀胱不利为癃，不约为遗溺。厥阴病则遗溺。所谓肺盛者，实热也，必气壮脉强。宜茯苓以渗其热，故曰小便多者能止也。若肺虚、心虚、胞热、厥阴病者，皆虚热也。必上热下寒，脉虚而弱。法当用升阳之药，升水降火。膀胱不约，下焦虚者，乃火投于水，水泉不藏。脱阳之症，必肢冷脉迟。法当用温热之药，峻补其下。二症皆非茯苓辈淡渗之药所能治，故曰阴虚者不宜用也。（《本草通玄·卷下·寓木部·赤茯苓》）

白茯苓，味淡微甘，性平，无毒。入肺、脾、小肠三经。主补脾气，利小便，止烦渴，定惊悸，久服延年。去皮心研细，入水中搅之，浮者是其筋也，宜去之，误服损目。赤者专主利水。抱根而生者名茯神，主补心安神，除惊悸，治健忘。马蔺为使，恶白蔹，畏牡蒙、地榆、雄黄、秦艽、龟甲，忌醋及酸物。

按：茯苓色白，是西方肺金之象也；味淡，是太阳渗利之品也；微甘，是中央脾土之味也，故均入之。夫脾最恶湿，而小便利则湿自除，所以补脾。既能渗泄燥脾，似不能生津已，洁古何为称其止渴？良由色白属金，能培肺部，肺金得补，则自能生水，且经曰膀胱者，州都之官，津液藏焉，气化则能出焉。诚以其上连于肺，得肺气以化之，津液从之出耳。《药性》所谓白者入壬癸，亦此意也。而渴有不止者乎？至于惊悸者，心经之症也，而心与小肠相为表里，既泻小肠，而心火亦为之清矣，故能定之。丹溪曰阴虚未为相宜，盖虞其渗泄尔，然味尚甘，甘主缓，亦无大害，非若猪苓一于淡泄而大伤阴分也。《药性》云小便多而能止，大便结而能通，与本功相反，未可轻信。《广志》云茯神松脂所作，胜茯苓；《衍义》曰气盛者泄于外，不抱本根，结为茯苓，有津气而不甚盛，不离其本，结为茯神。考兹两书，各相违悖，然《仙经》服食，多需茯苓，而茯神不与焉。两说之是非，于是乎辨。(《雷公炮制药性解·卷之五·木部·茯苓》)

茯神

抱根者为茯神，主用俱同，而安神独掌。

茯神抱根而生，有依守之义，故魂不守舍者，用以安神。赤者入丙丁，但主导赤而已。

按：病人小便不禁，虚寒精滑者，皆不得服。(《医宗必读·卷之四·本草征要下·木部·茯苓》)

按：茯神抱根而生有依守之义，故魂不守舍者，用以安之。赤者入丙丁，但主导赤而已。(《删补颐生微论·卷之三·药性论第二十一·木部·白茯苓》)

主用与茯苓无别。但抱根而生，有依附之义，故魂魄不安不能附体者，乃其专司也。(《本草通玄·卷下·寓木部·茯神》)

抱根而生者名茯神，主补心安神，除惊悸，治健忘。

按：茯神抱根，有依而附之之义，惊悸者魂不能附，健忘者神不能守，宜其治矣。（《雷公炮制药性解·卷之五·木部·茯苓》）

浮海石 又名海石

海石，味咸，平，无毒。独入肺经。清金降火，止浊治淋。积块老痰逢便化，瘿瘤结核遇旋消。

海石乃水沫结成，体质轻飘，肺之象也；气味咸寒，润下之用也。故治证如上。

按：多服损人气血。（《医宗必读·卷之四·本草征要下·金石部·海石》）

乃水沫结成，色白体轻，肺之象也。气味咸寒，润下之用也。故入肺除痰嗽而软坚，上源既清，故又治诸淋。肝属木，当浮而反沉，肺属金，当沉而反浮，何也？肝实而肺虚也。故石入水则沉，而南海有浮水之石；木入水则浮，而南海有沉水之香木。（《本草通玄·卷下·金石部·海石》）

浮萍 又名水萍

水萍，味辛，寒，无毒。入肺经，发汗开鬼门，下水洁净府。

水萍轻浮，入肺经，发汗；气化及州都，因而利水。歌云：天生灵草无根干，不在山间不在岸。始因飞絮逐东风，紫背青皮飘水面。神仙一味去沉疴，采时须在七月半。选甚瘫风与大风，些小微风都不算。豆淋酒内服三丸，铁汉头上也出汗。

按：水萍发汗，力比麻黄，下水功同通草，苟非大实大热者，安敢轻试耶？（《医宗必读·卷之三·本草征要上·草部·水萍》）

水萍，味辛酸，性寒，无毒。入肺、小肠二经。消水肿，利小便，逐风寒，堪浴遍身疮痒，发汗甚于麻黄。

按：水萍入肺，故主祛风；入小肠，故主祛湿。此是水中大萍，非沟渠所生者。高供奉采萍歌云：不在山，不在岸，采我之时七月半，选甚瘫风与缓风，些小微风都不算，豆淋酒下两三丸，铁

幞头儿都出汗。以此观之，其功甚于麻黄可知矣。（《雷公炮制药性解·卷之四·草部下·水萍》）

浮小麦 又名浮麦

即小麦中水淘浮起者。止自汗、盗汗、虚热。（《本草通玄·卷上·谷部·浮麦》）

附子

附子，味辛、甘，热，有毒。入脾、肾二经。畏防风、黑豆、甘草、黄芪、人参、童便、犀角。重一两以上，矮而孔节稀者佳。童便浸一日，去皮切作四片，童便及浓甘草汤同煮，汁尽为度，烘干。补元阳，益气力，堕胎孕，坚筋骨。心腹冷痛，寒湿痿，足膝瘫软，坚瘕痛癖。冬采为附子，主寒疾；春采为乌头，主风疾。

主治繁众，皆由风、寒、湿三气所致。邪客上焦，咳逆心痛；邪客中焦，腹痛积聚；邪客下焦，腰膝脚痛。附子热而善走，诸证自痊也。洁古曰：益火之源，以消阴翳，则便溺有节。丹溪云：气虚热甚，稍加附子以行参芪之功，肥人多湿亦用之。虞抟曰：禀雄壮之质，有斩关之能，引补气药以追散失之元阳，引补血药以着不足之真阴，引发散药以驱在表风邪，引温暖药以除在里寒湿。吴绶曰：伤寒传变三阴及中寒夹阴，身虽大热而脉沉者必用之。厥冷腹痛，脉沉而细，唇青囊缩者，急用之。近世往往不敢用，直至阴极阳竭而后议用，晚矣。

按：附子退阴益阳，祛寒湿之要药也。若非阴寒，寒湿，阳气虚弱之病，而误用于阴虚内热，祸不旋踵。（《医宗必读·卷之三·本草征要上·草部·附子》）

附子，味辛甘，性热，有毒。入脾、肾二经。畏防风、黑豆、甘草、黄芪、人参、童便、犀角。身矮乳稀，重一两五钱者佳。滚汤泡，去皮脐，切作四片，童便一碗，甘草汤一碗，同煮汁尽为度，新瓦上烘干。主脏腑沉寒，三阴厥逆，心腹冷痛，积聚癥瘕，寒湿痿躄，暴泻脱阳，嘻膈呕哕，痛疽不敛，小儿慢惊，痘疮灰白，胃寒蛔动，强阴堕胎，坚筋骨，益气力，为寒湿圣药。

按：附子禀雄壮之质，有斩关之能，引补气药，追散失之元阳；引补血药，养不足之真阴；引发散药，以驱在表风邪；引温暖药，以除在里寒湿。丹溪曰：气虚热甚，稍加附子，以行参芪之功，肥人多湿亦用。《集验》曰：肿因积生，积去而肿再作。若再用利药，小便愈闭，医多束手。盖中焦气不升降，为寒所隔，惟服附子，小便自通。吴绶曰：伤寒传变三阴及中寒夹阴，身虽大热而脉沉者，必用附子。厥冷腹痛，脉沉细，唇青囊缩者，急用之，有起死之功。近世往往不敢用，直至阴极阳竭而后议用，迟矣。若阴虚内热及内真热而外假寒者，不可误服。（《删补颐生微论·卷之三·药性论第二十一·草部·附子》）

辛热，有毒。通十二经，无所不至。暖脾胃而驱寒湿，补命门而救阳虚，除心腹腰膝冷疼，破癥坚积聚血瘕，治伤寒阴症厥逆，理虚人隔噎胀满，主督脉脊强而厥，救疝家引痛欲绝，敛痈疽久溃不收，拯小儿脾弱慢惊。附子禀雄壮之性，有斩关之能。引补气药，以追散失之元阳；引补血药，以滋不足之真阴；引发散药，以逐在表风寒；引温暖药，以祛在里之寒湿，其用弘矣。张元素云：附子以白术为佐，乃除寒湿之圣药。又益火之原以消阴翳，则便溺有节。丹溪云：气虚热甚者，少加附子，以行参、芪之功。肥大多湿者，亦宜之。戴元礼云：附子无干姜不热，得甘草则性缓。李时珍云：阴寒在下，虚阳上浮。治之以寒，则阴气益甚；治之以热，则拒而不纳。热药冷饮，下咽之后，冷体既消，热性便发，病气随愈。此热因寒用之法也。予每遇大虚之候，参、术无用，必加附子，便得神充食进。若阴虚阳旺，形瘦，脉数者，不可轻投。附子，以蹲坐正节角少、重一两者佳。形不正而伤缺风皱者，不堪用也。沸汤泡，少顷，去皮脐，切作四分，用甘草浓汁二钟，慢火煮之，汁干为度，隔纸烘干。或用便制者，只宜速用，不堪藏也，毋为！（《本草通玄·卷上·草部·附子》）

附乌头而生者，为附子。身长者，为天雄。大抵风症用乌头，寒症用附子。而天雄之用，与附子相仿，但功力略逊耳。

按：乌、附、天雄，皆是补下之药。若系上焦阳虚，当用参、芪，不当用天雄也。且乌、附、天雄之尖，皆是向下生者，其气下行，其脐乃向上，生苗之处。寇氏谓天雄之性，不肯就下；元素谓天雄之性，补上焦阳虚，皆为误见。（《本草通玄·卷上·草部·乌头》）

黑附子，味辛甘，性大热，有大毒。通行诸经。主六腑沉寒、三阳厥逆、癥坚积聚、寒湿拘挛、霍乱转筋、足膝无力、堕胎甚速。择每只重一两者，去皮脐，以姜汁、盐水煮数沸，又用黄连、甘草、童便合煮一时，于午地上掘坑埋一宿，取出，囫囵晒干用。地胆为使，恶蜈蚣，畏人参、甘草、黄芪、防风、黑豆。

按：附子为阳中之阳，其性浮而不沉，其用走而不息，故于经络靡所不入，宜致堕胎祛癥积等症者。辛甘大热，能补命门衰败之火，以生脾土。故仲景四逆汤用以回肾气，理中汤用以补脾，八味丸用以补肾脾。譬如躁悍之将，善用之奏功甚捷，不善用之为害非轻。丹溪以为仲景取其行地黄之滞而不能有补，则古方用黑附一味，可以回阳，不补而能之乎？丹溪之言，于理未当。虽然，彼或鉴误用之弊，有激而发耳。如法制之，毒性尽去，且令下行。若癰冷阳脱，但微炮之。（《雷公炮制药性解·卷之三·草部中·黑附子》）

覆盆子

覆盆子，味甘，平，无毒。入肝、肾二经。去蒂酒蒸。补虚续绝伤，强阴，美颜色。

能益闭蛰封藏之本。以缩小便，服之当覆其溺器，故名。

按：覆盆子固涩，小便不利者禁之。（《医宗必读·卷之三·本草征要上·草部·覆盆子》）

甘平，入肾。起阳治痿，固精摄溺。强肾而无燥湿之偏，固精而无凝涩之害，金玉之品也。酒浸一宿，焙用。（《本草通玄·卷上·草部·覆盆子》）

覆盆子，味甘酸，性温，无毒。入肝、肾二经。主肾伤精滑、阴痿不起，小便频数，补虚续绝，益气温中，安和五脏，补肝明目，黑发润肌，亦疗中风发热成惊，女子食之多孕，久服延年。去黄叶及蒂，水淘净，酒蒸，曝干用。

按：覆盆之酸，宜归肝部，而肾则其母也，且温补之性，适与相宜，故咸入之。《衍义》云：小便多者服之，当覆其溺器，故名。

雷公云：凡使，用东流水淘去黄叶并皮、蒂尽，子用酒蒸一宿，以东流水淘两遍，又晒干方用。（《雷公炮制药性解·卷之四·草部下·覆盆子》）

甘草

甘草，味甘、平，无毒。入脾经。白术为使，反大戟、芫花、甘遂、海藻，恶远志，忌猪肉，令人阳痿。补脾以和中，润肺而疗痰，止泻退热，坚筋长肌，解一切毒，和一切药。梢止茎中作痛，节医肿毒诸疮。

外赤内黄，备坤离之色；味甘气平，资戊己之功。调和群品，有元老之称；善治百邪，得王道之用。益阴除热，有裨金宫，故咳嗽、咽痛、肺痿均治也。专滋脾土，故泻利、虚热、肌肉均赖也。诸毒遇土则化，甘草为九土之精，故百毒化。热药用之缓其热，寒药用之缓其寒。理中汤用之，恐其僭上；承气汤用之，恐其速下。

按：甘能作胀，故满中者忌之。呕家忌甘，酒家亦忌甘。（《医宗必读·卷之三·本草征要上·草部·甘草》）

甘草，味甘，性平，无毒。入脾经。白术为使，恶远志，反大戟、芫花、甘遂、海藻，忌猪肉。赤皮坚实者佳。酒炙用。补脾和中，润肺治痰，止泻退热，坚筋长肌，除咽痛，定咳逆，解一切毒，和一切药。生用泻火热，熟用去里寒。梢止茎中痛，节主肿毒疮。

按：甘草外赤内黄，备坤离之色，味甘气平，资戊己之功。甘味居中，而能兼乎五行，可上可下，可内可外，有和有缓，有补有泄。理中汤用之，恐热剂僭上也；承气汤用之，恐峻剂速下也。故曰：热药用之缓其热，寒药用之缓其寒。甘能满中，故中满者勿用。甘能缓急，故筋急者宜之。头入吐药有功，梢达肾家清火。呕病、酒病、胀病，俱禁用也。（《删补颐生微论·卷之三·药性论第二十一·草部·甘草》）

甘平之品，合土之德，故独入脾胃。盖土位居中，而能兼乎五行，是以可上可下，可内可外，有和有缓，有补有泻，而李时珍以为通入十二经者，非也。稼穑作甘，土之正味，故甘草为中宫补剂。《别录》云：下气治满。甄权云：除腹胀满。盖脾得补则善于健运也。若脾土太过者，误服则转加胀满，故曰脾病人毋多食甘，甘能满中，此为土实者言也。世俗不辨虚实，每见胀满，便禁甘草，何不思之甚耶？甘草为九土之精，故能化百毒，和百药，热药用之缓其热，寒药用之缓其寒。理中汤用之，恐其僭上；承气汤用之，恐其速下。凡下焦药中勿用，呕吐家及酒家勿用。生用，有清火之功；炙熟，有健脾之力。节能理肿毒诸疮，梢可止茎中作痛。甘草与甘遂、芫花、大戟、海藻四味相反，而胡洽治痰癖，十枣汤加甘草，乃痰在膈上，欲令攻击以拔病根。东垣治结核，甘草与海藻同用。丹溪治劳瘵，芫花与甘草同行。故陶弘景谓古方多有相恶相反，并不为害。非妙达精微者不能也。（《本草通玄·卷上·草部·甘草》）

甘草，味甘，性平，无毒。入心、脾二经。生则分身梢而泻火，炙则健脾胃而和中。解百毒，和诸药，甘能缓急，尊称国老。白芷、干漆、苦参为使，恶远志，反甘遂、海藻、大戟、芫花，忌猪肉、菘菜。

按：味甘入脾，为九土之精，安和七十二种金石，千二百种草木，有调摄之功，故名国老。然性缓不可多用，一恐甘能作胀，一恐药饵无功。惟虚人多热及诸疮毒者，宜倍用。中满及初痢者忌之，所谓脾病人毋多食甘也。

雷公云：凡使，须去头、尾尖处，其头、尾吐人。每斤皆长三寸锉，劈破作六七片，使瓷器中盛，用酒浸蒸，从巳至午出曝干，

细锉。使一斤，用酥七两涂上，炙酥尽为度。又法，先炮令内外赤黄用良。（《雷公炮制药性解·卷之二·草部上·甘草》）

甘遂

甘遂，味苦、甘，寒，有毒。瓜蒂为使，恶远志，反甘草。面裹煨熟。逐留饮水胀，攻痃热疝瘕。

水结胸非此不除。仲景治心下留饮，与甘草同行，取其相反而立功也。凡水肿以甘遂末涂腹绕脐，内服甘草汤，其肿便消，二物相反而感应如神。

按：甘遂去水极神，损真极速，大实大水，可暂用之，否则禁之。（《医宗必读·卷之三·本草征要上·草部·甘遂》）

苦寒，有毒。滨决十二经，疏通水道，攻坚破结。张元素云：味苦气寒。直达水气所结之处，水结胸中，非此不除，故大陷胸汤用之。但有毒不可轻用。刘河间云：水肿未消，以甘遂末涂腹，绕脐，内服甘草水，其肿便去。又涂肿毒，浓煎甘草汤服，其毒即散。赤皮者佳，白皮者性劣也。面裹煨熟，用以去其毒。（《本草通玄·卷上·草部·甘遂》）

甘蔗

甘蔗，味甘，平，无毒。入肺、胃二经。和中而下逆气，助脾而利大肠。

禀地之冲气，故味甘性平。甘为稼穑之化，故和中助脾，亦能除热止渴，治噎膈，解酒毒。

按：世人误以蔗为性热，不知其甘寒泻火。王摩诘诗云：饱食不须愁内热，大官还有蔗浆寒。盖详于本草者耶。惟胃寒呕吐、中满滑泄者忌之。（《医宗必读·卷之四·本草征要下·果部·甘蔗》）

甘平。和中而下逆气，干呕不息，蔗浆、姜汁同温服。小儿口疳，用皮烧末吹之。（《本草通玄·卷下·果部·甘蔗》）

橄榄

橄榄，味酸、涩、甘，平，无毒。入胃经。清咽喉而止渴，厚肠胃而止泻。消酒称奇，解毒更异。

迹其主用，约与诃黎勒相同。误中河豚毒，惟橄榄煮汁，服之可解。诸鱼骨鲠，嚼橄榄汁咽之，如无橄榄，以核研末，急流水调服亦效。(《医宗必读·卷之四·本草征要下·果部·橄榄》)

涩而甘平。生津止渴，清咽止咳，开胃下气，止泻固精，解一切鱼毒及酒毒。(《本草通玄·卷下·果部·橄榄》)

橄榄，味甘涩，性温，无毒。入脾、胃二经。主开胃下气，消食化酒，除渴止泻，解诸鱼毒。

按：橄榄甘温之性，宜职脾胃。然性热能致上壅，亦不可多食。核中仁，可涂口唇燥裂。(《雷公炮制药性解·卷之一·果部·橄榄》)

干姜

干姜，味辛，热，无毒。入肺、脾二经。破血消痰，腹痛胃翻均可服；温中下气，癥瘕积胀悉皆除。开胃扶脾，消食去滞。生行则发汗有灵，炮黑则止血自验。

干姜本辛，炮之则苦，守而不移，非若附子行而不止也。其止血者，盖血虚则热，热则妄行，炒黑则能引补血药入阴分，血得补则阴生热退，且黑为水色，故血不妄行也。然血寒者可多用，血热者不过用三四分，为向导而已。

按：姜味大辛；辛能僭上，亦能散气走血，久服损阴伤目，凡阴虚有热者勿服。(《医宗必读·卷之四·本草征要下·菜部·干姜》)

干姜，味辛，性温，无毒。入肺、脾二经。切薄片炮紫色，经年后用之良。温中补脾，消食去滞。主腹痛胀满，风寒湿痹，肠癖下利，反胃吐泻痰多，腰肾冷疼，止血，散风寒。

按：干姜生则逐寒邪而发表，炮则除胃冷而守中。多用散气，须生甘草缓之。多服僭上，令人目暗喉痹。孕妇食干姜，令胎内消。丹溪曰：血虚发热、产后大热用之。止吐血、痢血，须炒黑用。时珍曰：能引血药入血，气药入气，去恶养新，有阳生阴长之意，故血虚吐衄下血者用之，乃热因热用，从治之法也。夫干姜本辛，炮之则苦，守而不移，非若附子行而不止也。其止血者，盖血虚则热，热则妄行，炒黑则能引补血药入阴分。血得补则阴生热退，且黑为水色，故血不妄行也。然血寒者可多，血热者不过用三四分，为向导而已。（《删补颐生微论·卷之三·药性论第二十一·菜部·干姜》）

乃江西所造，水浸三日，去皮浸六日，更刮去皮，晒干，置瓷缸中酿三日，始成。辛热之辛，肺脾药也。温中下气，止呕消痰，破瘀生新，搜寒攻湿，尽有生姜之功而力量更雄也。生则逐寒邪而发表，炮则除胃冷而守中。多用则耗散元气，盖辛以散之，壮火食气也，须以生甘草缓之。服干姜者，多僭上，不可不知。引血药入血分，引气药入气分，去瘀养新，有阳生阴长之能。故吐衄血及肠风下血、血虚失血者，并宜炮黑，乃热因热用，从治之法也。（《本草通玄·卷下·菜部·干姜》）

干姜，味辛，性大热，有毒。入肺、大肠、脾、胃、肾五经。生者味辛，能行血，逐寒邪而发表。熟者味苦，能止血，除胃冷而守中。沉寒痼冷、肾中无阳、脉气欲绝者，用黑附为引。

按：干姜之辛，本职肺家；以其性热，故又入脾胃大肠；至于少阴之入，黑附为之引耳。夫血遇热则走，生者行之，固其宜也；而吐衄下血崩漏淋产证，熟者反能止之，何也？盖物极则反，血去多而阴不复，则阳无所附，得此以助阳之生而阴复矣，且见火则味苦色黑，守而不走，血安得不止耶？然必病久气虚，亡阳而多盗汗及手足冷者宜用，若初病火炽，遽尔投之，是抱薪救火，危亡立至矣，可不谨乎？丹溪曰：干姜散肺气，同五味能止嗽，治血虚发热，该与补阴药同用，入肺中利肺气，入肾中燥下湿，入气分引血药入血也。东垣云：多用能耗元气，壮火食气故也。干姜辛热，皆言补脾，海藏独言泄脾，何也？泄之一字，非泄脾之正气，是泄脾中寒湿之邪。盖以辛热之剂燥之，故曰泄脾也。生者能堕胎。（《雷公炮制药性解·卷之六·菜部·干姜》）

干漆

干漆，味辛，温，有毒。入肺经。畏铁浆、黄栌汁、甘豆汤、螃蟹、蜀椒。炒至烟尽为度。辛能散结，行瘀血之神方；毒可祛除，杀诸虫之上剂。

行血杀虫，皆辛温毒烈之性，中其毒者，或生漆疮者，多食蟹及甘豆汤解之。

按：血见干漆即化为水，则能损新血可知，虚者及惯生漆疮者，切勿轻用。（《医宗必读·卷之四·本草征要下·木部·干漆》）

辛温，降而行血，毒而杀虫，二者已罄其功能。若祛风止痛，除嗽理传尸，正行血杀虫之效也。性急多毒，弗得过用。凡畏漆者，嚼椒涂口鼻，免生漆疮。如杉木，如紫苏，如蟹，患漆疮者皆可煎汤浴之。炒令烟尽，存性。（《本草通玄·卷下·木部·干漆》）

干漆，味辛，性温，有毒。入胃、大小肠三经。主年深坚结之沉积、日久秘结之瘀血，杀三虫，绝传尸，损咳嗽，止崩漏，除九种心疼，疗风寒湿痹。炒令烟尽用。半夏为使，畏鸡子、油脂、铁浆、黄栌汁、蟹。

按：干漆专主行化，胃与二肠，宜其入已。然攻坚消积之剂，终损元神，不宜过用。中其毒者，以所畏之物解之。（《雷公炮制药性解·卷之五·木部·干漆》）

高良姜

高良姜，味辛，温，无毒。入脾、胃、肝三经。微炒。温胃去噎，善医心腹之疼；下气除邪，能攻岚瘴之疟。

古方治心脾疼多用良姜，寒者用之至二钱，热者亦用四五分于清火剂中，取其辛温下气，止痛有神耳。

按：虚人须与参术同行，若单用多用，犯冲和之气已。（《医宗必读·卷之三·本草征要上·草部·高良姜》）

辛温，独入脾胃。主寒邪腹痛。止呕吐，宽噎膈，破冷癖，除瘴疟，消宿食。东壁土炒用。（《本草通玄·卷上·草部·高良姜》）

高良姜，味辛，性大温，无毒。入脾、胃二经。主胃中冷逆、霍乱腹痛，除寒气，去冷痹，止吐泻，疗翻胃，消宿食，解酒毒。

按：良姜辛温，脾胃所快。真有寒证者，服之甚验；若有热病者，误投愈剧。（《雷公炮制药性解·卷之四·草部下·高良姜》）

藁本

藁本，味辛，温，无毒。入膀胱经。恶蕳茹。风家巅顶作痛，女人阴肿疝疼。

辛温纯阳，独入太阳，理风、寒、疝、瘕、阴痛，皆太阳经寒湿为邪。

按：头痛挟内热者及伤寒发于春夏，阳证头痛，不宜进也。（《医宗必读·卷之三·本草征要上·草部·藁本》）

藁本，味苦辛，微温，无毒。入膀胱经。恶蕳茹，畏青葙子。太阳巅顶作痛，女人阴肿疝疼，胃风泄泻。

按：内热头痛及春夏温暑之病，不宜进也。（《删补颐生微论·卷之三·药性论第二十一·草部·藁本》）

苦辛微温，足太阳本经药也。主太阳巅顶痛，大寒犯脑，痛连齿颊，头面身体皮肤风湿。元素云：藁本乃太阳风药，其气雄壮，寒热郁于本经，头痛必用之药。巅顶痛非此不除。与木香同用，治雾露之清邪中于上焦。与白芷同作面脂，既能治风，又能治湿，亦各其类也。（《本草通玄·卷上·草部·藁本》）

藁本，味苦辛，性微温，无毒。入小肠、膀胱二经。主寒气客于巨阳之经、苦头痛流于颠顶之上，又主妇人疝瘕、阴中寒肿痛、腹中急疼。恶蕳茹，畏青葙子。

按： 藁本上行治风，故理太阳头痛，下行治湿，故治妇人诸症。风湿俱治，功用虽匹，尤长于风耳。（《雷公炮制药性解·卷之二·草部上·藁本》）

葛根 又名干葛

干葛，味甘，平，无毒。入胃经。主消渴大热，呕吐头痛。生用能堕胎，蒸熟化酒毒。止血痢，散郁火。

迹其治验，皆在阳明一经。止痢者，升举之功；散郁者，火郁则发之义也。仲景治太阳阳明合病，桂枝加麻黄、葛根；又有葛根芩连解肌汤，用以断太阳入阳明之路，非即太阳药也。头痛乃阳明中风，宜葛根葱白汤。若太阳初病，未入阳明而头痛者，不可便服以发之，是引贼入家也。东垣曰：葛根鼓舞胃气上行，治虚泻之圣药。风药多燥，葛根独止渴者，以其升胃家下陷，上输肺金以生水耳。

按： 上盛下虚之人，虽有脾胃病，亦不宜服。（《医宗必读·卷之三·本草征要上·草部·干葛》）

葛根，味甘辛，平，无毒。入胃、大肠二经。主消渴大热。解肌发表，呕吐头痛，开胃下食。解诸毒，化酒毒，止血痢，散郁火。生者能堕胎。

按： 葛根种种治效，只在阳明一经。仲景治太阳阳明合病，桂枝加麻黄、葛根。又葛根芩连解肌汤，用以断太阳入阳明之路，非即太阳药也。头痛乃阳明中风，可用葛根葱白汤。若太阳初病，未入阳明而头痛者，不可便服以发之，是引贼入阳明也。东垣曰：葛根鼓舞胃气上行，治虚泻之圣药。夫风药多燥，葛根独止渴者，以其升胃家下陷，上输肺金以生水耳。麻黄乃太阳经药，兼入肺经，肺主皮毛。葛根乃阳明经药，兼入脾经，脾主肌肉。发散虽同，所入迥异。（《删补颐生微论·卷之三·药性论第二十一·草部·葛根》）

葛根，辛甘，阳明经药也。主头额痛，解肌止渴，宜斑发痘，消毒解酲。元素曰：升阳生津。脾虚作渴者，非此不除。不可多用，恐伤胃气。仲景治太阳阳明合病，桂枝汤内加麻黄、葛根。又有葛根黄连解肌汤，用以断太阳入阳明之路，非太阳药也。葛根葱白汤，为阳明头痛仙药。若太阳初病，未入阳明而头痛者，不可使用升麻、葛根，反引邪入阳明矣。丹溪曰：癍疹已见红点，不宜用葛根升麻汤，恐表虚反增斑烂也。东垣曰：干葛轻浮，鼓舞胃气上行，生津，解肌热，治脾胃虚泻圣药也。《本草》十剂云：轻可去实，麻黄、干葛之属。盖麻黄乃太阳经药，兼入肺经，肺主皮毛；葛根乃阳明经药，兼入脾经，脾主肌肉。二药均是轻扬发散，而所入迥然不同也。(《本草通玄·卷上·草部·葛根》)

葛根，味甘，性平，无毒。入胃、大肠二经。发伤寒之表邪，止胃虚之消渴，解中酒之奇毒，治往来之温疟，解野葛、巴豆、丹石、百药毒。

按：葛根疗热解表，故入手足阳明。若太阳初病未入阳明而头痛者，不可便服以发之，恐引贼入家也。又表虚多汗者禁用。(《雷公炮制药性解·卷之二·草部上·葛根》)

蛤壳 又名海蛤

咸平。主水肿，利大小肠，止喘呕咳逆，清热去湿，化痰消积及瘿瘤。(《本草通玄·卷下·介部·海蛤》)

钩藤

钩藤，味甘，微寒，无毒。入肝经。舒筋除眩，下气宽中，小儿惊痫，客忤胎风。

祛肝风而不燥，庶几中和，但久煎便无力，俟他药煎就，一二沸即起，颇得力也。去梗纯用嫩勾，其功十倍。

按：钩藤性寒，故小儿科珍之，若大人有寒者，不宜多服。(《医宗必读·卷之三·本草征要上·草部·钩藤》)

钩藤，味甘，性微寒，无毒。入肝经。舒筋除眩，下气宽中。

主小儿惊痫，客忤胎风。（新补）

按： 钩藤祛风而不燥，为中和之品，但久煎便无力。俟他药煎就后投钩藤一二沸即起，颇得力也。去梗纯用嫩钩，其功十倍。（《删补颐生微论·卷之三·药性论第二十一·草部·钩藤》）

甘苦微寒，手足厥阴药也。主小儿寒热惊痫，夜啼，瘛疭，客忤胎风，内钓。腹痛，大人肝风，目眩。（《本草通玄·卷上·草部·钩藤》）

钩藤，味甘苦，性微寒，无毒。入十二经。主小儿寒热、诸种惊痫、胎风客忤、热壅夜啼，舒筋活血。色黄而嫩钩多者佳。

按： 钩藤兼主气血，故于经络靡所不入。惟疗小儿，不入余方。（《雷公炮制药性解·卷之五·木部·钩藤》）

狗宝

狗宝，结成狗腹中者。专攻翻胃，善理疔疽。

属土性温，故能暖脾，脾暖则肾亦旺矣。黄犬益脾，黑犬补肾，他色者不宜用也。内外两肾，俱助阳事，屎中粟米，起痘治噎。

按： 气壮多火，阳事易举者忌之。妊妇食之，令儿无声。热病后食之杀人。道家以犬为地厌，忌食。（《医宗必读·卷之四·本草征要下·兽部·狗肉》）

狗脊

狗脊，味苦，平，无毒。入肝、肾二经。萆薢为使，锉炒。强筋最奇，壮骨独异。男子腰脚软疼，女人关节不利。

状如狗之脊，故名狗脊，以形得名也。别名扶筋，以功得名也。（《医宗必读·卷之三·本草征要上·草部·狗脊》）

狗脊，味苦甘，性微温，无毒。入肾、膀胱二经。主肾气虚弱、风寒湿痹、腰膝软弱、骨节作疼、老人失溺不节，女子伤中淋露。酒蒸用。萆薢为使，恶败酱。

按： 狗脊入肾，故主骨病；入膀胱，故主湿病。（《雷公炮制药

性解·卷之四·草部下·狗脊》）

狗肉

狗肉，味咸，温，无毒。入脾、肾二经。反商陆，畏杏仁，恶蒜。暖腰膝而壮阳道，厚肠胃而益气力。

其阴茎最助房事及治妇人带漏十二疾。

血主补阴辟邪，疗癫狗。（《医宗必读·卷之四·本草征要下·兽部·狗肉》）

狗肉，味咸酸，性热，无毒。入命门经。主壮元阳，补绝伤，安五脏，益气力。忌蒜。

按：狗亦咸热之品，命门之所由归也，助火最速，有热症者所宜深戒。炙而食之，令人发渴不止；九月食之伤神；孕妇食之，生子缺唇且无声。丹溪曰：人之虚，皆阴虚也，阴虚则阳必亢，用狗为补，宁不炽其火以甚其病耶？世人信其补虚，以为指阳虚也，不知凡虚属阴，若果阳虚，死亡立至，仓、扁复生，无能措手，岂此之补乎？虽然，丹溪生平主意，只是滋阴，故有此论。而退补之功，诸家具道，当非虚语。惟命门脉弱，素无火症者，始为相宜，不然，则未获其功，先尝其祸矣。（《雷公炮制药性解·卷之六·禽兽部·狗肉》）

枸杞子

枸杞子，味甘，微温，无毒。入肾、肝二经。补肾而填精，止渴除烦，益肝以养营，强精明目。

精不足者，补之以味，枸杞子是也。能使阴生，则精血自长。肝开窍于目，黑水神光属肾，二脏得补，目自明矣。

按：枸杞能利大、小肠，故泄泻者勿用。（《医宗必读·卷之四·本草征要下·木部·枸杞子》）

枸杞子，味甘，性平，无毒。入肺、肾二经。产甘州，色红润圆细，核少而甘美者良。补精强阴，明目安神，主热消渴，利大小肠。

按：枸杞、地骨均为肾家之剂。热淫于内，泻以甘寒，地骨皮是也；精不足者，补之以味，枸杞子是也。肠滑者禁枸杞子。(《删补颐生微论·卷之三·药性论第二十一·木部·枸杞子》)

味甘气平，肾经药也。补肾益精，水旺则骨强，而消渴目昏、腰疼膝痛无不愈矣。弘景云：离家千里，勿食枸杞。甚言其补精强阴之功也。按枸杞平而不热，有补水制火之能，与地黄同功，而除蒸者未尝用之，惜哉！(《本草通玄·卷下·木部·枸杞子》)

枸杞子，味苦甘，性微寒，无毒。入肝、肾二经。主五内邪热、烦躁消渴、周痹风湿，下胸胁气，除头痛，明眼目，补劳伤，坚筋骨，益精髓，壮心气，强阴益智，去皮肤骨节间风，散疮肿热毒，久服延年。恶乳酪，解曲毒。

按：枸杞子味苦可以坚肾，性寒可以清肝，五内等症，孰不本于二经，宜其治矣。陶隐居云：去家千里，勿食枸杞。此言其补精强肾也，然惟甘州者有其功。至于土产者，味苦，但能利大小肠，清心除热而已。

雷公云：凡使根，掘得后，使东流水浸，以物刷上土了，然后待干，破去心，用熟甘草汤浸一宿，然后焙干用。其根若似物命形状者上。春食叶，夏食子，秋冬食根并子也。(《雷公炮制药性解·卷之五·木部·枸杞子》)

谷精草

谷精草，味辛，温，无毒。入肝、胃二经。头痛翳膜遮睛，喉痹牙疼疥痒。

田中收谷后多有之，田低而谷为水腐，得谷之余气结成此草，其亦得天地之和气者欤。兔粪名望月沙，兔喜食此草，故目疾家收之。如未出草时，兔粪不可用也。(《医宗必读·卷之三·本草征要上·草部·谷精草》)

甘平，阳明药也。主头风翳膜，痘后日翳，此草收谷后，荒田

中生之，得谷之余气。独行阳明分野，明目退翳之功，而在菊花之上。（《本草通玄·卷上·草部·谷精草》）

谷芽

谷芽，味甘、苦，温，无毒。消食与麦芽同等，温中乃谷芽偏长。

味甘气和，具生化之性，故为消食健脾，开胃和中之要药。（《医宗必读·卷之四·本草征要下·谷部·谷芽》）

骨碎补

骨碎补，味苦，温，无毒。入肾经。去毛，蜜蒸。主骨碎折伤，耳响牙疼，肾虚泄泻，去瘀生新。

迹其勋伐，皆是足少阴肾经，观其命名，想见功力。戴元礼用以治骨痿有效。

按：《经疏》云：勿与风燥药同用。（《医宗必读·卷之三·本草征要上·草部·骨碎补》）

苦温，肾经药也。主骨中毒气，风血痛。破血止血，补折伤。理耳鸣牙痛。筋骨伤碎者能疗之，故名骨碎补。走入少阴，理耳牙诸疾。凡损筋伤骨之处，用米粥裹伤处有效。焙用。（《本草通玄·卷上·草部·骨碎补》）

骨碎补，味苦，性温，无毒。入肾经。主折伤，补骨碎，去毒风疼痛，固齿牙，疗蚀疮，杀诸虫。去毛细锉，蜜拌蒸，晒干用。

按：骨碎补温而下行，专入肾家，以理骨病，齿者骨之余也，故能固之。又能杀虫者，盖以虫生于湿，今能去毒风而虫之巢穴捣矣，岂能生耶？

雷公云：凡使，采得后，先用铜刀刮去上黄赤毛尽，便细切，用蜜拌令润，架柳甑蒸一日后出，曝干用。又《乾宁记》云：去毛细切后，用生蜜拌蒸，从巳至亥，照前曝干，捣末用。炮猪肾空心吃，止耳鸣，亦能止诸杂痛。（《雷公炮制药性解·卷之三·草部中·骨碎补》）

瓜蒂 又名甜瓜蒂

瓜蒂，味苦，寒，有小毒。入胃经。理上脘之疴，或水停，或食积，总堪平治；去胸中之邪，或痞硬，或懊侬，咸致安宁。水泛皮中，得吐而痊，湿家头痛，嗜鼻而愈。

极苦而性上涌，能去上焦之病，高者因而越之是也。

按： 瓜蒂最能损胃伤血，耗气夺神，上部无实邪者，切勿轻投。（《医宗必读·卷之四·本草征要下·菜部·瓜蒂》）

瓜蒂，味苦，性寒。有小毒。入肺经。去胸中邪气，水停食积，痞硬懊侬。（新补）

按： 瓜蒂极苦而性上涌，能去上焦之疾，所谓高者因而越之是也。最能损胃伤血，耗气夺神。上部无实邪者，不敢轻投。（《删补颐生微论·卷之三·药性论第二十一·菜部·瓜蒂》）

苦寒。伤寒病在上焦，懊侬，逆气冲喉不得息，膈上有痰食水气，同香豉煮糜去滓，服之取吐。瓜蒂吐法，《素问》所谓在上者，因而越之也。若尺脉虚者，不敢用此法。凡虚弱人均宜戒之。（《本草通玄·卷下·果部·甜瓜蒂》）

瓜蒌

实名瓜蒌①，主疗结胸。（《医宗必读·卷之三·本草征要上·草部·天花粉》）

实名瓜蒌，主胸痹肿毒，润肺止咳，涤痰止渴。丹溪颂其洗涤胸垢，为治渴神药。其子功用约略相同，研烂去油。（《本草通玄·卷上·草部·天花粉》）

瓜蒌子

其子润肺，主化燥痰。（《医宗必读·卷之三·本草征要上·草部·天花粉》）

---

① 瓜蒌：原文括蒌，据文意改。

贯众

贯众，味苦，寒，有毒。入肝经。去皮毛，锉焙。杀虫解毒，化硬破癥，产后崩淋，金疮鼻血。

有毒而能解毒，去瘀而能生新，然古方中不恒用之。别名管仲，岂音相类耶，抑为其有杂霸之气耶？（《医宗必读·卷之三·本草征要上·草部·贯众》）

龟甲

龟甲，味咸，寒，有毒。入心、肾二经。恶沙参、蜚蠊。去肋酥炙。补肾退骨蒸，养心增智慧。固大肠而止泻痢，除崩漏而截疟疾。小儿囟门不合，臁疮朽臭难闻。煎成胶良。

龟，禀北方之气，故有补阴之功。若入丸散，须研极细，恐着人肠胃，变为瘕也。龟鹿皆永年，龟首藏向腹，能通任脉，取下甲以补肾补血，皆阴也；鹿鼻反向尾，能通督脉，取上角以补火补气，皆阳也。

按：肾虚而无热者不用。（《医宗必读·卷之四·本草征要下·虫鱼部·龟甲》）

龟甲，味咸，性寒，有毒。入心、肾二经。恶沙参、蜚蠊。自败者良。去肋及背，刮去黑皮，酥炙。补肾除蒸，养心益智，续筋骨，去瘀血，止泻痢及漏下赤白，疟疾癥瘕，小儿囟门不合，诸疮久不收口。

按：龟甲北方之至阴，故能补阴。若入丸散，顺研极细，恐着人肠胃，变为瘕也。夫龟鹿皆永年，龟首藏向腹，能通任脉。取下甲以补肾补血，皆阴也。鹿鼻反向尾，能通督脉，取上角以补火补气，皆阳也。格物考云：天有先春之震，山多自死之龟，龟听雷音，则口中所含以蛰者，便吐而昂首，时令尚早，无虫可食，多致饿死，血肉腐烂，渗入下甲，此真败龟板也。又阳龟壳圆板白，阴龟壳长板黄。阴人用阳，阳人用阴。（《删补颐生微论·卷之三·药性论第二十一·虫鱼部·龟甲》）

咸平，肾经药也。禀北方纯阴之气而生，大有补水以制火之功，故能强筋骨，益心智，止咳嗽，截久疟，去瘀血，生新血。大凡滋阴降火之药，多是寒凉损胃，惟龟甲益大肠，止泄泻，使人进食，真神良之品也。龟、鹿皆灵而寿。龟首藏向腹，能通任脉，故取其甲以养阴。鹿鼻反向尾，能通督脉，故取其角以养阳。去胁用底，去黑皮，酥炙。（《本草通玄·卷下·介部·龟甲》）

龟甲，味咸甘，性平，有毒。入心、肝、脾三经。主阴虚不足、骨蒸劳热、癥瘕疟疾、五痔阴蚀、四肢重弱、血麻痹风疾、产前后痢疾、惊恚气心腹痛、伤寒劳复、肌体寒热欲死、小儿囟门不合及头疮、女子赤白漏下及阴痒，逐瘀血，续筋骨，催生益智。自败者更佳。酥炙用。龟尿，主耳聋久嗽，断疟。俱畏狗胆，恶沙参、䗪蟖。

按： 龟甲禀壬癸之气而生，其补阴也甚捷。心主血，肝藏血，脾裹血，故并入之。骨蒸云云等症，靡非阴虚所致，用此主之，不亦宜哉？欲取其尿者，取龟置瓷器中，以镜照之，既见镜中影，则淫发而失尿。另有一种夹蛇龟，中心折者，不堪服食，生捣其肉，闷傅蛇毒最良。败龟版乃自死之龟，形肉渗烂甲内，性气俱全，故其功力较倍。今《本经》以卜师钻灼者为是，恐非。灼过者不过烧炙焦黑而已，与生者何殊？又何取义，特加"败"字，谆谆以示人耶？（《雷公炮制药性解·卷之六·虫鱼部·龟甲》）

桂枝

桂枝，入肺、膀胱二经。无汗能发，有汗能止。理心腹之痛，散皮肤之风。横行而为手臂之引经，直行而为奔豚之向导。（《医宗必读·卷之四·本草征要下·木部·桂》）

桂枝，入肺、膀胱二经。无汗能发，有汗能止。主心腹痛，皮肤风。横行为手臂之引经，直行为奔豚之向导。

按： 桂枝即顶上细枝，又名薄桂，故治上焦。王好古云：本草言桂发汗，而仲景治伤寒，有当汗凡数条，皆用桂枝。又云无汗不得服桂枝。汗多者用桂枝甘草汤，此又用桂闭汗。一药二用，何也？本草言桂辛甘能通脉出汗者，是调其血而汗自出也。仲景云：太阳中风，阴弱者汗自出，卫实营虚，故发热汗出。又云：太阳病发热汗出者，此为营弱卫强，阴虚阳必凑之，故皆用桂枝发汗。乃调其营，则卫自和，风邪无所容，遂自汗而解，非桂枝能开腠发汗也。汗多用桂枝者，以之调和营卫，则邪从汗出而汗自止，非桂枝能闭汗也。昧者不知其意，遇伤寒无汗者亦用桂枝，误甚矣。（《删补颐生微论·卷之三·药性论第二十一·木部·肉桂》）

在上枝条为桂枝，亦名薄桂，亦名柳桂。好古云：或问仲景治伤寒当汗者，皆用桂枝汤。又云：无汗不得用桂枝。甘草汤一药二用，其义何也？曰：仲景云：太阳中风，阴弱者，汗自出，卫实营虚，故发热汗出。又云：太阳病发热汗出者，此为营弱卫强，阴虚阳凑之，故皆用桂枝发汗。此调其营气，则卫气自和，风邪无所容，遂从汗解，非桂枝能开腠发汗也。汗多用桂枝者，以之调和营卫，则邪从汗去而汗自止，非桂枝能止汗也。昧者不知其意，遇伤寒无汗者亦用桂枝，误之甚矣。桂枝汤下发汗"发"字，当作"出"字，汗自然出。非若麻黄能开腠，出其汗也。（《本草通玄·卷下·木部·肉桂》）

其在嫩枝四发者，曰桂枝，专入肺经，主解肌发表，理有汗之伤寒。

按：桂枝四发，有发散之义，且气、味俱轻，宜入太阴而主表。丹溪曰：仲景救表用桂枝，非表有虚而用以补也。卫有风寒，故病自汗，以此发其邪，则卫和而表密，汗自止耳。《衍义》乃谓仲景治表虚，误也。（《雷公炮制药性解·卷之五·木部·桂》）

蛤蟆 又名虾蟆

虾蟆，味辛，温，有毒。酒浸一宿，去皮、肠、爪，炙干。发时疮之毒，理疳结之疴，消猘犬之毒，枯肠痔之根。

属土之精，应月魄而性灵异，过用发湿助火。（《医宗必读·卷之四·本草征要下·虫鱼部·虾蟆》）

虾蟆，味甘，性寒，有毒。入脾经。主除邪气，破坚血，解结热，疗儿疳，贴痈肿，疗犬伤。凡使，去皮及肠并爪，阴干，涂牛酥炙用，名酥。主蚰牙恶疮疔肿、瘰疬痔漏，助阳。其肪涂玉，则刻之如蜡。

按：虾蟆归脾，甘之故也。形状与蟾蜍相似，《本经》未尝分析，自陈藏器极口分殊，以为虾蟆背有黑点，身小能跳，接百虫，在陂泽间，举动极急。蟾蜍身大嘴黑无点，多痱磊，不能跳，不解作声，行动迟缓，腹下有丹书八字者。然竟其功用，无甚差别，想有牝牡之分，而种类之异也。

雷公云：有多般，勿误用，有黑虎、有蚴黄、有黄蜑、有蝼蝈、有蟾，其形各别。其虾蟆皮上腹下有班点，脚短，即不鸣，则黑虎，身小黑嘴、脚小班；蚴黄，班色，前脚大，后腿有小尾子一条；黄蜑，遍身黄色，腹下有脐带，长五七分已来，所住立处，带下有自然汁出；蝼蝈，即夜鸣，腰细口大、皮苍黑色；蟾，即黄班，头有肉角。凡使，先去皮并肠及爪了，阴干，然后涂酥炙令干。每修事一个，用牛酥一分，炙尽为度。若使黑虎，即和头尾皮爪并阴干，酒浸三日，漉出，焙干用之。（《雷公炮制药性解·卷之六·虫鱼部·虾蟆》）

海狗肾 又名腽肭脐

腽肭脐，味咸，热，无毒。入肾经。酒洗炙。阴痿精寒，瞬息起经年之恙；鬼交尸疰，纤微消沉顿之疴。

一名海狗肾，两重薄皮裹丸核，皮上有肉黄毛，三茎共一穴，湿润常如新，置睡犬旁，惊狂跳跃者，真也。固精壮阳，是其本功。鬼交尸疰，盖阳虚而阴邪侵之，阳狂则阴邪自辟耳。

按：阳事易举，骨蒸痨嗽之人忌用。（《医宗必读·卷之四·本草征要下·兽部·腽肭脐》）

咸热。益肾脏，壮肾事，补劳伤，破积聚。入药用外肾而曰脐者，连脐取之也。毛色似狐，头形似狗，尾形似鱼，肾上两重薄皮裹其丸核，皮上有黄毛，一穴三茎。近多伪者，不可不辨。酒浸，炙，捣。（《本草通玄·卷下·禽部·膃肭脐》）

膃肭脐，味咸，性大热，无毒。入脾、命门二经。主助肾添精，补中益气，鬼气尸疰、梦与鬼交、宿血癥结、心腹疼痛。置睡犬旁，惊狂跳走。入水不冰者真。酒浸一宿，纸裹于文火上炙脆，细锉捣用。

按：膃肭脐咸热之品，本入命门补火，脾家所快者，热也，故亦入之。助阳之功，独甲群剂。今出登莱州，即海狗肾也，其状头似豕，尾似鱼，止生两足，价值殊贵，类多伪者，须细辨之。

雷公云：凡使，先须细认，其伪者多。主海中有，兽号曰水鸟龙，海人采得，煞之取肾，将入诸处在药中修合，恐有误。其物自殊，有一对，其有两重薄皮裹，凡气肉核皮上自有肉、黄毛，三茎共一穴，年年痫湿常如新，并将于睡着犬，蹋足置于犬头，其犬蓦惊如狂，即是真也。若用须酒浸一日，后以纸裹，微微火上炙令香，细锉，单捣用也。（《雷公炮制药性解·卷之六·禽兽部·膃肭脐》）

海金沙

海金沙，味甘，寒，无毒。入小肠、膀胱二经。除湿热，消肿满，清血分，利水道。

产于黔中及河南，收曝日中小干，以纸衬之，以杖击之，有细沙落纸上，且曝且击，以尽为度。性不狠戾，惟热在太阳经血分者宜之。（《医宗必读·卷之三·本草征要上·草部·海金沙》）

甘寒，小肠、膀胱药也。主湿热肿满，通小便淋秘。此太阳经血分之药，惟在二经血分热者，始为相宜。勿令见火。（《本草通玄·卷上·草部·海金沙》）

海螵蛸 又名乌贼骨

海螵蛸，味咸，温，无毒。入肝经。恶白及、白蔹、附子。炙黄。止吐衄肠风，涩久虚泻痢。外科燥脓收水，眼科去翳清烦。

味咸入血，性涩能收，故有软坚止滑之功。（《医宗必读·卷之四·本草征要下·虫鱼部·海螵蛸》）

味咸，微温，入足厥阴、少阴血分。治女人赤白带下，经闭，疗丈夫阴肿囊湿，同蒲黄扑之。耳内疳疮吹之。小儿重舌鹅口，同蒲黄傅。虫心痛，醋磨浓，顿服愈。（《本草通玄·卷下·鳞部·海螵蛸》）

乌贼骨，味咸，性微温，有小毒。入肾经。主崩漏赤白带下，经闭阴蚀肿痛，除目翳止泪，理金疮止血，治惊气入腹，腹痛环脐、阴茎寒肿、疮多脓汁、寒热癥瘕，久服令人有子。恶白蔹、白及、附子。

按： 乌贼之咸，宜归水脏，治病有殊效，今用之者鲜，夫亦未达其功钦？

雷公云：凡使，勿用沙鱼骨，缘真相似，只是上文横，不入药中。凡使，要上文顺，浑用血卤作水浸，并煮一伏时了，漉出，于屋下掘一地穴，可盛得前件乌贼鱼骨多少，先烧坑子，去炭灰了，盛药一宿，至明取出用之，其效倍多。（《雷公炮制药性解·卷之六·虫鱼部·乌贼骨》）

海松子

又名松子、松子仁。松子，甘能益血，润大便；温能和气，主风虚。（《医宗必读·卷之四·本草征要下·木部·松脂》）

益肺止嗽，补气养血，润肠止渴，温中搜风，润皮肤，肥五脏。阴虚多燥者，珍为神药。（《本草通玄·卷下·木部·松子仁》）

松子，益气补虚。（《雷公炮制药性解·卷之五·木部·松香》）

海桐皮

海桐皮，味苦，平，无毒。入脾、胃二经。除风湿之害，理腰膝之疼。可除疥癣，亦治牙虫。

按：腰膝痛非风湿者不宜用。治癣治牙，须与他药同行。(《医宗必读·卷之四·本草征要下·木部·海桐皮》)

海藻

海藻，味苦、咸，寒，无毒。入肾经。反甘草。消瘰疬瘿瘤，散癥瘕痈肿。

苦能泄结，寒能涤热，咸能软坚，故主疗如上。

按：脾家有湿者勿服。(《医宗必读·卷之三·本草征要上·草部·海藻》)

咸寒。主瘿瘤痈肿，癥瘕水肿，疝气，痰壅食凝。经云：咸能软坚。海藻咸能润下，寒能泄热，故无坚不溃，无肿不消。洗净咸味，焙干。(《本草通玄·卷上·草部·海藻》)

寒水石

寒水石，味辛甘，性大寒，无毒。入五脏诸经。主内外大热、时行热渴、腹中积聚，解巴豆毒。凡使，须姜汁煮之，汁尽为度，细研用。畏地榆。

按：寒水石即凝水石，性极寒冷，故于五脏靡所不入，过服令人肠胃受寒，不能饮食。陶隐居云：夏月能为冰者佳。如此则举世不能得矣，似乎失言。

雷公云：凡使，先用生姜自然汁煮，汁尽为度，细研成粉，然后用之。每修十两，用姜汁一镒。(《雷公炮制药性解·卷之一·金石部·寒水石》)

诃子又名诃黎勒

诃黎勒，味苦，温，无毒。入肺、大肠二经。蒸，去核，焙。固肠而泄痢咸安，敛肺而喘嗽俱止。利咽喉而通津液，下食积而除胀满。

按：其主用，皆温涩收敛之功，若肺有实热，泻痢因湿热，气喘因火冲，法咸忌之。（《医宗必读·卷之四·本草征要下·木部·诃黎勒》）

诃黎勒，味苦涩，性温，无毒。入肺、大肠二经。清喉生用，止泻煨用，俱去核。固肠止泻，敛肺止嗽，降火消痰，利咽喉，通津液，下食积，除胀满，破结气，开胃止呕吐，久服令须发变黑。主肠风泻血，崩中带下，胎漏（新补）。

按：诃子能涩肠，然下气太急，虚人不可独用。同人参能补肺；同白术能益脾；同五味能敛肺；同橘皮能下气。波斯国人遇大鱼放涎滑数里，舟不能行，乃投诃子，其滑化为水，则其化痰消涎，从可想见矣。咳嗽未久，泻痢新起者，皆在禁例。（《删补颐生微论·卷之三·药性论第二十一·木部·诃子》）

酸苦涩温，肺与大肠之药也。酸涩能固肠止泻，苦温可下气宽中。止嗽化痰，亦下气之力，肠风止血乃固肠之功。生用则能清金行气，煨用则能暖胃固肠。波斯国大鱼放涎，水中凝滑，船不能通，投诃子汤，寻化为水，则化痰可知。面裹煨透去核。（《本草通玄·卷下·木部·诃子》）

诃黎勒，味苦酸涩，性温，无毒。入肺、肝、脾、肾、大肠五经。主冷气心腹胀满、久泻痢、霍乱喘急、肠风泻血、崩中带下、奔豚肾气，开胃清食，生津止渴，治嗽开音。酒浸蒸熟用。

未熟时风飘坠者，谓之随风子，肺因火伤、郁遏胀满、痰嗽咽喉不利者，含三四枚，殊胜。

按：诃黎勒，酸以泻肝收肺，苦以坚肾泻脾，涩以厚大肠，五经之入所由来也。终是酸涩之剂，久泻痢者宜之，若积初发而用之，与丹溪"痢无止法"之意相左矣。《衍义》曰：气虚人亦宜缓缓煨熟少服，虽能涩肠，又能泄气故也。丹溪云：诃黎勒，文只有六路。或多或少，此是毗黎勒、毛黎勒、榔精勒、杂路勒，并不宜用。

雷公云：凡使，勿用毗黎勒、罨黎勒、榔精勒、杂路勒。若诃黎勒，文只是六路。或多或少，并是杂路勒。毗路勒个个毗；杂路皆圆；露又或八路至十三路，号曰榔精勒，多涩，不入用。凡修事，先于酒内浸，后蒸一伏时，其诃黎勒以刀削路，细锉，焙干用之。(《雷公炮制药性解·卷之五·木部·诃黎勒》)

合欢皮 又名合欢

合欢，味甘，平，无毒。入心、脾二经。安和五脏，欢乐忘忧。

心为君主之官，土为万物之母，二脏调和则五脏自安，神明自畅。嵇康《养生论》云：合欢蠲忿。正此谓也。一名夜合。(《医宗必读·卷之四·本草征要下·木部·合欢》)

合欢皮，味甘，性平，无毒。入心经。主安五脏，利心志，杀诸虫，消痈肿，续筋骨，令人欢乐无怒，轻身明目。花主小儿撮口，煎汤洗拭；跌打伤疼，热酒调下。

按：合欢味甘，何以独入心家？经所谓"以甘泻之"之说也。心得所胜，而痈疮诸患为之自释矣。其叶细细相并，至夜则合，又名夜合花，似绒拂可爱，俗又谓之乌绒。(《雷公炮制药性解·卷之四·草部下·合欢皮》)

何首乌

何首乌，味苦、涩，微温，无毒。入肝、肾二经。茯苓为使，忌诸血、无鳞鱼、萝卜、葱、蒜、铁器。选大者，赤白合用。泔浸，黑豆拌，九蒸九晒。补真阴而理虚痨，益精髓而能续用。强精壮骨，黑发悦颜。消诸种痈疮，疗阴伤久疟，治崩中带下，调产后胎前。

昔有老叟何姓者，见有藤夜交，掘而服之，须发尽黑，故名何首乌。后因阳事大举，屡生男子，故名能嗣。由是则滋阴种嗣，信不诬矣。补阴而不滞不寒，强阳而不燥不热，禀中和之性，而得天地之纯气者钦！

按：何首乌与白萝卜同食，能令须发早白，犯铁气损人，谨

之！(《医宗必读·卷之三·本草征要上·草部·何首乌》)

何首乌，味苦涩，微温，无毒。入肝、肾二经。茯苓为使。忌诸血、无鳞鱼、萝卜、葱、蒜，铁器。选大者，赤白合用。泔浸，竹刀切如槟榔大，黑豆拌蒸二时，晒一日，如前又蒸，九次为度。补真阴，益精髓，理虚劳，能多嗣，强筋壮骨，黑发悦颜，消诸种痈疮，疗阴伤久疟。治崩中带下，调产后胎前。

按：何首乌补阴而不滞不寒，强阳而不燥不热，禀中和之性，而得天地之纯气者也。昔有老人何姓者，见藤夜交，掘而服之，须发尽黑，故名首乌。后阳事大举，屡生男子，改名能嗣，则其养阴益肾，可想见矣。(《删补颐生微论·卷之三·药性论第二十一·草部·何首乌》)

苦涩微温，肾肝药也。补血气，强筋骨，益精髓，黑须发，敛虚汗，固遗浊，止带崩，理痈瘫，疗肠风，悦颜色，久服令人有子。肝主疏泄，肾主闭藏，苦以坚养肾阴，涩以收摄肝气，不燥不寒，功在地黄、麦冬之上，为滋补良药。白者入气，赤者入血，赤白合用，气血交培。一老人见有藤二株，至夜相交，掘其根归，为末酒服，发乌颜少，连生数男，此老姓何，故名何首乌，真神物也。忌铁，竹刀刮去皮，米泔浸半日，切片，每赤白各一斤，用黑豆三斗，每次用三升合以水浸过，以甑内先铺豆一层，首乌一层，重重铺完，砂锅上蒸之，豆熟为度，去豆，晒干，九次乃佳。(《本草通玄·卷上·草部·何首乌》)

何首乌，味苦甘涩，微温，无毒。十二经络无所不收。观其藤夜交，乃补阴之剂也。消瘰疬，散痈肿，疗五痔，止肠风，乌须发，美①容颜，补劳瘦，助精神，长肌肉，坚筋骨，添精髓，固腰膝，除风湿，明眼目，及治妇人产后带下诸血，老年尤为要药，久服令人多子延年。去粗皮，酒浸拌黑豆末蒸之，水中复加黑豆及酒，晒干，九次为度。春夏采鲜者，赤白合用，兼补气血。茯苓为

---

① 美：原作"芙"，据明刻本改。

使，畏猪羊血、无鳞鱼、罗卜，忌铁器。

按：何首乌大能补益，全在蒸晒如法，大者剖开，其中有鸟善山岳之形，亦神物也。传云：五十年如拳大，号山奴，服之一年，髭鬓青黑；百年如碗大，号山哥，服之一年，颜色红悦；一百五十年如盆大，号山伯，服之一年，齿落重生；二百年如斗大，号山翁，服之一年，颜如童子，行及奔马；三百年如栲栳大，号山精，服之一年，延龄益算。纯阳之体，久服成仙。迩来渐能用之，惜未能如法制之耳。（《雷公炮制药性解·卷之三·草部中·何首乌》）

荷花蒂

花蒂，主安胎，逐瘀血，留好血，止血痢。

按：花蒂在中，故能中守；又能行血者，性温之功也。（《雷公炮制药性解·卷之一·果部·藕》）

荷叶

叶，可助胃消食，蒂治雷头风，取其有震仰盂之象，类从之义也。（《医宗必读·卷之四·本草征要下·果部·莲子》）

荷叶，助脾进食，止血固精，安胎止泻。（《删补颐生微论·卷之三·药性论第二十一·果部·莲子》）

开胃消食，止血固精。东垣云：洁古先生口授枳术丸方，用荷叶烧饭为丸。夫震者，动也，人感之生足少阳甲胆之气，与三焦之气同为发生。《素问》云：履端于始，序则不愆。荷叶生于水土之中，其色青，其形仰，其中空，象震卦之体。食与药感此气之化，胃气何由不升乎？是以烧饭和药与白术协力补脾，不致内伤，其利广矣。（《本草通玄·卷下·果部·荷叶》）

荷叶，主雷头风，破血止渴。

按：荷叶形如仰盂，其象为震，震为雷，属木化风，故治雷头风。枳术丸用之，取其引生少阳经清气耳。（《雷公炮制药性解·卷之一·果部·藕》）

荷叶蒂

叶蒂，治雷头风。（《删补颐生微论·卷之三·药性论第二十一·果部·莲子》）

叶蒂，安胎。（《本草通玄·卷下·果部·荷叶》）

鹤虱

子名鹤虱，专掌杀虫。（《医宗必读·卷之三·本草征要上·草部·天名精》）

黑大豆又名黑豆

黑豆，味甘，平，无毒。入肾经。活血散风，除热解毒，能消水肿，可稀痘疮。

婴儿十岁以下者，炒豆与猪肉同食，壅气至死，十有八九。凡服蓖麻子忌炒豆，犯之胀死。服厚朴者亦忌之，最动气故也。（《医宗必读·卷之四·本草征要下·谷部·黑豆》）

黑芝麻

又名胡麻、芝麻。胡麻，味甘，平，无毒。入肝、脾、肾三经。其色如酱，其状如虱，九蒸晒。养血润肠，燥结焦烦诚易退；补中益气，风淫瘫痪岂难除？坚筋骨，明耳目，轻身不老；长肌肤，填髓脑，辟谷延年。

补阴是其本职，又去风者，治风先治血，血行风自灭也。李廷飞云，风病人久服，步履端正，语言不謇，神农收为上品，《仙经》载其功能，洵奇物也。但服之令人肠滑，得白术并行为胜。（《医宗必读·卷之四·本草征要下·谷部·胡麻》）

甘平，补中益气，养肺润肠，坚骨，明耳目，逐风湿，填脑髓，久服延年。胡麻子填精益气，仙家所珍。取粟色者，名鳖虱胡麻，比黑者更胜。（《本草通玄·卷上·谷部·胡麻》）

芝麻，味甘，性生寒熟温，无毒。入胃、大小肠三经。主行风气，通血脉，滑肠胃，润肌肤，生嚼可傅小儿头疮。麻油主治相同，能杀虫治疥癣，解百毒。

按：芝麻味甘，宜归胃腑，性滑利，宜入大小肠，总是润泽之剂，故能通血脉，血脉通则风气自行，肌肤自润矣。乳母食之，令儿无热病。不宜久食，令人滑精消瘦，发渴困脾，有牙疼及脾胃疾者，尤所当戒。（《雷公炮制药性解·卷之一·谷部·芝麻》）

红花

红花，味辛，温，无毒。入心、肝二经。酒喷，微焙。产后血晕急需，胎死腹中必用。

时珍曰：活血润燥，行血之要药也。

按：红花过用，使人行血不止，人所未知。（《医宗必读·卷之三·本草征要上·草部·红花》）

红花，味辛，性温，无毒。入心、肝二经。酒喷微焙。主活血止痛，产后血晕。

按：红花色赤，宜为血症所需。多则行血，少则养血，然力薄不能独自成功，须归、地同行为妙。（《删补颐生微论·卷之三·药性论第二十一·草部·红花》）

辛温，入心与肝，血分药也。活血通经，去瘀散肿。产后血运，胎死腹中，并宜用之。多用破血，少用养血。酒喷，微焙。（《本草通玄·卷上·草部·红花》）

红花，味辛，性温，无毒。入心、肝二经。逐腹中恶血而补血虚，除产后败血而止血晕，疗跌扑损伤、疮毒肿胀、老人血少便结、女子经闭不行，催生下胎衣及死胎。酒喷用。其苗生捣敷肿毒。其子吞服数粒，主天行痘疮不出。

按：红花下行血海，宜入足厥阴而逐血。洁古云苦温为阴中之阳，故又入手少阴而补血。然长于行血，欲其补血须少用，或佐补剂。（《雷公炮制药性解·卷之三·草部中·红花》）

红铅 又名月水

红铅，味咸，热，无毒。入心、肝、脾、肾四经。坎宫一点，无端堕落尘寰；水里真金，有法收来接命。

萧子真云：一等旁门性好淫，强阳复去采他阴。口含天癸称为药，似凭洳沮枉用心。此言金丹大道，惟虚极静笃，采先天祖气而已。且不着于四大，安可求于渣质哉？若夫却病延年，未有过于红铅者也。女子二七，天癸至，任脉通，太冲脉盛，月事以时下谓之天癸。乃天一所生之水，古人用之疗金疮、箭毒并女劳复，皆崇其养阴之力也。童女首经，尤为神品，女子自受胎以及长成，算积五千四百之期，即于是日经至，更为难得。回垂绝之阳，有夺命之权。若三日出庚之时，采药接命，即《楞严经》所载：精仙是也。绝非交媾，亦非口服，故成仙道。

按：服红铅而热者，惟童便、乳汁可以解之。（《医宗必读·卷之四·本草征要下·人部·红铅》）

味咸，性温。救虚损，理沉疴，回生起死，返老还童，理女劳复解箭疮毒。按《仙经》云：男子初生，纯乾体也，十六岁精通，则乾变而为离中虚。女子初生，纯坤体也，十四岁经生，则坤变而为坎中满。所以男子一身属阳，惟精属阴。女子一身属阴，惟经属阳。故曰：取将坎位中心实，补却离宫腹里虚，正谓是也。诚延龄至宝，却病神丹。然惟首经乃获灵奇，若是常经，仅堪补益。盖尝论之，水谷入胃，泌别熏蒸，化炼精微，上奉于肺，流溢于中，布散于外。中焦受汁，变化成赤，行于隧道，以奉生身，是之谓血，命曰营气。妇人之经，上应太阴，下应潮汐，故有月事之称。又称经水，经者常也。又称天癸者，天一生水。地天称红铅者，铅于五金之中，独应北方之水也。凡患虚劳内蛊，神气败坏，命如悬丝，百药无功，独有斯方，真堪夺命。但修炼有法，服食有度，非宿有因缘①者，未易遇也。（《本草通玄·卷下·人部·红铅》）

月水，性味经络，诸书不载。主男子虚羸、中伤几死，解药箭毒。首经者犹属纯阳，能回生再造。

---

① 缘：原文为"绿"，据文意改。

按： 月水之补，实令人有起死之功，今罕有能用之者，惜哉！（《雷公炮制药性解·卷之六·人部·月水》）

厚朴

厚朴，味苦、辛，大温，无毒。入脾、胃二经。干姜为使，恶泽泻、硝石、寒水石、忌豆。色紫，味辛者良。刮去粗皮，切片，姜汁炒。辛能散风邪，温可解寒气。下气消痰，去实满而宽膨；温胃和中，调胸腹而止痛。吐利交资，惊烦共主。

温热之性，长于散结去满，温胃暖脾，故主食停、痰滞、胀痛、吐利等证。然但可施于元气未虚，邪气方盛，或客寒犯胃，湿气侵脾。若脾虚之人，虽有如上诸证，切勿沾唇。或一时未见其害，而清纯冲和之气，潜伤默耗矣。可不谨诸？（《医宗必读·卷之四·本草征要下·木部·厚朴》）

厚朴，味苦辛，性温，无毒。入胃经。干姜为使，恶泽泻、寒水石、硝石，忌豆。厚而色紫、有油者佳。去粗皮，姜汁浸透，焙用。温中平胃，消痰下气，除胀消食，去水破血，腹痛呕逆。

按： 厚朴苦能下气，走而不守，大损真气，虚人及孕妇不可轻用也。（《删补颐生微论·卷之三·药性论第二十一·木部·厚朴》）

苦温，体重而降，脾胃药也。温中下气，是其本功，凡健脾宽胀，消痰止吐，消食止痛，厚朴利水，皆温中之力也。能泻胃实，故平胃散收之，寒胀必需，乃结者散之之义。然行气峻猛，虚者勿多与也。东垣云：苦能下气，故泄实满；温能益气，故散湿满。质厚色紫者佳，去粗皮，姜汁浸炒。（《本草通玄·卷下·木部·厚朴》）

厚朴，味苦辛，性温，无毒。入脾、胃二经。去实满而治腹胀，除湿结而和胃气，止呕清痰，温中消食。干姜为使，恶泽泻、寒水石、硝石，忌食豆。

按： 厚朴辛则能发，温则能行，脾胃之所喜也，故入之以理诸症。丹溪曰：厚朴属土而有火，平胃散用之以佐苍术，正谓泻上焦之湿，平胃土不使大过，以致于和而已。若以为温补而泛用之，非也。体重浊而微降，最能耗气，春夏秋宜用，冬间忌之；气虚之人及孕妇亦不可服。

雷公云：凡使，要用紫色味辛为好，或丸散便去粗皮，用酥①炙过。每修一斤，用酥四两炙了，细锉用。若汤饮中姜汁八两，炙一升为度。（《雷公炮制药性解·卷之五·木部·厚朴》）

胡黄连

胡黄连，味苦，寒，无毒。入肝、胆二经。恶菊花、玄参，忌猪肉，折之尘出如烟者真。主虚家骨蒸久痢，医小儿疳积、惊痫。

清肝胆之热，与黄连略似，但产于胡地者也。

按：胡黄连大苦大寒，脾虚血弱之人，虽见如上诸证，亦勿轻投，必不得已，须与补剂同施。（《医宗必读·卷之三·本草征要上·草部·胡黄连》）

苦寒，入心，旁通肝胆。产于胡也，而性味功用，与黄连相类，故有是名。主五心烦热，劳瘵骨蒸，小儿惊疳，女人胎蒸，伤寒温疟，消果子积。折之尘出如烟者真。（《本草通玄·卷上·草部·胡黄连》）

胡黄连，味苦，性寒，无毒。入肝、胆、胃三经。主伤寒咳嗽、温疟发热、骨蒸劳热、三消五痔，补肝胆，明眼目，止泻痢，益颜色，治小儿惊疳霍乱、大人五心烦热、妇人胎蒸虚惊。恶菊花、玄参、白鲜皮，忌猪肉，解巴豆毒。折之出尘如烟者真。

按：胡黄连苦寒，能泻三经之火，小儿多热症最宜。（《雷公炮制药性解·卷之四·草部下·胡黄连》）

胡椒

胡椒，味辛，大热，有毒。入胃、大肠二经。下气温中，消风

---

① 酥：原作"醋"，据《证类本草》改。

去痰。

忌用与川椒相同，荜澄茄即胡椒之大者，乃一类两种，亦易僭上。(《医宗必读·卷之四·本草征要下·木部·胡椒》)

胡芦巴

胡芦巴，味苦，热，无毒。入肾、膀胱二经。淘净，酒焙。元脏虚寒，膀胱疝气。寒湿成疝，肝疾也。元脏暖则筋自和而疝愈，此肾肝同治，乙癸同源之理也。

按：相火炽盛，阴血亏少者禁之。(《医宗必读·卷之三·本草征要上·草部·胡芦巴》)

胡芦巴，苦温，纯阳之品，补火之药也。主元脏虚寒，疝瘕，寒温，腹胁胀满，脚气。胡芦巴，乃海南山中所产萝卜子也。温补下元，导火归经，与肉桂同功，至宋时始出，故《图经本草》未之及耳。酒浸炒。(《本草通玄·卷上·草部·胡芦巴》)

胡芦巴，味苦，性温，无毒。入肾、膀胱二经。得桃仁、大茴，疗膀胱疝气；得硫黄、黑附，理肾脏虚寒。

按：胡芦巴虽入肾与膀胱，考诸《本经》，无佐使不能独成功也。(《雷公炮制药性解·卷之三·草部中·胡芦巴》)

胡荽

胡荽，辛平。消谷进食，通心发痘，利大小肠，通小腹气，拔四肢热，解鱼肉毒，辟邪鬼气。(《本草通玄·卷下·菜部·胡荽》)

胡荽，味辛，性温，微毒。入肺、脾二经。主通小腹气，除四肢热，止头痛，消谷食，散瘹疹，齐痘疮。其子煎油，可敷秃疮。忌斜蒿同食，令人汗死。

按：胡荽味辛，肺所乐也；性温，脾所快也，故皆入之。肺主皮毛，脾主肌肉，所以理瘹痘等证。多食损精神，发痼疾，令人健忘。脚气狐臭者，食之愈甚。(《雷公炮制药性解·卷之六·菜部·胡荽》)

胡桃仁又名胡桃

胡桃，味甘，平，无毒。入肺、肾二经。佐补骨而治痿强阴，兼胡粉而拔白变黑。久服润肠胃，恒用悦肌肤。

三焦者，元气之别使；命门者，三焦之本原，盖一原一委也。命门指所居之府而名，乃藏精系胞之物；三焦指分治之部而名，乃出纳熟腐之司。一以体名，一以用名。在两肾之间，上通心肺，为生命之原，相火之主。《灵枢》已详言，而扁鹊不知原委体用之分，以右肾为命门，以三焦为有名无状，承讹至今，莫能止也。胡桃仁颇类其状，而外之皮汁皆黑，故入北方，通命门，命门既通，则三焦利，故上通于肺耳。一幼儿痰喘，五日不乳，其母梦观音授方，令服人参、胡桃汤数口，喘即定。明日去胡桃衣，喘复作，仍连皮服，遂愈。盖皮有敛肺之功也。但用一味，空腹时连皮食之，最能固精。

按：肺有痰热、命门火炽者勿服。（《医宗必读·卷之四·本草征要下·果部·胡桃》）

胡桃，味甘，性平，无毒。入肺、肾二经。润肠悦颜，敛肺补肾。同补骨，治痿强阴；同胡粉，拔白变黑（新补）。

按：胡桃达命门之品也。夫三焦者元气之别使，命门者三焦之本源，盖一源一委也。命门指所居之府而名，乃藏精系胞之物。三焦指分治之部而名，乃出纳熟腐之司。一以体名，一以用名。在两肾之间，上通心肺，为生命之原、相火之主。《灵枢》已详言，而扁鹊不知原委体用之分，以右肾为命门，以三焦为有名无状，承讹至今，莫之能正。胡桃仁颇类其状，而外之皮汁皆黑，故入北方，通命门。命门既通，则三焦利，故上通于肺耳。昔幼儿痰喘，五日不乳，梦大士授方，令服人参胡桃汤数口，喘即定。明日去胡桃衣，喘复作，仍连皮服，遂愈。盖皮有敛肺之功也。空腹时连皮食七枚，能固精。命门火炽者勿服。（《删补颐生微论·卷之三·药性论第二十一·果部·胡桃》）

甘温。温肺止嗽，养血润肠，利三焦气，益命门火。时珍曰：

夫三焦者，元气之别使。命门者，三焦之本原。盖一原一委也。命门指所居之腑而名，为藏精系胞之处。三焦指分治之部而名，为出纳熟腐之司。命门在七节之旁，两肾之间，下通二肾，上通心肺，贯属于脑。为生命之原，相火之主，积气之府。《灵枢》已著其厚薄缓急之状，而《难经》不知原委之分，以右肾为命门，谓三焦有名无状。高阳谬诀，承其讹说，以误后人。至朱肱、陈言、戴起宗始辟之，而知者尚少。胡桃仁颇类其状，故入北方，通命门，利三焦，为肾命之药。夫命门与肾相通，藏精血而恶燥。若肾命不燥，精气内充，则饮食自健，肠腑润而血脉通。命门既通，三焦自利，故上通于肺而止虚寒喘嗽，下通于肾而止腰脚虚疼，内而腹痛可已，外而疮毒可散，其利溥哉。(《本草通玄·卷下·果部·胡桃》)

胡桃，味甘，性平，无毒。入肺、肝、肾三经。主通血脉，润肌肤，补下元。同松脂可敷瘰疬；同热酒能理扑伤。去衣用。过食动风生痰。

按：胡桃入肺，故主肌肤；入肝，故主血脉；其性属火，能补相火，故亦入肾经。火能克金，多食则伤肺，故能动风生痰。泻痢及感冒风寒者忌用。(《雷公炮制药性解·卷之一·果部·胡桃》)

胡桐泪

咸苦而寒。车师国胡桐树脂也。除瘰疬，清咽喉，固牙齿。味咸入骨性寒涤热，故主治如上。(《本草通玄·卷下·木部·胡桐泪》)

虎骨

虎骨，味辛，温，无毒。胫骨最良，酥炙。壮筋骨而痿软可起，搜毒风而挛痛堪除。

虎者，西方之兽，通于金气。风从虎，虎啸而风生，故骨可以入骨而搜风。虎肚主翻胃有功，虎爪主辟邪杀鬼。(《医宗必读·卷之四·本草征要下·兽部·虎骨》)

虎骨，味辛，性温，无毒。入肝、肾二经。畏干漆、蜀椒、磁石。去髓，酥炙黄，胫骨最良。壮筋骨，去风毒挛急，走注疼痛。

按：虎者，西方之兽，通于金气，风从虎，虎啸而风生。风，木也。虎，金也。木受金制，焉得不从，故可入骨搜风。然虎之强勇，皆在于胫，故胫骨胜他骨百倍也。中药箭者，有毒损人，必有微黑，不可不辨。虎肚，医翻胃有功。

虎爪，主辟邪杀鬼。（《删补颐生微论·卷之三·药性论第二十一·兽部·虎骨》）

虎骨，辛温。追风定痛，健骨驱邪。风从虎者，风，木也；虎，金也。木承金制，安得不从？故虎啸而风生，所以治风痫挛急，骨节风毒等症。（《本草通玄·卷下·禽部·虎骨》）

虎骨，味辛，性微热，无毒。入肾经。主邪气鬼疰、筋骨毒风挛急。酥炙用。畏干漆、蜀椒、磁石。

按：虎骨入肾，亦以肾主骨故也。其治骨间毒风者，何也？《易》曰风从虎。夫风，木也；虎，金也。木受金制，焉得不从？

雷公云：虎睛，凡使，须知采人，问其源，有雌有雄，有老有嫩，有杀得者。惟有中毒自死者勿使，却有伤人之患。夫用虎睛，先于生羊血中浸一宿，漉出，微微火上焙干，捣成粉，候众药出，取合用之也。（《雷公炮制药性解·卷之六·禽兽部·虎骨》）

琥珀

琥珀，味甘，平，无毒。入心、肺、脾、小肠四经。安神而鬼魅不侵，清肺而小便自利，新血止而瘀自消，翳障除而光明复。

感土木之气而兼火化，味甘色赤，有艮止之义，故能安神；有下注之象，故利小便而行血。丹溪曰：燥脾土有功。脾能运化，肺金下降，小便自通。若因血少而小便不利者，反致燥急之苦。

按：渗利之性，不利虚人。凡阴虚内热，火炎水涸者勿服。（《医宗必读·卷之四·本草征要下·木部·琥珀》）

琥珀，味甘，性平，无毒。入心、肺、脾、小肠四经。主安神杀鬼，消瘀血，通五淋，明目去翳，止血生肌，合金疮。

按： 琥珀感木土之气而兼火化，故有功于脾土。脾能运化，肺金下降，小便自通。因血少而小便不利者，误用之，反致燥急之苦。（《删补颐生微论·卷之三·药性论第二十一·木部·琥珀》）

甘平。消瘀血，利小肠，通五淋，安魂魄，辟鬼邪，去目翳。丹溪曰：琥珀能燥脾土，脾能运化，则肺气下降，故小便可通。若因血少而小便不利者，反致燥急之苦。（《本草通玄·卷下·寓木部·琥珀》）

琥珀，味甘，性平，无毒。入心、脾、小肠三经。主辟百邪，安五脏，定魂魄，止心痛，消瘀血，利水道，通五淋，破癥结，去目翳，傅金疮。

按： 琥珀乃松脂入地千载化成，得土既久，宜入脾家，松之有脂，犹人之有血与水也。且成珀者，有下注之义，又宜入心与小肠，《内经》曰：主不明则十二宫危，使道闭塞而不通。服琥珀则神室得令，五脏安，魂魄定，邪何所附，病何自生耶？于是使道通而瘀血诸证靡弗去矣。夫目得血而能视，心宁则营和，而翳何足虞？金疮者，惟患其血逆于腠耳，能止之和之，未有不瘳者也。丹溪曰：古方用以燥脾土有功，脾能运化，则肺气下降，故小便可通，若血少不利者，反致其燥急之苦。《别说》云：茯苓生成于阴者也，琥珀生于阳而成于阴者也，故皆主安心利水而治荣。

雷公云：凡用须分红松脂、石珀、水珀、花珀、物象珀、璺珀、琥珀。红松脂如琥珀，只是浊太脆，文横。水珀多无红，色如浅黄，多粗皮皱。石珀如石重，色黄，不堪用；花珀文似新马尾松心文，一路赤，一路黄。物象珀，其内自有物命动，此使有神妙。璺珀，其珀是众珀之长，故号曰璺珀。琥珀如血色，熟于布上拭，吸得芥子者，真也。凡入药中，用水调侧柏子末，安于瓷锅中，安琥珀于末中了，下火煮，从巳至申，别有异光，便捣如粉，重筛用。（《雷公炮制药性解·卷之五·木部·琥珀》）

花椒

又名蜀椒、川椒。蜀椒，味辛，性热，有毒。入肺、脾、肾三经。杏仁为使，畏款冬花、防风、附子、雄黄。闭口者害人。温脾土而击三焦之冷滞，补元阳而荡六腑之沉寒。饮癖气症和水肿，累建奇功；杀虫止呕及肠虚，恒收速效。通血脉则疾痹消除，行肢节则机关健运。椒目善消水肿，可塞耳聋。

椒禀纯阳之气，乃除寒湿、散风邪、温脾胃、暖命门之圣药。

按：命门火衰，中气寒冷者宜之。若阴虚火旺之人，在所大忌。（《医宗必读·卷之四·本草征要下·木部·蜀椒》）

辛热。通三焦，补命门，散寒除湿，解郁消食，理痹止泻，壮腰膝，缩溺频，除寒嗽，消水肿，祛痰饮，破癥结，伏蛔虫。

按：椒性下达命门，益下不上冲，盖导火归元也。味辛应四方之气，故入肺而奏止嗽下气之功。性温禀南方之气，故入肾而奏扶阳益火之效。乃玉衡星之精，善辟疫伏邪，此岁旦有椒柏酒也。凡空心朝起，以沸汤送生椒二十颗，有治热治寒之妙，有消食散冷之奇，久服则永不受风寒湿，大能温补下焦，亦神异之品也。

邵武府张伯安，腰痛痰喘，足冷如水，面赤如丹，六脉洪大，按之则软，服八味无功，用椒红、茯苓蜜丸，咸汤下，甫二十日而安。去核及闭口者，微炒使出汗，捣去黄壳，取红用。（《本草通玄·卷下·果部·川椒》）

蜀椒，味辛，性热，有毒。入肺、脾二经。主冷气咳逆、心腹邪气、风寒湿痹、癥瘕积聚、霍乱转筋、留饮宿食，开腠理，通血脉，坚齿发，调关节，堪辟瘟疫，可洗漆疮。微炒出汗，去目及黄壳用。

按：蜀椒辛宜肺部，热宜脾家，故并入之。证属寒凝，诚为要剂，然过于行散，多服令人乏气，且发热疾。闭口者能杀人，不可不慎。

雷公云：一名南椒。凡使，须去目及闭口者，不用其椒子。先须酒拌令湿，蒸从巳至午，放冷。又制法：微炒出汗，投器中春

之，取红皮，去黄壳，密收器中任用也。(《雷公炮制药性解·卷之五·木部·蜀椒》)

花蕊石

花蕊石，味酸、平，无毒。火煅，水飞。止吐衄如神，消瘀血为水。

血见花蕊石即化为水，过用损血，不可不谨。(《医宗必读·卷之四·本草征要下·金石部·花蕊石》)

花蕊石，石主金疮出血，一切失血，女人血晕，且化血为水，故虽有殊功，不敢多用。煅研，水飞。(《本草通玄·卷下·金石部·花蕊石》)

花蕊石，性味经络，诸书不载。主金疮止血，产妇血晕。火煅用。

按： 花蕊石之功，专主血症，能化瘀血为黄水。服之令人大虚，不宜轻用。若多用，服后当以补剂培之。(《雷公炮制药性解·卷之一·金石部·花蕊石》)

滑石

滑石，味甘、淡，寒，无毒。入胃、膀胱二经。利小便，行积滞。宜九窍之闭，通六腑之结。

滑石利窍，不独小便也。上能利毛窍，下能利精窍。盖甘淡先入胃家，上输于肺，下通膀胱。肺主皮毛，为水上源，膀胱司津液，气化则能出。故上则发表，下则利水，为荡热燥湿之剂。

按： 多服使人精滑，脾虚下陷者禁之。(《医宗必读·卷之四·本草征要下·金石部·滑石》)

滑石，味甘淡，性寒，无毒。入胃、膀胱二经。甘草、石韦为使，恶曾青。白腻而嫩者佳。研细水飞。利小便，行积滞，逐凝血，解燥渴。宣九窍，通六腑。

按： 洁古云：滑则利窍，不与淡渗药同。时珍曰：滑石利窍，不独小便也。上能利毛腠之窍，下能利精溺之窍。多服使人小便多，精窍滑。脾虚下陷者，勿用。(《删补颐生微论·卷之三·药性论第二十一·石部·滑石粉》)

甘寒。利窍除热，清三焦，凉六腑，化暑气，通水肿，退黄疸，止诸血，解烦渴，厚肠胃。时珍曰：滑石利窍，不独小便也。上利毛腠之窍，下利精溺之窍。通上下，彻表里，故主治甚多。小便利及精滑者禁用。(《本草通玄·卷下·金石部·滑石》)

滑石，味甘淡，性寒，无毒。入胃、膀胱二经。主利水道，实大肠，化食毒，行积滞，逐瘀血，解燥渴，导乳汁，补脾胃，降妄火。白腻而无黄砂者佳。甘草、石韦为使，恶曾青。

按：滑石甘宜于中州，淡宜于利水，胃与膀胱之所由入也，利益虽多，终是走泄之剂，无甘草以和之弗宜独用也。

雷公云：凡使，有多般，勿误用之。有白滑石、绿滑石、乌滑石、冷滑石、黄滑石。其白滑石如方解石，色白，于石上画有白腻文，便得。绿滑石性寒，有毒，不入药中用。乌滑石似黑色，画石上有青白腻文，入用妙也。黄滑石似金，颗颗圆，画石上有青及黑色者勿用，杀人。冷滑石青苍色，画石上作白腻文，亦勿用。若滑石色似冰白青色，画石有腻文者真。凡使，先以刀刮，研如粉，以牡丹皮同煮一伏时出，去牡丹皮，取滑石，却用东流水淘过，于日中晒干方用。(《雷公炮制药性解·卷之一·金石部·滑石》)

槐白皮

皮，主中风拘挛、齿痛疳䘌，消痈解毒，止痛长肉。(《雷公炮制药性解·卷之五·木部·槐实》)

槐花

槐花，味苦、酸，寒，无毒。入肝、大肠二经。含蕊而陈久者佳。微炒。止便红，除血痢，咸藉清肠之力；疗五痔，明眼目，皆资涤热之功。

感天地阴寒之气，而兼木与水之化，故为凉血要品。血不热则阴自足，目疾与痔证交愈矣。

按： 槐性纯阴，虚寒者禁用，即虚热而非实火者亦禁之。(《医宗必读·卷之四·本草征要下·木部·槐花》)

花与实同功，又主心痛及疔肿热毒、赤白下痢、小儿惊痫。(《雷公炮制药性解·卷之五·木部·槐实》)

槐胶

胶，主肝脏风，筋脉抽掣及急风口噤，四肢不收，或毒风周身如虫行、破伤危急。(《雷公炮制药性解·卷之五·木部·槐实》)

槐角

子名槐角，用颇相同（编者注：止便红，除血痢，咸藉清肠之力；疗五痔，明眼目，皆资涤热之功）。兼行血而降气，亦催生而堕胎。(《医宗必读·卷之四·本草征要下·木部·槐花》)

槐子，苦寒，纯阴，肝经气分药也。主清热去湿，故可疗痔杀虫，明目固齿，肠风阴疮，吐衄崩带。(《本草通玄·卷下·木部·槐子》)

槐实，味苦酸咸，性寒，无毒。入心、肝、大肠三经。主五内邪热，肠风五痔，汤火伤疮，男子囊坠肿痛、阴疮湿痒，妇人阴中痛痒、崩中漏下，明目补脑，杀虫去风，黑发延年。酒服能催生堕胎。

按： 槐实之苦，能泄心火；酸寒之性，能伐肝邪。经曰酸苦涌泄为阴，其功主降，故又入大肠以理下焦诸证，且催产难。夫虫之生也因于湿，风之生也因于热，湿热既去，又奚庸虞？花、枝、皮、叶，主治大同小异，尤为痔疮要药。(《雷公炮制药性解·卷之五·木部·槐实》)

槐叶

叶，医疗癣疔疽。(《医宗必读·卷之四·本草征要下·木部·

槐花》)

槐枝

枝，主阴囊湿痒。（《医宗必读·卷之四·本草征要下·木部·槐花》）

枝，专主洗湿热诸疮，治九种心疼。（《雷公炮制药性解·卷之五·木部·槐实》）

黄柏

黄柏，味苦，寒，无毒。入肾经。恶干漆。盐、酒炒。肥厚鲜黄者佳。泻龙火而救水，利膀胱以燥湿。佐以苍术，理足膝之痹痛；渍以蜜水，漱口舌之生疮。

黄柏泻阴火，除湿热，故治疗如上。昔人谓其补阴者，非其性补，盖热去则阴不受伤，虽谓之补亦宜。

按：苦寒之性，利于实热，不利于虚热。凡脾虚食少，或泻或呕，或好热，或恶冷，或肾虚五更泄泻，小便不禁，少腹冷痛，阳虚发热，瘀血停止，产后血虚发热，金疮发热，痈疽溃后发热，伤食发热，阴虚小水不利，痘后脾虚小水不利，血虚烦燥不眠等症，法咸忌之。（《医宗必读·卷之四·本草征要下·木部·黄柏》）

黄柏，味苦，性寒，无毒。入肾经。恶干漆。肉厚深黄者佳。去粗皮，盐酒炒，至焦褐色用。泻肾火有余，利小便，去下焦湿热肿痛，口疮，女人漏下赤白。

按：黄柏性寒，行隆冬肃杀之令，故独入少阴，泻有余之相火。昔人称其补阴者，非其性补，盖热去则阴不受伤，虽谓之补亦宜也。若肾虚脾薄之人，畏之甚于刀锥，今天下极其崇尚，以为去热治劳之妙药，而不知阴寒之性，能夺人食，损人气。命门真元之火，一见而消亡，脾胃运行之职，一见而阻丧，独不闻实火可泻，虚火可补之说乎？元气既虚，又用苦寒，直行而泄，奚啻雪上加霜！遏绝生机，莫此为甚。受其害而毙者，十人而九，冤哉！生命何辜而遭此惨伐哉？必尺中洪大，按之有力，可炒黑暂用，不然便当痛绝。（《删补颐生微论·卷之三·药性论第二十一·木部·黄柏》）

苦寒，沉而下降，为足少阴、足太阳引经之剂。肃清龙雷之火，滋濡肾水之枯，疏小便癃结，驱下焦湿肿。凡目赤耳鸣，口疮消渴，血痢吐衄，肠风，腰膝酸软者，咸资其用。东垣云：小便不通而渴者，热在上焦气分，肺热则不能生水，法当淡渗，猪苓、泽泻之类。小便不通而不渴者，热在下焦血分，无阴则阳无以化，法当滋阴，黄柏、知母是也。愚谓黄柏制下焦命门阴中之火，知母滋上焦肺金生水之源。盖邪火焰明则真阴消涸，真阴消涸则邪火益烈，取知柏之苦寒以抑南扶北，诚如久旱甘霖。然火旺胃强者当之，乃称合剂。倘中气已残，则邪火虽亢，命曰虚炎，从事弗衰，将有寒中之变，非与甘温则大热不除。近世殊昧斯旨，而夭枉者不可胜数矣。（《本草通玄·卷下·木部·黄柏》）

黄柏，味苦，性寒，无毒。入肾、膀胱二经。主泻下焦隐伏之火，安上焦虚哕之虫，除脐下痛，补肾水衰，止血痢，治痈疮，明眼目，利小便，除湿热，疗女子热崩。盐、酒多炒，免致寒入于肾。恶干漆。肉厚鲜黄者佳。

按： 黄柏沉而属阴，故主肾与膀胱诸症，其性苦寒，能泄亢甚之阳，以坚肾部，则水主既盛，阳光自遏①，而阴血无火烁之患矣，岂真有滋补之功载。若肾家无火，两尺微弱，或左尺独旺者，均不宜用。（《雷公炮制药性解·卷之五·木部·黄柏》）

黄丹

黄丹，味辛，寒，无毒。止痛生肌，宜于外敷；镇心安魄，可作丸吞。坠痰杀虫，截疟止痢。

按： 黄丹乃炒铅所作，味辛沉阴，过服损阳气。（《医宗必读·

---

① 遏：原作"渴"，据明刻本及金陵濮氏本改。

卷之四·本草征要下·金石部·黄丹》)

体重，性沉，味兼咸。能坠痰去怯，治惊痫颠狂吐逆；能消积杀虫，治疳疾疟痢；能解热拔毒，长肉去腐，治恶疮肿毒。（《本草通玄·卷下·金石部·黄丹》)

黄丹，味辛，性微寒，有毒。不载经络。主吐逆颠狂，止痛生肌。

按：黄丹乃熬铅所作，铅本水中之金，最能制火。吐狂等证，何者非火，而有不瘳者乎？（《雷公炮制药性解·卷之一·金石部·黄丹》)

黄精

黄精，味甘，平，无毒。入脾经。补中益气，去湿杀虫。

禀季春之令，得土之冲气，味甘气和，为益脾阴之剂。土旺则风湿自除，可久服而无偏胜之弊者也。（《医宗必读·卷之三·本草征要上·草部·黄精》)

黄精，味甘，性平，无毒。入脾、肺二经。补中益气，除风湿，安五脏，驻颜色，久服延年。

按：黄精甘宜入脾，润宜入肺，久服方得其益。实胜于根，花胜于实，但难辨耳。与钩吻相似，然钩吻有毛钩二个，误服杀人。

雷公云：凡使，勿用钩吻，真似黄精，只是叶有毛钩子二个，是别认处，误服害人。黄精叶似竹叶。凡采得，以溪水洗净后蒸，从巳至子，刀薄切，晒干用。（《雷公炮制药性解·卷之三·草部中·黄精》)

黄连

黄连，味苦，寒，无毒。入心经。龙骨、连翘为使，恶菊花、玄参、芫花、白鲜皮、白僵蚕，畏款冬、牛膝，解巴豆、附子毒，忌猪肉。姜汁炒。泻心除痞满，明目理疮疡。痢疾腹痛，心痛惊烦，杀虫安蛔，利水厚肠。

禀天地清寒之气，直泻丙丁。痞满、目疾、疮疡、惊痫，南方亢上之象；泄痢、蛔虫，湿热之愆。苦以燥之，寒以清之，固宜痊也。韩懋曰：黄连与官桂同行，能使心肾交于顷刻。时珍曰：香连丸用黄连、木香，水火散用黄连、干姜，左金丸用黄连、吴茱萸，姜黄散用黄连、生姜，口疮方用黄连、细辛，皆一冷一热，寒因热用，热因寒用，阴阳相济，最得制方之妙。

按：《素问》曰：五味入胃，各归所喜攻。久而增气，物化之常，气增而久，夭之由也。王冰注云：增味益气，如久服黄连反热，从火化也。盖大苦大寒，行隆冬肃杀之令，譬如皋陶明刑执法，是其职也。稷、契、夔、龙之事，非其任矣。故第可荡邪涤热，焉能济弱扶虚。如脾虚血少，以致惊烦痘疮，气虚作泻，行浆后泄泻，肾虚人五更泄泻，阴虚烦热，脾虚发泻，法咸禁之。（《医宗必读·卷之三·本草征要上·草部·黄连》）

黄连，味苦，性寒，无毒。入心经。黄芩、龙骨、连翘为使，恶菊花、玄参、芫花、白鲜皮、白僵蚕，畏款冬花、牛膝，解巴豆、附子毒，忌猪肉。大如指、色鲜黄而坚重者佳。上焦酒炒，中焦姜汁炒，下焦吴茱萸拌炒。泻心除痞满，明目理疮疡，痢疾腹痛，心痛惊烦，杀虫安蛔，利水厚肠，天行热病，婴儿疳积。

按：韩懋曰：黄连与肉桂同行，能使心肾交于顷刻。时珍曰：古人治痢，用黄连、木香；水火散，用黄连、干姜；左金丸，用黄连、吴茱萸；姜黄散，用黄连、生姜。口疮方，用黄连、细辛。皆是一冷一热。寒因热用，热因寒用，最得制方之妙，所以有成功而无偏胜也。《内经》曰：五味入胃，各归所喜攻，久而增气，物化之常，气增而久，夭之由也。王冰注云：增味益气，如久服黄连，反从火化也。盖大苦大寒，行隆冬肃杀之令，譬如皋陶明刑执法，是其职也。稷、契、夔、龙之事，非其任矣。近世不明此义，见古人用以治痞满、治疳积，每遇腹中不宽快者，辄用枳实、黄连，以为宽中消食之剂。独不闻脾胃之气，虚则白术、陈皮补之；实则枳实、黄连泻之。若不分虚实，一概用之，杀人必矣。故脾虚血少，以致惊厥，痘疮气虚作泻，行浆后泄泻，肾虚五更泻，阴虚烦热，

气虚蒸热，脾虚发泻，法咸禁之。(《删补颐生微论·卷之三·药性论第二十一·草部·黄连》)

苦寒，入心，为治火之主药。泻心火而除痞满，疗痢疾而止腹痛，清肝胆而明耳目，祛湿热而理疮疡，利水道而厚肠胃，去心窍之恶血，消心积之伏梁。大明曰：治小儿疳气，杀虫。成无己曰：蛔虫得苦则不动，黄连之苦，以安蛔也。韩懋云：黄连与官桂同行，能使心肾交于顷刻。李时珍曰：黄连大苦大寒，用以降火，中病即止。安可使肃杀之令常行，而伐其生生之气乎？《内经》曰：五味入胃，各归所喜，故久而增气，物化之常也。气增而久，夭之由矣。王冰注云：增味益气，如久服黄连，以为清火神剂，殊不知黄连泻实火，若虚火而误投之，何异操刃耶？愚谓大苦大寒，行隆冬肃杀之令，譬如圣世不废刑威，虽不得已而后敢用。若概施之，则暴虐甚而德意，穷民不堪命矣。喜用寒凉者，尚其戒诸。黄连止入心家，言清肝胆者，实则泻子之法也。李时珍云：古人香连丸，用黄连、木香；姜连散，用干姜、黄连；左金丸，用黄连、吴茱萸；口疮方，用黄连、细辛，皆是一冷一热，寒因热用，热因寒用，阴阳相济，最得制方之妙。所以功成而无偏胜也。清心火者，生用；清肝胆火者，茱萸拌炒。上焦之火宜酒炒，下焦之火宜咸水炒，中焦之火宜姜汁炒。盖辛热能制其苦寒，咸润能制其燥耳。(《本草通玄·卷上·草部·黄连》)

黄连，味苦，性寒，无毒。入心经。主心火炎目疾暴发、疮疡红肿、肠红下痢、痞满泄泻、小儿疳热、消中口疮、惊悸烦躁、天行热疾。黄芩、龙骨、连翘、滑石为使，恶菊花、芫花、玄参、白鲜、白僵蚕，畏款冬花，解巴豆、乌头毒，忌猪肉、冷水。

按：黄连味苦泻心，治心火诸病不可缺，泻痢虽属脾经，正由火不能生土，况心与小肠相为表里，心火泻则小便亦利，而肠胃自厚矣。因寒得泻者忌之，又久病气虚，心火不盛者，用之则心气愈虚，虚火反炽。

雷公云：凡使，以布拭去髭毛，然后用浆水浸二伏时，漉出，于柳木火中焙干用。若服此药得十两，不得食猪肉；若服至三年，不得食猪肉一生也。(《雷公炮制药性解·卷之二·草部上·黄连》)

黄芪

黄芪，味甘，微温，无毒。入肺、脾二经。茯苓为使，恶龟甲、白鲜皮。嫩绿色者佳，蜜炙透。补肺气而实皮毛，敛汗托疮，解渴定喘；益胃气而去肤热，止泻生肌，补虚治痨。风癞急需，痘疮莫缺。

种种功勋，皆是补脾实肺之力。能理风癞者，经谓：邪之所凑，其气必虚。气充于外，邪无所容耳。

按：黄芪实表，有表邪者勿用；助气，气实者勿用。多怒则肝气不和，亦禁用也。(《医宗必读·卷之三·本草征要上·草部·黄芪》)

黄芪，味甘，性微温，无毒。入肺、脾二经。茯苓为使，恶龟甲、白鲜皮。性软嫩，色绿而润者佳。蜜炙用。补肺气而实皮毛，敛汗托疮，解渴定喘，益胃气而去肤热，止泻生肌，补虚治劳。理大疯癫疾，治带下崩淋。

按：黄芪为补表要药。肺主皮毛，脾主肌肉。故入此二经。黄芪得防风，其功愈大，为其助达表分。表有邪气方实者，勿用。(《删补颐生微论·卷之三·药性论第二十一·草部·黄芪》)

甘而微温，气薄味厚。入肺而固表虚之汗，充肤入腠；入脾而托已溃之疮，收口生肌；逐五脏恶血，去皮肤虚热。原其功能，惟主益气。甄权谓其补肾，气为水母也。《日华》谓其止崩带，气旺则无下陷之忧也。《灵枢》曰：卫气者，所以温分肉而充皮肤，肥腠理而开阖。黄芪补卫气，与人参、甘草三味，为除热之圣药。脾胃一虚，肺气先绝，必用黄芪益卫气而补三焦。丹溪云：肥白而多汗者宜与黄芪。若黑瘦而形实者，服之则多胸满，宜以三拗汤泻之。黄芪同陈皮、白蜜能通虚人肠闭，补脾肺之功也。防风能制黄芪，黄芪得防风其功愈大，乃相畏而相使也。古人制黄芪多用蜜

炙，予易以酒炙，即助其走表，又行滞性。若补肾及崩带淋浊药中，皆须咸水拌炒。（《本草通玄·卷上·草部·黄芪》）

黄芪，味甘，性微温，无毒。入肺、脾二经。内托已溃疮疡，生肌收口；外固表虚盗汗，腠理充盈。恶龟甲、白鲜皮。

按：黄芪之用，专能补表，肺主皮毛，脾主肌肉，故均入之。已溃疮疡及盗汗，皆表虚也，故咸用之。里虚者忌服，恐升气于表，愈致其虚，表邪者忌服，恐益其邪也。惟表虚邪凑不发汗者，可酌用之。生者亦能泻火。

雷公云：凡使，勿用木耆草，真相似，只是生时叶短并根横。先须去头上皱皮了，蒸半日出，后用手擘令细，于槐砧上锉用。

熊氏曰：黄芪动三焦之火。（《雷公炮制药性解·卷之二·草部上·黄芪》）

黄芩

黄芩，味苦，性寒，无毒。入肺、大肠二经。山茱萸、龙骨为使，畏丹砂、牡丹、藜芦。酒浸、蒸熟、曝之。中枯而大者，清肺部而止嗽化痰，并理目赤疔痈；坚实而细者，泻大肠而除湿治痢，兼可安胎利水。

苦能燥湿，苦能泄热，苦能下气，故治疗如上。轻飘者上行，坚重者下降，不可不别也。杨仁斋谓：柴胡退热不及黄芩，不知柴胡苦以发之，散火之标；黄芩寒以胜热，折火之本。

按：苦寒伤胃，证挟虚寒者均宜戒之，女人虚胎，亦不宜与。（《医宗必读·卷之三·本草征要上·草部·黄芩》）

黄芩，味苦，性寒，无毒。入肺、大肠二经。山茱萸、龙骨为使，恶葱实，畏丹砂、丹皮、藜芦、沙参、丹参。蒸透曝干。中枯而大者，清肺止嗽化痰，目赤疔痈；坚实而细者，泻大肠火，除湿治痢，安胎利水。

按：陶隐居云：疗腹痛，利小肠。仲景云：少阳症腹中痛者，去黄芩，加芍药。心下悸，小便不利者，去黄芩，加茯苓。似与隐居之说不合，不知受寒腹痛，心下悸，小便不利，脉不数者，禁用黄芩。若热厥腹痛，肺热而小便不利者，可不用乎？善读书者。先求其理，毋泥其文。（《删补颐生微论·卷之三·药性论第二十一·草部·黄芩》）

苦寒，轻飘入肺，坚实者入大肠。主风热，湿热，痰热骨蒸，火咳，下痢，喉间腥气，上部积血，寒热往来，失血痈疽，安胎，疗淋，养阴退阳。李时珍云：洁古言黄芩泻肺火，治脾湿。东垣言片芩治肝火，条芩治大肠火。丹溪言黄芩治三焦火。仲景治少阳症，小柴胡汤；太阳少阳合病下利，黄芩汤；少阳症下后心下满，泻心汤，并用之。盖黄芩苦寒，去心脾热，一则金不受刑，一则胃火不流入肺，即所谓救肺也。肺虚不宜者，苦寒伤土，损其母也。少阳症，虽在半表半里，而胸胁痞满，实兼心肺上焦之邪。心烦喜呕，默默不欲饮食，又治脾胃中焦之症，故用黄芩以治手足少阳相火，黄芩亦少阳本经药也。成无己但云柴胡、黄芩之苦，以发传经之热，芍药、黄芩之苦，以敛肠胃之气，殊昧其治火之功。《直指》云：柴胡退热，不及黄芩。盖亦不知柴胡之退热，乃苦以发之，散火之标也；黄芩之退热，乃寒能胜热，折火之本也。仲景云：少阳症腹中痛者，去黄芩，加芍药；心下悸，小便不利者，去黄芩，加茯苓。似与《别录》治少腹绞痛、利小便之文不合。成氏言黄芩寒中，苦能坚肾，故去之，是亦不然。至此当以意逆之，辨以脉症可也。若因饮寒受寒，腹痛，及饮水心下悸，小便不利，而脉不数者，是里无热症，则黄芩不可用也。若热厥腹痛，肺热而小便不利者，黄芩可不用乎？子因感冒犯戒，蒸热如火，吐痰废食，偏服诸药益剧。偶思东垣治肺热，烦渴昼盛，气分热也，宜一味黄芩汤，遂用一两，煎服，次日皆愈。药中肯綮，效至若此。得酒，上行；得猪胆汁，除肝胆火；得柴胡，除寒热；得芍药，治下利；得桑皮，泻肺火；得白术，安胎。稍挟虚者，切勿轻用。（《本草通玄·卷上·草部·黄芩》）

黄芩，味苦平，性寒，无毒。入肺、大肠、膀胱、胆四经。主崩淋热疽、痛痢恶疮，解毒收口，去翳明目，调经安胎。中枯而飘者，泻肺火，消痰利气，除风湿留热于肌表；细实而坚者，泻大肠火，养阴退阳，滋化源除热于膀胱。山茱萸、龙骨为使，恶葱实，畏丹砂、牡丹、藜芦、沙参、丹参。

按：芩，枯飘者有上升之象，故入肺；坚实者有下行之理，故入大肠诸经。性甚寒，苟无实火，不宜用之。（《雷公炮制药性解·卷之二·草部上·黄芩》）

火麻仁

又名麻仁、麻子仁、胡麻子。麻仁，味甘，平，无毒。入脾、胃二经。畏牡蛎、白薇、茯苓。绢包至沸汤中。至冷取出，悬井中一夜，勿着水，曝干，新瓦上挪去壳。润五脏，通大肠。宣气利关节，催生疗产难。

刘完素曰：麻仁，木谷也，而治风，同气相求也。陈士良云：多食损血脉，滑精气，痿阳事；妇人多食，即发带疾，以其滑利下行，走而不守也。（《医宗必读·卷之四·本草征要下·谷部·麻仁》）

麻仁，味甘，性平，无毒。入脾、胃二经。畏牡蛎、白薇、茯苓。绢包置沸汤，至冷取出，悬井中一夜，勿着水，曝干，新瓦上挪去壳。润五脏，通大肠，宣风，利关节，催生（新补）。

按：麻仁，木谷也，而治风，同气相求也。陈士良云：多食损血脉，滑精气，痿阳事。妇人多食，即发带疾，以其滑利下行，走而不守也。（《删补颐生微论·卷之三·药性论第二十一·谷部·麻仁》）

胡麻子，味甘，性平，无毒。入脾、肺二经。主伤中虚羸，补五内，益气力，润肌肤，填脑髓，坚筋骨，疗金疮止痛、阴痒生疮及伤寒温疟、大吐后虚热羸困，利大小肠，催生落胞，久服耳目聪明，辟谷延年。水淘去浮者，酒蒸晒干，去粗皮，留薄皮。

按：胡麻性润而味甘，脾肺之所由归也，仙经需为要药，取其补虚殊胜。脾家有火、大肠燥结者，始为相宜，不然，恐有泄痢之患。

雷公云：凡使，有四件。八棱者、两头尖紫黑色者，又呼胡麻，并是误也。其巨胜有七棱、色赤味涩酸是真。又呼乌油麻，作巨胜，亦误。若修事，以水淘，浮者去之，沉者漉出令干，以酒拌蒸，从巳至亥，取出摊晒干，于臼中舂，令粗皮一重尽，拌小豆相对同炒，小豆熟即出，去小豆用之。上有薄皮亦留用，力在壳也。（《雷公炮制药性解·卷之一·谷部·胡麻子》）

藿香

藿香，味辛，微温，无毒。入肝、肺二经。温中开胃，行气止呕。

禀清和芳烈之气，为脾肺达气要药。

按：《楞严经》谓之兜娄婆香，取其芳香，今市中售者不甚芳香，或非真种。若阴虚火旺，胃热作呕，法当戒用。（《医宗必读·卷之三·本草征要上·草部·藿香》）

藿香，味辛，性微温，无毒。入肺、脾二经。主温中开胃，行气止呕吐，定心腹痛。

按：《交州记》比藿香于苏合，《楞严经》谓之兜娄婆香，皆取其芳香。今售者不甚芳香，或非真种耳。（《删补颐生微论·卷之三·药性论第二十一·草部·藿香》）

藿香，辛温，脾肺之药也。开胃进食，温中快气，止心腹痛，为吐逆要剂。东垣谓其芳香助胃，故能止呕进食。今市中售者，殊欠芳香，安望其有功耶？凡使，须水洗净。（《本草通玄·卷上·草部·藿香》）

藿香，味甘辛，性微温，无毒。入肺、脾、胃三经。开胃口，进饮食，止霍乱，除吐逆。

按：藿香辛温，入肺经以调气；甘温，入脾胃以和中。治节适宜，中州得令，则脏腑咸安，病将奚来？（《雷公炮制药性解·卷之四·草部下·藿香》）

鸡内金

肫内黄皮，名鸡内金，去烦热，通大小肠。(《医宗必读·卷之四·本草征要下·禽部·乌骨鸡》)

乃肫内黄皮。男用雌，女用雄，即鸡脆胵也。主反胃吐食，大肠泄痢，小便频数，精滑崩带。(《本草通玄·卷下·禽部·鸡内金》)

鸡屎白

惟雄鸡屎有白。利小便，治鼓胀。(《医宗必读·卷之四·本草征要下·禽部·乌骨鸡》)

白乃雄鸡屎也。主腹满水肿，能下气，利大小便。此岐伯神方也。大虚者，亦勿用。(《本草通玄·卷下·禽部·鸡屎白》)

鸡子 又名鸡卵

鸡子，清烦热，止咳逆。(《医宗必读·卷之四·本草征要下·禽部·乌骨鸡》)

性平。精不足者，补之以气，故卵白能清气，治伏热目赤，喉痛诸疾。形不足，补之以味，故卵黄以补血，治下痢，胎产诸疾。(《本草通玄·卷下·禽部·鸡卵》)

鸡子白

卵中白皮主久咳、气结。(《医宗必读·卷之四·本草征要下·禽部·乌骨鸡》)

鸡子壳

卵壳主伤寒劳复，研敷下疳。(《医宗必读·卷之四·本草征要下·禽部·乌骨鸡》)

蒺藜 又名白蒺藜子

蒺藜，味甘，温，无毒。入肾经。酒炒去刺。补肾止遗，消风胜湿。产沙苑者，强阴益精。

沙苑蒺藜，市多伪者。状如肾子，带绿色，咬之作生豆气者真。

按：沙苑蒺藜性能固精，若阳道数举，媾精难出者勿服。（《医宗必读·卷之三·本草征要上·草部·蒺藜》）

白蒺藜，别为一种，破血消痰，治风明目，亦能补肾。（《本草通玄·卷上·草部·沙苑蒺藜》）

白蒺藜子，味苦辛，性温，无毒。入肺、肝、肾三经。主恶血块、癥结喉痹、产难乳闭、小儿头疮、皮肤风痒、头痛、咳逆肺痿，除烦下气，明眼目，去燥热，疗肿毒，止遗泄。其叶可作浴汤治风。杵去刺，酒蒸炒用。乌头为使。有一种沙苑蒺藜，主补肾添精，强阴种子。

按：蒺藜行血，宜入肝经；下气，宜入肺经。恶血等症皆二经病也，故俱主之。其所以入肾者，因肺为之母，肝为之子，未有子母俱利而肾不受其益者，故能止遗泄。（产沙苑者，诚续嗣神丹，而《本草》不言。惜哉！）

雷公云：凡使，采得后，拣择了，蒸从午至酉，出，日晒干，春令皮上刺尽，用酒拌再蒸一二时用。（《雷公炮制药性解·卷之四·草部下·白蒺藜子》）

鲫鱼

鲫鱼，味甘，性温，无毒。入脾、胃二经。主温胃健脾，进饮食，补虚羸，疗肠澼水谷不调、肠风血痢。烧灰可傅诸疮。其子调中益肝气。恶猪肉、雉肉、沙糖。

按：鲫鱼甘温之品，且是土所化成，其入脾胃宜矣。《集要杂录》云：诸鱼属火，惟鲫鱼属土而有调胃入肠之功。然多食亦能动火。（《雷公炮制药性解·卷之六·虫鱼部·鲫鱼》）

姜黄

姜黄，味苦、辛，温，无毒。入肝、脾二经。破血下气，散肿消痈。

辛散苦泄，故专功于破血，下气其旁及者耳。

按：血虚者服之，病反增剧。别有一种片姜黄，止臂痛有效。（《医宗必读·卷之三·本草征要上·草部·姜黄》）

苦温，善达肝、脾。下气破血，化癥瘕血块，消痈肿。大者为片子黄，能入臂理痛。（《本草通玄·卷上·草部·姜黄》）

姜黄，味辛苦，性温，无毒。经络主治与郁金同，功更烈。

按：姜黄，《本草》亦曰性寒，而陈藏器及《日华子》咸称其热，辨之悉矣。能伤元气，用者审之。（《雷公炮制药性解·卷之四·草部下·姜黄》）

降香 又名降真香

降真香，味辛，温，无毒。色红者良。行瘀滞之血如神，止金疮之血至验。理肝伤吐血，胜似郁金；理刀伤出血，过于花蕊。

降香色鲜红者，行血下气有功，若紫黑色者，不堪用也。兼可辟邪杀鬼，烧之辟天行时气，宅舍怪异。（《医宗必读·卷之四·本草征要下·木部·降真香》）

内服能行血破滞，外涂可止血定痛。焚之祛邪，佩之辟鬼。

按：沉香色黑，故走北方而理肾；檀香色黄，故走中央而扶脾；降香色赤，故走南方而理血。此物理之确然昭著者。（《本草通玄·卷下·木部·降真香》）

椒目 又名椒核

椒核，利小便，治水肿痰饮、耳聋、盗汗。（《本草通玄·卷下·果部·川椒》）

金箔

金箔，味辛，平，有毒。安镇灵台，神魂免于飘荡；辟除恶祟。脏腑搜其伏邪。

禀西方之质，为五金之主，最能制木，故中风惊痫皆需之。银箔功用相仿。

按：金有大毒，磨屑顿服，不过三钱而毙，岂可多服乎？催生者用之。（《医宗必读·卷之四·本草征要下·金石部·金箔》）

辛平。镇邪祟，安魂魄，制癫痫。生金有毒能杀人。用箔不得过二分。仲景紫雪方用赤金煎液，取其制肝风，降炎逆也。轻粉、水银所伤，非金莫疗。（《本草通玄·卷下·金石部·金箔》）

金银箔

金银箔，味辛，性平，有毒。入心、肺二经。主安心神，定惊悸，镇颠狂，除邪热。

按：金银之入肺部，固其类也；其性沉重，能制火脏之轻物，故亦入心经。过服必中其毒，以鹧鸪肉解之。（《雷公炮制药性解·卷之一·金石部·金银箔》）

金银花

金银花，味甘，平，无毒。入脾经。解热消痈，止痢宽膨。

禀春气以生，性极中和，故无禁忌。今人但入疮科，忘其治痢与胀，何金银花之塞于遇乎？（《医宗必读·卷之三·本草征要上·草部·金银花》）

甘而微寒。主胀满下利，消痈散毒，补虚疗风。世人但知其消毒之功，昧其胀利风虚之用。余于诸症中用之，屡屡见效，奈何忽之耶？（《本草通玄·卷上·草部·金银花》）

金银花，味苦甘，性平微寒，无毒。入肺经。主热毒血痢，消痈散毒，补虚疗风，久服延年。

按：金银花解肌肤之毒，故入肺经，为疮科要药。陶隐居云常服益寿，人多忽之，更求难得者，是贵远贱近，庸人之情乎。（《雷公炮制药性解·卷之四·草部下·金银花》）

金樱子

金樱子，味酸、涩，平，无毒。入脾、肾二经。扃钥元精，合闭蛰封藏之本；牢拴仓廪，赞传导变化之权。

金樱子性涩，不利于气。丹溪云：经络隧道，以通畅为和平，昧者喜其涩精而服之，致生别证，自不作靖，咎将谁执？虽然，惟无故而服以纵欲则不可，若精滑者服之，何咎之有？（《医宗必读·卷之四·本草征要下·木部·金樱子》）

金樱子，味酸涩甘，性平，无毒。入肝、肾二经。去刺及核，刷毛令净。涩精止遗泄，脾泄久痢，便频。

按：金樱子味涩，久服多服，能减人食。丹溪曰：经络隧道，以通畅为和平，昧者取其涩精，煎膏常服。自不作靖，咎将谁执？须经霜后将熟时采，太生令人利，太熟功力薄也，半黄者佳。（《删补颐生微论·卷之三·药性论第二十一·木部·金樱子》）

酸涩而平，是以固精止泻，职有专司。当其半黄之时，正属采收之候，若至红熟则味已纯甘，全无涩味，安在其收摄之功哉？丹溪云：经络隧道，以宣畅为和平。而昧者资其涩性，以取快欲，必致他疾。自不作靖，咎将谁执？去核并白毛净。（《本草通玄·卷下·木部·金樱子》）

金樱子，味酸涩，性温，无毒。入脾、肺、肾三经。主脾泄下痢、血崩带下，涩精气，止遗泄，除咳嗽，止小便勤，益肾气，润颜色，久服延年。先去刺，剖开去子，复刷去毛用。

按：丹溪曰：金樱子属土而有金与水，肺脾肾之入固其宜也。又曰经络隧①道以通畅为和平，昧者取其涩性，煎膏食之，自不作靖，咎将谁执？此恐过服者伤脾而发也。须九十月间半熟时采之，太生令人利，太熟功力薄。（《雷公炮制药性解·卷之五·木部·金樱子》）

---

① 隧：原作"坠"，据明刻本及金陵濮氏本改。

津唾

津唾，甘，平，无毒。辟邪魔而消肿毒，明眼目而悦肌肤。

津乃精气所化。五更未语之唾，涂肿辄消，拭目去障，咽入丹田则固精而制火。修养家咽津谓之清水灌灵根。人能终日不唾，收视返听，则精气常凝，容颜不槁；若频唾则损精神，成肺病。仙家以千口水成活字，咽津诚不死之方欤！（《医宗必读·卷之四·本草征要下·人部·津唾》）

主疮肿，疥癣，皴疱，五更未语者，频涂擦之。又明目退翳，解毒辟邪。凡人舌下有四窍，两窍通心气，两窍通肾液。心气流入舌下为神水，肾液流入舌下为灵液，溢为醴泉，聚为华池，散为津液，降为甘露，所以灌溉脏腑，润泽肢骸，故养生家咽纳津气，谓之清水灌灵根。能终日不唾，则精气常流，容颜不老。若多唾，则损精气，成肺疾，皮肤枯涸，故曰远唾不如近唾，近唾不如不唾。人有病，则心肾不交，肾水不上，则津液干枯。《难经》云：肾主五液，入肝为泪，入肺为涕，入脾为涎，入心为汗，自入为唾也。范东阳云：凡人魇死，不得叫呼，但痛咬脚跟及拇指甲际，多唾其面，徐徐唤之自省。黄震云：宗定伯夜遇鬼，问其所畏。曰：唯畏唾耳。急持之，化为羊。恐其变化，因大唾之，卖获千钱。故知鬼真畏唾也。（《本草通玄·卷下·人部·津唾》）

荆芥

荆芥，味辛，温，无毒。入肝经。反驴肉、无鳞鱼、河豚、蟹、黄鳝鱼。主瘰疬积聚，瘀血湿痹。散风热，清头目，利咽喉，消疮毒。

长于治风，又兼治血，何也？为其入风木之脏，即是血海，故并令之。今人但遇风证，概用荆、防，此流气散之相沿；不知风在皮里膜外者宜之，非若防风入人骨肉也。（《医宗必读·卷之三·本草征要上·草部·荆芥》）

荆芥，味辛，性温，无毒。入肝经。反驴肉、河豚、蟹、黄鳝鱼。主风热疮疹，瘰疬，结聚瘀血，湿痹，清头目，利咽喉。

按：荆芥治风，贾相国称为再生丹，许学士谓有神圣功，戴院使命为产后要药，萧存敬呼为一捻金，陈无择隐其名为举轻古拜散。夫岂无故而获此隆誉哉？虽然用者须审察的当，今人但遇风症，辄用荆、防，此流气散之相沿耳。不知风在皮里膜外者，荆芥主之，非若防风之入人骨肉也。（《删补颐生微论·卷之三·药性论第二十一·草部·荆芥》）

辛温，入肺、肝二经。散风热，清头目，利咽喉，消疮毒，化瘰疬，破结聚，下瘀血。按荆芥本功治风，又兼治血者，为其入风木之脏，即是藏血之地，故并主之。与河豚、黄颡鱼、驴肉相反，若同日食之，多致丧命，不可不痛戒也。荆芥穗，炒黑，治下焦血有功。（《本草通玄·卷上·草部·荆芥》）

荆芥，味辛苦，性微温，无毒。入肺、肝二经。主结气瘀血、酒伤食滞，能发汗去皮毛诸风，凉血热，疗痛痒诸疮。其穗治产晕如神。陈久者良。

按：荆芥行血疗风，则太阴厥阴之入，固其宜也。今人但遇风证辄用荆、防，此流气散之相沿耳。不知风在皮里膜外者，荆芥主之，非若防风之入骨肉也。有汗者勿用。（《雷公炮制药性解·卷之四·草部下·荆芥》）

荆沥

荆沥，甘寒。去心腹之烦热，化经络之风痰，治胸漾漾中欲吐，理头风旋运目眩。

按：荆即今作荆杖之荆也，取新采荆茎，截尺许，架两砖上，中间火炙，两头盛所滴汁，名曰沥。加姜汁二匙，沥一杯，同服。《延年秘录》云：热多用竹沥，寒多用荆沥，并以姜汁助送，则不凝滞。但气虚不能食者用竹沥，气实能食者用荆沥。若胃弱者忌之。（《本草通玄·卷下·苞木部·荆沥》）

景天

景天，味苦、酸，寒，无毒。入心经。诸种火丹能疗，一切游风可医。毒蛇伤咬，急用捣敷。

大寒纯阴之品，故独入离宫，专清热毒。

按：中寒之人服之有大害，惟外涂不妨耳。一名慎火草。（《医宗必读·卷之三·本草征要上·草部·景天》）

韭菜又名韭

韭，味辛，温，无毒。固精气，暖腰膝，强肾之功也；止泻痢，散逆冷，温脾之力欤！消一切瘀血，疗喉间噎气。

古方用韭专治瘀血，盖酸入肝，辛散温下也。多食神昏目暗。（《医宗必读·卷之四·本草征要下·菜部·韭》）

味辛，温。温中下气补虚，益阳固精，止痢，除噎，散结。主唾血、吐血、衄血、尿血，女人经脉逆行，打仆损伤。生捣汁服，散胃脘瘀血，理胸痹刺痛。《素问》言心病宜食韭，《本草》言其归肾，文虽异而理则相贯。盖心乃肝之子，肾乃肝之母，母能令子实，虚则补其母也。（《本草通玄·卷下·菜部·韭》）

韭，味辛，性温，无毒。入肺、脾、肾三经。主下气和中，补肾益阳，利腰膝，和脏腑，除胸腹疢癖瘤冷，止白浊遗精。其根捣汁，下膈中瘀血殊效。其子较根叶犹胜。忌糖、蜜、牛肉。

按：丹溪云：韭属金而有土与水，宜入肺、脾、肾，以主三经之证。然不宜多食，令人神昏目暗。（《雷公炮制药性解·卷之六·菜部·韭》）

韭子

韭子，固精、生精，助阳止带。（《医宗必读·卷之四·本草征要下·菜部·韭》）

韭子，补肝肾，暖腰膝，主男子精滑溺频，女人白淫白带。曝干，去黑皮，炒。（《本草通玄·卷下·菜部·韭》）

酒

酒，味苦、甘、辛，热，有毒。入肺与胃二经。通血脉而破结，厚肠胃而润肌；宜心气以忘忧，助胆经以发怒。善行药势，可御风寒。

少饮则和血行气，壮神消愁；过饮则伤胃耗血，生痰动火。故夫沉湎无度，醉以为常者，轻则致疾，重则身亡。此大禹所以疏仪狄，周公所以著《酒诰》也。烧酒散寒破结，损人尤甚。（《医宗必读·卷之四·本草征要下·谷部·酒》）

酒，味苦甘辛，性大热，有毒。入十二经。主驱邪气，辟秽恶，御雾露，解瘴疠，温脾胃，破癥结，助药力，厚肠胃，驻颜色，通行血脉，荣养肌肤。忌诸甜物及乳同食。

按： 酒之为用，无微不达，故诸经皆入之。主疗虽宏，能发湿中之热，过饮则相火昌炎，肺经受烁，辄致痰嗽，脾因火而困倦，胃因火而呕吐，心因火而昏狂，肝因火而善怒，胆因火而忘惧，膀胱因火而精枯。甚多劳嗽、吐衄、哮喘、蛊胀、癫痫、痈疽。流祸不小，倘非具眼，死亡立至，可不谨乎？（《雷公炮制药性解·卷之一·谷部·酒》）

桔梗

桔梗，味苦、辛，平，无毒。入肺经。畏白及、龙胆草。泔浸，去芦，微焙。清肺热以除痈痿，通鼻塞而理咽喉。排脓行血，下气消痰。定痢疾腹痛，止胸胁烦疼。

桔梗为舟楫之剂，引诸药上至高之分以成功，肺经要药也。风症、郁证、肺证，皆不可缺。

按： 桔梗功著于华盖之脏，攻补下焦药中，不可入也。（《医宗必读·卷之三·本草征要上·草部·桔梗》）

桔梗，味苦辛，性平。有小毒。入肺经。畏白及、龙胆草。忌猪肉。白而坚实者佳。去芦，米泔浸，切片，微焙。清肺热，除痈痿，通鼻塞，理咽喉，清头目，消痰下气，散风排脓，定痢疾腹痛，止胸胁烦疼。

按：桔梗为舟楫之剂，引诸药上至高之分以成功。既以上行，又能下气者，为其入肺，肺实主气，肺金得令，则浊气自下行耳。古称开提气血，郁症中宜用，亦同此义。丹溪云：干咳乃痰火郁在肺中，痢疾腹痛，乃肺金之气郁在大肠之间，均宜桔梗开之。观其开字及止痛，则其下气，洵有神功也。若病不属肺者，用之无益。（《删补颐生微论·卷之三·药性论第二十一·草部·桔梗》）

苦辛，气轻性平，入肺经。载引诸药入至高之分，为舟楫之剂。肺金称职，则清肃下行，故能利膈下气，散痞满，治胸胁痛；破血结，消痰涎，理喘咳，疗肺痈，排脓血；清上焦热，凡头目、咽喉、口鼻诸症，一切主之。丹溪云：痢疾腹痛，乃肺经之气郁在大肠，宜桔梗开之。按桔梗之用，惟其上入肺经，肺为主气之脏，故能使诸气下降。世俗泥为上升之剂，不能下行，失其用矣。凡用桔梗，去芦及浮皮并尖，以百合捣烂，同浸一日，锉碎微焙。（《本草通玄·卷上·草部·桔梗》）

桔梗，味辛，性微温，有小毒。入肺经。主肺热气奔，痰嗽鼻塞，清喉利膈，能载诸药入肺。节皮为使，畏白及、龙眼、龙胆草。

按：桔梗味辛，故专疗肺疾，下部药中勿用，恐其上载而不能下达也。

雷公云：凡使，勿用木梗，真似桔梗，咬之只是腥涩，不堪用。凡使，去头尖硬二三分以来，并两畔附枝子，于槐砧上细锉，用百合水浸一伏时，漉出，缓火熬令干用。每修事四两，用生百合五分，捣作膏，投水中浸。（《雷公炮制药性解·卷之二·草部上·桔梗》）

菊花

又名甘菊花、甘菊。甘菊花，味甘，微寒，无毒。入肺、肾二经。枸杞、桑白皮为使。去蒂。主胸中热，去头面风，死肌湿痹，目泪头痛。

独禀金精，善制风木。高巅之上，惟风可到，故主用多在上部。目者，肝之窍也；泪者，肝之热也。宜其瘳矣。(《医宗必读·卷之三·本草征要上·草部·甘菊花》)

甘菊花，味甘，微寒，无毒。入肺、肾二经。枸杞、桑白皮为使。味甘而不苦者佳。去蒂。清头面风热，明目止泪，胸中热气，死肌湿痹。(新补)

按： 甘菊花独禀金精，善制风木，且气性轻扬。故主用多在上部，同枸杞便能助肾矣。(《删补颐生微论·卷之三·药性论第二十一·草部·甘菊花》)

甘菊花，味甘性平，入肺、肾两经。清头目风热，定风虚眩晕，利血脉，安肠胃，悦皮肤，止腰疼，翳膜遮睛，冷泪流溢，珍为要品。菊花，属金与水，惟其益金，故肝木得平而风自息；惟其补水，故心火有制而热自除。甘美和平，得天地清纯冲和之气，是以服食家重之如宝玉也。钟会赞菊有五美云：圆花高悬，准天极也。纯黄不杂，合土色也。早植晚发，君子德也。冒霜吐英，象真质也。味和体轻，神仙食也。甘者功用弘多，苦者但可理痈。白者入气，赤者入血，神而明之，存乎其人耳。忌火。去蒂，浆过晒干，乘燥入磨。(《本草通玄·卷上·草部·甘菊花》)

甘菊，味甘微苦，性平，无毒。入肺、脾、肝、肾四经。能补阴气，明目聪耳，清头风及胸中烦热、肌肤湿痹。枸杞根、桑白皮、苍白术为使。

按： 丹溪曰：菊花属金，而有土与水，大能补阴，宜入肺、肝等经。盖烦热诸症，皆由水不足而火炎，得此补阴，则水盛而火自息矣。须用味甘者佳，若苦者为苦菊，大伤胃气，慎之。(《雷公炮制药性解·卷之三·草部中·甘菊》)

橘

橘肉，甘者润肺，酸者聚痰。(《本草通玄·卷下·果部·青皮》)

肉能止渴，多食令人气逆生痰。(《雷公炮制药性解·卷之一·

果部·陈皮》）

橘核

核，疏疝气（《本草通玄·卷下·果部·青皮》）

核治腰痛疝痛（《雷公炮制药性解·卷之一·果部·陈皮》）

橘叶

叶，散乳痛。（《本草通玄·卷下·果部·青皮》）

叶治乳痈胁痛。（《雷公炮制药性解·卷之一·果部·陈皮》）

决明子

决明子，味咸，平，无毒。入肝经。青盲内障，翳膜遮睛，赤肿眶烂，泪出羞明。

此马蹄决明也。以决能明目，故得此名。另有草决明、石决明，与之同功，而各为一种。石决明独与云母石相反。（《医宗必读·卷之三·本草征要上·草部·决明子》）

苦寒，东方药也。清肝家风热，去目中翳膜，理赤眼泪出。炒熟，研碎。（《本草通玄·卷上·草部·决明子》）

决明子，味咸苦甘，性平，无毒。入肝经。主青盲赤白翳膜、时有泪出，除肝热，疗头风。研末涂肿毒，贴脑止鼻红。蓍实为使，恶大麻子。

按：决明专入厥阴，以除风热，故为眼科要药。鼻红肿毒，咸血热也，宜其疗矣。（《雷公炮制药性解·卷之四·草部下·决明子》）

苦参

苦参，味苦，寒，无毒。入肾经。玄参为使，恶贝母、菟丝、漏芦，反藜芦。泔浸一宿，蒸过曝干。除热祛湿，利水固齿，痈肿疮疡，肠澼下血。

味苦性寒，纯阴之品，故理湿热有功。疮毒肠澼，皆湿蒸热瘀之愆，宜其咸主。齿乃骨之余，清肾者自固耳。

按：苦参大苦大寒，不惟损胃，兼且寒精，向非大热，恶敢轻投？（《医宗必读·卷之三·本草征要上·草部·苦参》）

入肾。主风热虫痛，肠风下血，积热下利，擦牙止痛。丹溪云：服苦参者多致腰重，因其性降而不升也，非伤肾也。治大风有功，况细疹乎。火旺者宜之，火衰虚弱者大忌。（《本草通玄·卷上·草部·苦参》）

苦参，味苦，性寒，无毒。入胃、大肠、肝、肾四经。主结气积聚、伏热黄疸、肠风燥渴、溺有余沥，逐水消痈，明目止泪，去湿杀虫，疗大风及一切风热细疹。以糯米泔浸一宿，去浮面腥气，晒用。玄参为使，恶贝母、漏芦、菟丝子，反藜芦。

按：苦参属水有火，性下降，本入少阴心，又入手足阳明及足厥阴经者，以其善主湿也。盖湿胜则生热，热胜则生风，而结气等症，从兹有矣。今以苦参燥湿，治其本也，东南卑湿，尤为要药。丹溪曰：能峻补阴气，或得之而腰重者，以其气降而不升，非伤肾也。

雷公云：凡使，不计多少，先须用糯米浓泔浸一宿，上有腥秽气，并在水面上浮，并须重重淘过，即蒸，从巳至申，出曝干，细锉用之。（《雷公炮制药性解·卷之三·草部中·苦参》）

苦楝皮 又名楝根白皮

楝根白皮，有杀虫治疮之功。（《本草通玄·卷下·木部·金铃子》）

款冬花

款冬花，味辛，性温，无毒。入肺经。杏仁为使，恶玄参，畏贝母、辛夷、麻黄、黄芩、黄芪、连翘、甘草。蜜水炒。化痰则喘嗽无忧，清肺则痈痿有赖。

雪积冰坚，款花偏艳，想见其纯阳之集，故其主用皆辛温开豁
也。却不助火，可以久任。(《医宗必读·卷之三·本草征要上·草
部·款冬花》)

款冬花，味辛，性温，无毒。入肺经。杏仁为使，恶皂荚、硝
石、玄参，畏贝母、辛夷、麻黄、黄芪、黄芩、黄连、青葙。含英
不吐者良。去蒂，蜜水微焙。主咳逆上气，喘急喉痹，消渴，肺
痈，肺痿，除烦化痰。

按：《款冬赋》云：冰凌盈谷，雪积披崖，顾见款冬，炜然华
艳。想见其纯阳之禀，故其主用皆辛温开豁之力也。世多以枇杷花
伪之，故功无效耳。温而不助火，可以久任。(《删补颐生微论·卷
之三·药性论第二十一·草部·款冬花》)

辛而微温，肺经药也。润肺消痰，止咳定喘，清喉痹，理肺痿
肺痈。古人治久咳，款冬花一两，蜂蜜拌润，入茶壶中，以面固其
盖，勿令漏气。壶下着炭火，待烟从壶口出，口含吸咽，烟尽乃
止，数日必效。按傅咸款冬花赋云：冰凌盈谷，雪积被崖，顾见款
冬，炜然华艳。则其纯阳之性可知。虽具辛温，却不燥热，故能轻
扬，上达至高之府，赞相傅而奏功勋也。蜜水拌焙。(《本草通玄·
卷上·草部·款冬花》)

款冬花，味甘辛，性温，无毒。入心、肺二经。主中风喉痹、
肺痰肺痈，润心肺，止咳嗽，除痰喘，定惊悸，洗肝明目。杏仁为
使，得紫菀良，恶皂荚、硝石、玄参，畏贝母、辛夷、麻黄、黄
芪、黄芩、黄连、青葙。

按：款冬辛甘发散为阳，故入心肺，以理痰嗽等症。畏、恶甚
多，用者慎之。

雷公云：凡采得，须去向外裹花蕊壳并向里实如粟零壳者，并
枝叶，甘草水浸一宿，却取款冬花时相伴裹一夜。临用时干晒，去
两件伴者叶了用。(《雷公炮制药性解·卷之三·草部中·款冬花》)

昆布

昆布，味咸，寒，无毒。入肾经。洗净。顽痰结气，积聚瘿瘤。

咸能软坚，噎证恒用之，取其祛老痰也。

按：昆布之性，雄于海藻，不可多服，令人瘦削。（《医宗必读·卷之三·本草征要上·草部·昆布》）

咸寒。主水肿噎膈，瘰疬恶疮。昆布功同海藻。凡海中菜皆损人，勿多食。洗去咸，焙干。（《本草通玄·卷上·草部·昆布》）

莱菔 又名萝卜

辛甘。下气消食，和中化痰，解醒散血，大治吞酸。捣汁服，治吐衄血，消渴；涂汤火跌打伤；解面毒。杨亿云：种芋三十亩，省米三十斤；种萝卜三十亩，益米三十斤。则萝卜果能消食也。服地黄、何首乌，忌食萝卜，食则令人髭发白。有人被贼火熏垂死，以萝卜菜生嚼汁，咽即苏。（《本草通玄·卷下·菜部·萝卜》）

莱菔，味辛甘，性温，无毒。入肺、脾二经。主下气消食，除痰止嗽，解渴化癖。捣汁磨墨堪止吐血。熟者补脾。俗名萝卜。解面毒。

按：莱菔辛宜肺部，甘走脾家，故两入之。生者下气，多食耗血，以辛多于甘也。熟者补脾，多食滞气，以甘多于辛也。其子力倍，虚者戒之。（《雷公炮制药性解·卷之六·菜部·莱菔》）

莱菔子 又名萝卜子

莱菔子，味辛，温，无毒。下气定喘，消食除膨。生研堪吐风痰，醋调能消肿毒。

丹溪云：莱菔子治痰，有推墙倒壁之势。表其性烈也。

按：虚弱人服之，气浅难布息。（《医宗必读·卷之四·本草征要下·菜部·莱菔子》）

萝卜子，味辛，性温，无毒。入肺、胃二经。微炒，研细。下气定喘，消食除膨，祛痰，消肿毒。（新补）

按：丹溪曰：莱菔子治痰，有推墙倒壁之功。虚弱人服之，气浅难以布息。昔胡僧入中国，见人食面，惊曰：食之安得不病。及见食莱菔，乃曰：赖有此耳。又《洞微志》云：有人病狂，梦中见红衣女子引入宫殿中。小姑歌云：五云楼阁晓玲珑，天府由来是此中，惆怅闷怀言不尽，一丸莱菔火吾宫。一道士云：此犯大麦毒也。红衣女，心神也。小姑，脾神也。莱菔制面毒，故曰火吾宫也。遂以药及莱菔子治之，果愈。嗣是，用莱菔子治面积，颇著神异。（《删补颐生微论·卷之三·药性论第二十一·菜部·莱菔子》）

子能定喘消痰，消食除胀，利大小便，消痈肿毒。生用能升，熟用能降。（《本草通玄·卷下·菜部·萝卜》）

其子下气犹捷，有推墙倒壁之功。水研可吐风痰，醋研可敷恶毒。

按：其子力倍，虚者戒之。（《雷公炮制药性解·卷之六·菜部·莱菔》）

兰花叶 又名兰叶

兰叶，味辛，平，无毒。入肺经。蛊毒不祥，胸中痰癖，止渴利水，开胃解郁。

兰花禀天地清芬之气，入西方以清辛金，颇有殊功。今人不恒用之，亦缺典也。产闽中者，力胜江浙诸种。（《医宗必读·卷之三·本草征要上·草部·兰叶》）

兰叶，味甘，性寒，无毒。入肺经。止渴生津，益气散郁。

按：丹溪云：兰叶禀金水之精，故入肺脏。昔东垣方中尝用之。经曰消诸痹治之以兰是也。余屡验之。（《雷公炮制药性解·卷之四·草部下·兰叶》）

雷丸

雷丸，味苦，寒，有小毒。入胃经。荔实、厚朴、蓄根、芫花为使，恶葛根。酒蒸。杀脏腑诸虫，除婴儿之百病。

雷丸乃竹之余气，得霹雳而生，故名雷丸。杀虫之外无他长，久服令人阴痿。（《医宗必读·卷之四·本草征要下·木部·雷丸》）

苦寒。清胃热，杀三虫。《本经》称其利丈夫。《别录》云：久服阴痿，似乎相反。不知利者疏利也，疏利太过则闭藏失职，故阴痿也。(《本草通玄·卷下·寓木部·雷丸》)

雷丸，味苦咸，性寒，有小毒。入肺、脾、胃三经。主胃中热、癫痫狂走、恶风汗出，解蛊毒，杀诸虫，逐皮里膜外之水。又作摩膏，除小儿百病，利丈夫不利女子，久服阴痿。火炮用。荔实、厚朴、荑花为使，恶葛根、扁蓄。赤者杀人。

按： 雷丸苦能燥脾，而胃则其腑也，肺则其子也，故均入之。虫以湿热为巢穴，湿热去而虫可杀矣。《本经》既云利丈夫，《别录》又云久服阴痿，于事相反，陶隐居以此致疑，不知利者疏利之谓耳，非利益也。

雷公云：凡使，用甘草水浸一宿了，将铜刀刮上黑皮，破作四五片，又用甘草汤浸一宿后，蒸，从巳至未，日干，却以酒拌，如前从巳至未蒸，日干用之。(《雷公炮制药性解·卷之五·木部·雷丸》)

梨

梨，味甘、酸，寒，无毒。入心、肝、脾三经。外宣风气，内涤狂烦。消痰有灵，醒酒最验。

人知其清火消痰，不知其散风之妙。生之可清六腑之热，熟之可滋五脏之阴。

按： 丹溪云：梨者，利也，流利下行之谓也，脾虚泄泻者禁之。(《医宗必读·卷之四·本草征要下·果部·梨》)

味甘，寒。润肺凉心，消痰降火，止嗽除渴。生者清六腑之热，熟者滋五脏之阴。梨者，利也，流利下行之谓也。多食令人寒中发泻，脾虚者尤禁。(《本草通玄·卷下·果部·梨》)

梨，味甘，性寒，无毒。入心、肺二经。主心经客热，肺脏烦热，止嗽消痰，清喉降火，解渴除烦，消风润燥。

按： 梨之入心经，所谓以甘泻之是也。火清而金不受烁，故亦入肺经。性冷而利，多食损脾。丹溪曰：梨者，利也，流利下行之谓也。乳妇及金疮忌用。(《雷公炮制药性解·卷之一·果部·梨》)

藜芦

藜芦，味辛，苦，微寒，有毒。入脾、胃二经。司蛊毒与喉痹，能杀虫，理疥癣。与酒相反，同用杀人。

有宣壅导滞之力，苦为涌剂，能使邪气热痰皆吐出也。苦能杀虫，并主疥癣。

按：藜芦有毒，服之令人烦闷吐逆，凡胸中有老痰，或中蛊毒，止可借其宣吐，不然切勿沾口，大损津液也。(《医宗必读·卷之三·本草征要上·草部·藜芦》)

鲤鱼

鲤鱼，味甘，性平，无毒。入脾、肺、肝三经。主咳逆气喘上气、水肿脚满、黄疸烦渴，安胎，妊娠身肿，冷气痃癖，气块横关伏梁。胆，滴眼去翳，滴耳除聋，涂小儿热肿。血，涂小儿丹毒及疮。脂，主小儿痫疾惊忤。鳞，烧灰酒服，破产妇滞血。肠，主小儿肌疮瘰疬，取虫。骨，主阴蚀、赤白带下。齿，主癃闭石淋。皮，主瘾疹恶疮。忌猪肝、天麦门冬。

按：鲤鱼之甘，本入脾家；土能生金，金能制木。故亦入肺肝二经。《衍义》曰：鲤鱼至阴之物也，故其鳞三十六。阴极则阳复，所以有鱼热中之说。叔和曰热即生风，故食之多发风热，诸家并不论及。惟《日华子》云鲤鱼凉，恐无是理。万一风症，更使食鱼，则是贻祸无穷矣。烟熏者损目，天行病后食之，再发必死。(《雷公炮制药性解·卷之六·虫鱼部·鲤鱼》)

荔枝核

甘温而涩。治疝气颓肿，疗肾阴如斗。

按：荔枝性热，主散无形质之滞气，其核温通行肝肾，其结实必双而核肖睾丸，故治颓疝卵肿，类象形之意也。

卒心痛，以一枚煅存性，研末酒服。痘疮出不快，荔壳煎汤饮。(《本草通玄·卷下·果部·荔枝核》)

连翘

连翘，味苦，寒，无毒。入心、胃、胆、大肠、肾五经。除心经客热，散诸经血结。

手少阴主药也。诸疮痛痒，皆属心火，故为疮家要药。

按：连翘苦寒，多饵即减食，谨之！(《医宗必读·卷之三·本草征要上·草部·连翘》)

连翘，味苦，性寒，无毒。入心、胃、胆、大肠、肾五经。主心经客热，诸经血结，消痈疽肿毒，清六经邪火。(新补)

按：连翘手少阴主药也。心为火主，心清则诸脏皆清。诸疮痛痒，皆属心火，故疮家以为要药。性极苦寒，多用即减食。(《删补颐生微论·卷之三·药性论第二十一·草部·连翘》)

苦寒，入心。泻心火，破血结，散气聚，消肿毒，利小便。诸疮痛痒皆属心火，连翘泻心，遂为疮家要药。治瘰疬疮疡有神，然久服有寒中之患。酒炒，研用。(《本草通玄·卷上·草部·连翘》)

连翘，味苦，性微寒，无毒。入心、肝、胆、胃、三焦、大肠六经。泻六经之血热，散诸肿之疮疡，利小肠，杀白虫，通月经，疗五淋，破瘰瘤，解痘毒。鼠粘子为使。

按：连翘苦寒，虽泻六经，而心经为最，诸疮淋闭等症，俱属心火，故能疗之。《药性》曰：除六经热与柴胡同功。然此治血热，柴胡治气热之别耳。(《雷公炮制药性解·卷之二·草部上·连翘》)

莲房

莲房，固精涩肠，但不宜多服。(《医宗必读·卷之四·本草征要下·果部·莲子》)

莲须又名莲花须

莲花须，味甘、涩，温，无毒。入心、肾二经。忌地黄、葱、蒜。清心而诸窍之出血可止，固肾而丹田之精气无遗。须发变黑，泻痢能除。

莲须温而不热，血家泻家尊为上剂。（《医宗必读·卷之四·本草征要下·果部·莲子》）

莲花须，清心固精，悦颜，止血。（《删补颐生微论·卷之三·药性论第二十一·果部·莲子》）

甘涩。清心止血，通肾固精，男子肾泄，女子崩带。（《本草通玄·卷下·果部·莲须》）

莲须，主益肾涩精。

按：多服莲须，令人秘结。（《雷公炮制药性解·卷之一·果部·藕》）

莲子 又名石莲子

莲子，味甘，平，无毒。入心、脾、肾三经。泡去皮、心，炒。心肾交而君相之火邪俱靖，肠胃厚而泻痢之滑均收。频用能涩精，多服令人喜。

莲子，脾家果也，久服益人。石莲子乃九月经霜后坚黑如石，堕水入泥者。今肆中石莲子，其味大苦，产广中树上，不宜入药。（《医宗必读·卷之四·本草征要下·果部·莲子》）

莲子，味甘，性平，无毒。入心、肾二经。补中养神，止泻痢遗精，安靖上下君相火邪，耳目聪明，止赤白浊，崩带。

按：莲花产于泥水，而不染泥水，节节含藏，生生不息。根、须、花、果、叶、节、皮、心，品品皆为良药，盖神物也。禀芬芳之气，合稼穑之味，为脾之果，脾为中黄，所以交媾水火，会合木金者也。土旺则四脏皆安，而莲之功力巨矣。（《删补颐生微论·卷之三·药性论第二十一·果部·莲子》）

甘平。补中，养神清心，固精止泻，除崩带赤白浊，安靖上下君相火邪，使心肾交而成既济之功。（《本草通玄·卷下·果部·莲

子》)

莲子，主清心醒脾，补中养神，进饮食，止泻痢，禁泄精，除腰痛，久服耳目聪明。宜去心蒸熟用。

按：多服莲子，令人气滞。(《雷公炮制药性解·卷之一·果部·藕》)

石莲子，味苦，性寒，无毒。入心、胃、膀胱三经。主噤口痢及湿热渗入膀胱为白浊淋沥等症，清心解烦，开胃进食。去壳用。

按：石莲苦寒，宜泻少阴之火，心火既清，则胃与膀胱不能独热矣，故皆入之。此别是一种，非莲子比也。(《雷公炮制药性解·卷之四·草部下·石莲子》)

凌霄花

又名紫葳花、紫葳。紫葳花，味酸，寒，无毒。入心、肝二经。畏卤咸。三焦血瘕，二便燥干。

即灵霄花也。能去血中伏火及血热生风之证。

按：紫葳酸寒，不能益人，走而不守，虚人避之。(《医宗必读·卷之三·本草征要上·草部·紫葳花》)

紫葳，味甘酸，性微寒，无毒。入脾、肝二经。主妇人产后血奔不定、血膈游风、崩中带下、癥瘕血闭，安胎通淋，又主热风及身痒风疹、二便不通、酒齄热毒。畏卤咸。一名凌霄花。

按：紫葳甘归脾脏，酸走肝家，二经乃藏血裹血者也，故专调血症。风痒之生，亦荣气不和耳，宜并理之。丹溪曰：治中血痛之要药也。且补阴甚捷，盖有守而独行者。(《雷公炮制药性解·卷之五·木部·紫葳》)

羚羊角

羚羊角，味咸，寒，无毒。入肝经。直达东方，理热毒而昏冒无虞；专趣血海，散关结而真阴有赖。清心明目，辟邪定惊。湿风痫血宜加用，瘰疬痈疽不可无。

肝虚而热者宜之。外有二十四节挂痕，内有天生木胎，此角有神力，抵千牛。入药不可单用，须不拆原对，锉细，避风捣筛，更研万匝如飞尘，免刮人肠。

按：独入厥阴，能伐生生之气。（《医宗必读·卷之四·本草征要下·兽部·羚羊角》）

羚羊角，味咸，性寒，无毒。入肺、肝二经。清肺平肝，明目去热，定风安魂。主惊梦狂越，伤寒时气，热在肌肤，产后恶血攻心。

按：羚羊角外有二十四节挂痕，内有天生木胎，有神力，抵千牛。入药不可单用，须锉细，避风捣筛，更研万匝如飞尘，免刮入肠。入厥阴伐生生之气，不宜久用多用。（《删补颐生微论·卷之三·药性论第二十一·兽部·羚羊角》）

咸寒，专主肝症。平肝舒筋，明目定惊，清热解毒，散血下气。羚羊属木，故入厥阴，同气相求也。（《本草通玄·卷下·禽部·羚羊角》）

羚羊角，味苦咸，性寒，无毒。入肝经。主伤寒热在肌肤、温风注毒伏在骨间、邪气不祥、惊梦狂越、心神不宁、小儿卒热惊搐、产妇败血冲心，清心解毒，明目益气。烧灰又主食噎不通。其角多节、挂痕深入者为真。

按：丹溪曰：羚羊属木，宜入厥阴。木得其平，而风火诸症无能乘矣。

雷公云：凡所用亦有神羊角。其神羊角长，有二十四节，内有天生木胎。此角有神力，可抵千牛之力也。凡修事之时，勿令单用，不复有验。须要不拆元对，以绳缚之，将铁错子错之，旋旋取用，勿令犯风。错末尽处，须三重纸裹，恐力撤也。错得了，即单捣，捣尽，背风头重筛过，然后入药中用之。若更研万匝了，用之更妙，免刮人肠也。（《雷公炮制药性解·卷之六·禽兽部·羚羊角》）

刘寄奴

刘寄奴草，味苦，性温，无毒。入心、脾二经。主下气除癥，破血通经，疗霍乱水泻，止金疮出血。汤火所伤亦堪捣傅。酒蒸曝用。

按：寄奴之苦，宜归心脏，而温暖之性，又与脾部相宜，故两入之。盖心实主血，脾实裹血，所以专疗血证。《唐本》云多服令人利，亦以其宣泄耳。

雷公云：采得后，去茎叶，只用实。凡使，先以布拭上薄壳皮令净，拌酒蒸，从巳至申出，晒干用。（《雷公炮制药性解·卷之四·草部下·刘寄奴草》）

硫黄

硫黄，味酸，大热，有毒。入心、肾二经。畏细辛、朴硝、铁、醋。用莱菔剜空，入硫合定，糠火煨熟，紫背浮萍同煮，皂角汤淘去黑浆。壮阳坚筋骨，阴气全消；杀虫燥寒湿，疮痫尽扫。老年风秘，君半夏而立通；泄痢虚寒，佐腊矾而速止。艾汤投一匕，阴毒回春；温酒送三丸，沉寒再造。

秉纯阳之精，能补君火，可救颠危。乌须黑发，真可引年。然顺制炼得宜，淫房断绝者能之，一有不当，贻祸匪轻。（《医宗必读·卷之四·本草征要下·金石部·硫黄》）

咸热，有毒。主命门火衰，阳气暴绝，阴症伤寒，阳道痿弱，老人虚秘，妇人血结，虚人寒利，心腹积聚。

按：硫秉纯阳之精，益命门之火，热而不燥，能润肠结，亦救危神剂。故养正丹用之，常收起死之功。能化铅为水，修炼家尊为金液丹。

寇宗奭云：下元虚冷，真气将绝，久患泄泻，垂命欲尽，服无不效，但中病当便已，不可尽剂。番舶者良，取色鲜洁者，以莱菔剜空，入硫在内，合好，糠火煨熟，去其臭气；再以紫背浮萍同煮，消其火毒；又以皂荚汤，淘去黑浆。一法：绢袋盛碱水煮三日夜，取出清水漂净用。畏细辛、醋、诸血。土硫，止可入疮科，不堪服饵。

壬子秋，余应试北雍，值孝廉张抱赤，久荒于色，腹满如斗。参汤送金匮丸，小便稍利，满亦差减。越旬日而满如故，肢体厥逆，仍投前丸，竟无裨也。举家哀乱，惟治终事。抱赤泣而告曰：若可救我，当终其身父事之。余曰：即不敢保万全，然饵金液丹至数十粒，尚有生理。抱赤连服百粒，小便遄行，满消食进，更以补中、八味并进，遂获痊安。

故夫药中肯綮，如鼓应桴。世之病是症，而不得援者众矣。有如抱赤之倾信者，几何人哉？况硫非治满之剂，只因元阳将绝，而参附无功，藉其纯阳之精，令阴寒之滞见暖冰消尔。（《本草通玄·卷下·金石部·硫黄》）

硫黄，味酸，性大热，有毒。入命门经。主下焦虚冷，阳绝不起，头秃、疳痔、癣疥、心腹疞癖，脚膝冷疼，虚损泄精。莹净无夹石者良，甘草汤煮过用。畏朴硝、细辛、飞廉，忌百般禽兽血。

按：硫黄为火之精，宜入命门补火。盖人有真火，寄于右肾，苟非此火，则不能有生；此火一熄，则万物无父。非硫黄孰与补者？《太清》云：硫禀纯阳，号为将军，破邪归正，返浊还清，挺立阳精，消阴化魄。戴元礼云：热药皆燥，惟硫黄不燥，则先贤尝颂之矣。今人绝不用之，诚虞其热毒耳。然有火衰之证，舍此莫疗，亦畏而遗之，可乎？中其毒者，以猪肉、鸭羹余、甘草汤解之。

雷公云：凡使，勿用青赤色及半白半青半赤半黑者，自有黄色如雏鸡初出壳者为真。凡用四两，先以龙尾蒿自然汁一镒，东流水三镒，紫背天葵汁一镒，粟遂子茎汁一镒，四件合，瓦锅用六一泥固济底下，将硫黄碎之，入于锅中，以前件药汁旋旋添入，火煮之，汁尽为度，再以百部末十两，柳蚛末二斤，一簇草二斤，细锉之，以东流水并药等，同煮硫黄二伏时，日满去诸药，取出用熟甘草汤洗了，入钵中研二万匝方妙。（《雷公炮制药性解·卷之一·金石部·硫黄》）

龙齿

镇心神，安魂魄，龙者东方之神，故其骨与齿皆主肝病。许叔微云：肝藏魂，能变化，故魂游不定，治之以龙齿。煅过研细，水飞。(《本草通玄·卷下·鳞部·龙齿》)

龙齿，专主安魂狂热。

按：许叔微曰：肝藏魂，能变化，故魂游不定者，治之以龙齿。性太涩敛，非虚滑脱陷者勿用。(《删补颐生微论·卷之三·药性论第二十一·兽部·龙骨》)

其齿主惊痫狂疾。(《雷公炮制药性解·卷之六·禽兽部·龙骨》)

龙胆草

龙胆草，味苦、涩，大寒，无毒。入肝、胆二经。恶地黄，酒浸炒。主肝胆热邪，清下焦湿火，肠中小虫痛肿，婴儿客忤惊痫。

禀纯阴之气，但以荡涤肝胆之热为职。

按：龙胆大苦大寒，譬之严冬，黯淡惨肃，冰凌盈谷，万卉凋残，人身之中，讵可令此气常行乎？先哲谓苦寒伐标，宜暂不宜久，如圣世不废刑罚，所以佐德意之穷，苟非气壮实热之证，率尔轻投，其败必矣。(《医宗必读·卷之三·本草征要上·草部·龙胆草》)

龙胆草，味苦涩，性大寒，无毒。入肝、胆二经。贯众、小豆为使，恶地黄、防葵，酒浸炒。主肝胆热邪，下焦湿火，杀虫明目，小儿客忤痫气，痛肿疮疡。

按：龙胆草大苦大寒，譬之严冬，黯淡惨肃，冰凌盈谷，万卉凋残，人身之中，讵可令此常行乎？先哲谓苦寒伐标，宜暂不宜久，如圣世不废刑罚，所以佐德意之穷。苟非气壮实热者，率尔轻投，其败也必矣。(《删补颐生微论·卷之三·药性论第二十一·草部·龙胆草》)

苦涩，大寒。肝经邪热，下焦湿热，目病赤肿瘀肉，小儿客忤疳气，去肠中小虫。时珍曰：相火寄在肝胆，有泻无补，故泻肝胆之热正益肝胆之气，但大苦大寒，过服恐伤胃中生发之气及助火邪，亦久服黄连反从火化之义也。甘草汤浸一宿，晒干用。（《本草通玄·卷上·草部·龙胆草》）

草龙胆，味苦涩，性寒，无毒。入肝、胆、肾、膀胱四经。退肝经之邪热，除下焦之湿肿，明目定惊，治疳止痢，能杀疳虫。小豆、贯众为使，恶防葵、地黄。

按：《图经》龙胆秋令开花，冬间结实，属金与水，金能制木，水入肾家，胆与膀胱乃肝肾同步之腑也，故均入焉。夫目得肝血而能视，肝得肾水而后生，今益肾清肝，目之受明所自来矣。惊、疳、疸、痢，皆肝胆症也，何弗治耶？

雷公云：采得后，阴干。欲用时，用铜刀切去髭上头了，锉，于甘草汤中浸一宿，至明漉出，曝干用。勿空腹饵之，令人弱不禁。（《雷公炮制药性解·卷之二·草部上·草龙胆》）

龙骨

龙骨，味甘，平，无毒。入心、肝、肾三经。忌鱼及铁器，畏石膏。火炼，水飞，酒煮，曝。涩精而遗泄能收，固肠而崩淋可止。缩小便而止自汗，生肌肉而收脱肛。

龙者东方之神，故其骨多主肝病，肾主骨，故又益肾也。许叔微云：肝藏魂，能变化，魂飞不定者，治之以龙齿。

按：龙骨收敛太过，非久病虚脱者，切勿妄投。（《医宗必读·卷之四·本草征要下·兽部·龙骨》）

龙骨，味甘，性平，无毒。入肝、肾二经。忌鱼及铁器，畏干漆、蜀椒、理石、石膏。火煅水飞，酒煮曝干。主鬼魅泄精，泄泻溺血，小便频，胎漏，肠风，小儿惊痫，女子漏下赤白，生肌敛疮，脱肛，止汗安魂。

按：龙为东方之神，故其骨主肝疾。肾主骨，故又益肾也。须

火煅红，水飞。每斤用黑豆一斗蒸过，否则着人肠胃，晚年作热。（《删补颐生微论·卷之三·药性论第二十一·兽部·龙骨》）

甘平性涩。涩可去脱，故能收敛浮越之气。固大肠，止遗泄下血，定惊，止汗，除崩带。煅赤研细，水飞。稍不极细，则粘着肠胃，晚年作热。（《本草通玄·卷下·鳞部·龙骨》）

龙骨，味甘，性平，无毒。入肾经。主丈夫精滑遗泄、妇人崩中带下，止肠风下血，疗泻痢不止。得五色具者佳。俱畏干漆、蜀椒、理石、石膏。

按：经曰肾主骨，宜龙骨独入之。观其沾舌，大抵涩之用居多，故主精滑等症。经曰涩可去脱，是之谓耶。（《雷公炮制药性解·卷之六·禽兽部·龙骨》）

龙眼肉 又名龙眼

龙眼，味甘，平，无毒。入心、脾二经。补心虚而长智，悦胃气以培脾。除健忘与怔忡。能安肾而熟寐。

不热不寒，和平可贵，别名益智者，为其助心生智也。归脾汤用为向导者，五味入口，甘先归脾也。道家用龙眼肉细嚼千余，待满口津生，和津汩汩而咽，此即服玉泉之法也。（《医宗必读·卷之四·本草征要下·果部·龙眼》）

龙眼，味甘，性平，无毒。入心、脾二经。肥大而绿色者佳。补心益脾，安志强魂，聪明长智。

按：方外服龙眼法，五更将不见水干龙眼，以舌在齿上，取肉去核，即是舌搅华池之法，细细嚼至渣细，膏连口中津，汩汩然咽下，如咽甚硬物毕。又如前法食第二枚，共服九枚，约有一时许，服毕方起。辰巳二时，又服九枚，未申二时又服九枚，临卧服九枚，一日四次，却有半日之工。服龙眼则气和心静，且漱津纳咽，是取坎填离之法。劳症者勤行一月，无不愈者。方士大秘，余表之以公同人。（《删补颐生微论·卷之三·药性论第二十一·果部·龙眼》）

甘温。养心益智，开胃益脾，润肺止咳。(《本草通玄·卷下·果部·龙眼》)

龙眼，味甘，性温，无毒。入心、脾二经。主补血气，养肌肉，益虚赢，美颜色，除健忘，治怔忡，增智慧，明耳目，久服延年。

按：龙眼甘温之品，脾家所悦。心者脾之母也，母无顾子之忧，则心血可葆，故入兹二经。然甘能作胀，凡中满气隔之证，均宜远之。(《雷公炮制药性解·卷之一·果部·龙眼》)

蝼蛄

蝼蛄，味咸，寒，无毒。去翅足，炒。通便而二阴皆利，逐水而十种俱平。贴瘰疬颇效，化骨鲠殊灵。

蝼蛄自腰以前，其涩能止二便；自腰以后，其利能通二便。治水甚效，但其性猛，虚人戒之。(《医宗必读·卷之四·本草征要下·虫鱼部·蝼蛄》)

去水甚捷，但虚人难用。兼主瘰疬骨硬，出肉中刺、箭镞，柞汁滴三五次自出。去足翅，炒。(《本草通玄·卷下·虫部·蝼蛄》)

芦根

芦根，味甘，寒，无毒。入胃经。噎膈反胃之司，消渴呕逆之疗，可清烦热，能利小肠。

独入阳明，清热下降，故主治如上。笋性更佳，解河鲀毒。

按：霍乱呕吐，因于寒者勿服。(《医宗必读·卷之三·本草征要上·草部·芦根》)

甘寒，入胃。主胃热火逆，呕吐噎哕，消渴泻痢。取肥者，去须节并赤黄皮。(《本草通玄·卷上·草部·芦根》)

芦根，味甘，性寒，无毒。入肺、胃二经。主消渴客热，止小便利，治五噎膈、烦气烦闷吐逆。以芦根五两，水三盏，煮一盏服，甚效。

按：芦根主气逆呕哕，故入太阴阳明。消渴之证，亦以气化不及州都故也。今得芦根以理太阴，而津液之生必矣。（《雷公炮制药性解·卷之四·草部下·芦根》）

芦荟

芦荟，味苦，寒，无毒。入心、肝、脾三经。主去热明目，理幼稚惊风，善疗五疳，能杀三虫。

禀阴寒之气，寒能除热，苦能泄热，故除热杀虫及明目也。后以湿热为咎，湿热去则愈矣。

按：芦荟大苦大寒，凡脾虚不思食者禁用。（《医宗必读·卷之三·本草征要上·草部·芦荟》）

苦寒，厥阴药也。其用专主泻肝涤热，故能杀虫，明目，疗癣。傅齿，小儿惊痫疳症。（《本草通玄·卷下·木部·芦荟》）

芦荟，味苦，性寒，无毒。入心、肝二经。消风热，除烦闷，明眼目，治惊痫，杀三虫，疗五疳及疥癣痔漏诸疮。解巴豆毒。

按：芦荟之苦，本入心经，而肝则其母也，故亦入之。在小儿惊疳诸热，尤为重药。

雷公云：凡使，勿用杂象胆，其象胆干了，上有竹斑光腻征，微甘。勿便和众药捣，此药先捣成粉。（《雷公炮制药性解·卷之四·草部下·芦荟》）

炉甘石

炉甘石，味甘，温。煅，水飞。散风热而肿消，祛痰气而翳退。金银之气所结，为眼科要药。（《医宗必读·卷之四·本草征要下·金石部·炉甘石》）

阳明药也。受金银之气所生，故能平肝。治目清肿，退赤去烂除翳。火煅红，童便淬七次，研粉，水飞。入朱砂则不粘腻。（《本草通玄·卷下·金石部·炉甘石》）

鹿角

角，茸生两月，即成角矣。补肾生精髓，强骨壮腰膝，止崩中与吐血，除腹痛而安胎。（《医宗必读·卷之四·本草征要下·兽部·鹿茸》）

鹿角主用相仿，功力差缓。（《删补颐生微论·卷之三·药性论第二十一·兽部·鹿茸》）

长成鹿角，主逐鬼邪，益神气，续绝伤，强筋骨，消痈肿，愈恶疮及妇人梦与鬼交。（《雷公炮制药性解·卷之六·禽兽部·鹿茸》）

鹿茸

鹿茸，味甘、咸，温，无毒。入肾经。

形如茄子，色如玛瑙，红玉者良。烙去毛，酥炙。健骨而生齿，强志而益气。去肢体酸痛，除腰脊软痛。虚劳圣剂，崩漏神丹。

鹿乃仙兽，禀纯阳之质，含生发之气。其性极淫，一牡常御百牝，肾气有余，足于精者也。故主用最多，专以壮阳道、补精髓为功。茸较佳于角，肉有益于脾。

按：上焦有痰热，胃家有火，吐血属阴衰火盛者俱忌。生角消肿毒，逐恶血，不及胶之用宏也。鹿，山兽属阳，夏至解角，阴生阳退之象也；麋，泽兽属阴，冬至解角，阳生阴退之象也。主用相悬，不可不辨。（《医宗必读·卷之四·本草征要下·兽部·鹿茸》）

鹿茸，味甘咸，性温，无毒。入肾经。杜仲为使，畏大黄。大如茄子，不破者佳。刮去毛，酥炙透。生精益阳，强筋健骨，补髓养血，安胎杀鬼。主便数泄精，溺血虚劳，腰脊膝痛。

按：鹿乃仙兽，能通督脉，禀纯阳之质，含生发之气。其性极淫。一牡常御百牝，肾气有余，足于精者也。其角不两月，长大至一二十斤，生长神奇，无过于此。茄茸所以贵重者，功力既宏，取之极难。当其初生，不过一茶之项，已成茄形，稍迟半日，便如马鞍歧起，愈小则愈嫩。虽绢帛，触之亦损破也。一破其力大减，然鹿性好触，才捕便抵，一抵便破，故不破损者，其值隆也。鹿与麋又当有别。鹿，山兽也，属阳，夏至解角，阴生阳退之象也。麋，泽兽也，属阴，冬至解角，阳生阴退之象也。主用有阴阳之别，可不察乎？（《删补颐生微论·卷之三·药性论第二十一·兽部·鹿茸》）

咸温，肾经药也。补火助阳，生精益髓，强筋健骨，暖腰壮膝，固精摄便，安胎杀鬼。鹿禀天地纯阳之气，气化振密，其角自生至刚无两月之久，大者至二十余斤。凡物之生无速于此，故能强阳补骨，非他药可比也。长大为角，与茸同功，力少逊耳。（《本草通玄·卷下·禽部·鹿茸》）

鹿茸，味甘咸，性温，无毒。入肾经。主益气滋阴，强志补肾，理虚羸，固齿牙，止腰膝酸疼，破流血作痛，疗虚劳如疟、女子崩漏胎动、丈夫溺血泄精、小儿惊痫、散石淋痈肿、骨中热疽痒。状如玛瑙红玉，长三四寸，破之中有朽木者佳。连顶骨用。长成鹿角，主逐鬼邪，益神气，续绝伤，强筋骨，消痈肿，愈恶疮及妇人梦与鬼交。麋茸及角，功相仿而性更热，专主补阳。麋、鹿茸、角四种，俱杜仲为使，畏大黄。

按：鹿茸，咸温之品，舍肾奚归？功效虽宏，须脉沉细、相火衰弱者，始为相宜。若有火热者用之，何异抱薪救火。其角亦然，麋者更甚。夫麋冬至解角则属阳，鹿夏至解角则属阴，其性热，所以其功捷。大凡含血之物肉易长，角难长，惟二茸不两月长大一二十斤，其坚如石，生长神奇，莫过于此。且诸兽之角，终身不易，惟此种一年一易，盖其性热，生生不已，旧者未去，新者随之，气化秾密。孰能与京诸贤盛述其功，良有以也。

雷公云，凡使，先以天灵盖作末，然后锯解鹿茸作片子，以好羊脂拌天灵盖末，涂之于鹿茸上，慢火炙之，令内外黄脆了，用鹿皮裹之，安室上一宿，其药魂归也。至明则以慢火焙之，令脆，方捣作末用之。每五两鹿茸，用羊脂三两，炙尽为度。又制法：用黄精自然汁浸两日夜了，漉出焙干，令细捣用，免渴人也。鹿角使之，胜如麋角。其角要黄色紧重大好者，缘此鹿食灵草，所以异其众鹿。其麋角顶根上有黄色毛若金线，兼傍生小尖也，色苍白者上。《注乾宁记》云其鹿与游龙相戏，乃生此异耳。采得角了，须全戴者，并长三寸，锯解之，以物盛于急水中浸之一百日，取出用刀刮去粗皮一重了，以物盛水洗令净，然后用酽醋煮七日。旋旋添醋，勿令少歇，戌时不用煮，火只从子时至戌，七日足，其角白色软如粉，即细捣作粉，却以无灰酒煮其胶，阴干了，重重研筛过用。凡修事十两，以无灰酒一镒，煎干为度也。

孙真人云：鹿肉解药毒，不可久服，盖服解毒草也。

孟诜云：主益气，不可以鼻嗅，其茸中有小白虫，视之不见，入人鼻必为虫颡，药不及也。（《雷公炮制药性解·卷之六·禽兽部·鹿茸》）

鹿肉

甘，温。补中强五脏，通脉益气力。（《医宗必读·卷之四·本草征要下·兽部·鹿茸》）

露蜂房

露蜂房，味甘，温，有毒。恶干姜、丹参、黄芩、芍药、牡蛎。炙。拔疔疮附骨之根，治风虫牙齿之痛；起阴痿而止遗尿，洗乳痈而涂瘰疬。

蜂房乃黄蜂之窠，蜂大房大，且露天树上者为胜。

按：其用以毒攻毒，若痈疽溃后禁之。（《医宗必读·卷之四·本草征要下·虫鱼部·露蜂房》）

绿豆

绿豆，味甘，寒。入肝经。反榧子，壳恶鲤鱼。解蟹毒而止渴，去浮风而润肤。利小便以治胀，厚肠胃以和脾。

绿豆属木，通于厥阴，解毒之功，过于赤豆。但功在绿皮，若去壳即壅气矣。

按：胃寒者不宜食。（《医宗必读·卷之四·本草征要下·谷部·绿豆》）

甘寒。利水消肿，解毒。吐泻，解消渴。（《本草通玄·卷上·谷部·绿豆》）

绿豆，味甘，性寒，无毒。入心、胃二经。主除热毒，厚肠胃，散风疹，消肿下气，补脏养神。留皮用。

按：绿豆寒则入心而泻火，甘则入胃而和中。禹锡具称其补益，宜长食之。又堪作枕，能明目，治头风痛。（《雷公炮制药性解·卷之一·谷部·绿豆》）

麻黄

麻黄，味苦，温，无毒。入心、肺、膀胱、大肠四经。厚朴为使，恶辛夷、石韦。去根节，水煮去沫。专司冬令寒邪，头痛、身热、脊强。去营中寒气，泄卫中风热。

轻可去实，为发散第一药，惟在冬月，在表真有寒邪者宜之。或非冬月，或无寒邪，或寒邪在里，或伤风等证，虽发热恶寒，不头疼身疼而拘急，六脉不浮紧者，皆不可用。虽可汗之证，亦不宜多服。汗为心液，若不可汗而汗，与可汗而过汗，则心血为之动矣。或亡阳，或血溢而成大患，可不镇哉。麻黄乃太阳经药，兼入肺经，肺主皮毛；葛根乃阳明经药，兼入脾经，脾主肌肉。发散虽同，所入迥异。（《医宗必读·卷之三·本草征要上·草部·麻黄》）

麻黄，味辛甘苦，性温，无毒。入肺、膀胱二经。厚朴为使，恶辛夷、石韦。去根节，水煮一二沸，去沫用。主冬三月寒邪，头痛身热脊强，去营中寒邪，泄卫中风热。

按：麻黄轻可去实，为发散第一药。惟当冬月，在表真有寒邪者宜之。或无寒邪，或寒邪在里，或伤风有汗等症，虽发热恶寒，其不头痛身疼拘急，六脉不浮紧者，皆不可用。虽可汗之症，亦不宜多服。汗为心液，不可汗而汗，与可汗而过汗，则心血为之动矣。或亡阳，或衄血而成大患，可不慎哉！（《删补颐生微论·卷之

三·药性论第二十一·草部·麻黄》)

辛甘而温，气味俱薄，轻清上浮，入手太阴、足太阳二经，去营中寒邪，泄卫中风热，通利九窍，宣达皮毛，消斑毒，破癥结，止咳逆，散肿胀。按麻黄轻可去实，为发表第一药。惟当冬令在表，真有寒邪者，始为相宜。虽发热恶寒，苟不头疼，身痛拘急，脉不浮紧者，不可用也。虽可汗之症，亦当察病之重轻、人之虚实，不得多服。盖汗乃心之液，若不可汗而误汗、虽可汗而过汗，则心血为之动摇，或亡阳，或血溢而成坏症。可不兢兢至谨哉？服麻黄，须谨避风寒，不尔复发难疗。去根节，煮数沸，掠去上沫。不去沫令人烦，根节能止汗故也。（《本草通玄·卷上·草部·麻黄》）

麻黄，味甘苦，性温，无毒。入肺、心、大肠、膀胱四经。主散在表寒邪，通九窍，开毛孔，破癥结，除积聚。去根节者，大能发汗；根节能敛汗。厚朴为使，恶辛夷、石韦。陈久者良。

按：麻黄专主发散，宜入肺部；出汗开气，宜入心与大肠、膀胱。此骁悍之剂也，可治冬月春间伤寒瘟疫，夏秋不可轻用，惟在表真有寒邪者可用。或无寒邪，或寒邪在里，或里虚之人，或阴虚发热，或伤风有汗，或伤食等症，虽发热恶寒，其不头疼身疼而拘急，六脉不浮紧者，皆不可用。虽可汗之症，不宜多服，盖汗乃心之液，若不可汗而汗，与可汗而过汗，则心血为之动矣，或至亡阳，或至衄血不止，而成大患。丹溪以麻黄、人参同用，亦攻补之法也。医者宜知之。

雷公云：凡使，去节并沫，若不尽，服之令人闷。用夹刀剪去节并头，槐砧上用铜刀细锉，煎三四十沸，竹片掠去上沫尽，漉出，晒干用。（《雷公炮制药性解·卷之二·草部上·麻黄》）

麻油

麻油，味甘，微寒，无毒。熟者利大肠，下胞衣；生者摩疮肿，生秃发。

生者，过食能发冷利，脾虚作泻者忌之。熬熟不可经宿，即助热动气也。（《医宗必读·卷之四·本草征要下·谷部·麻油》）

马鞭草

马鞭草，味苦，寒，无毒。入肝、肾二经。理发背痈疽，治杨梅毒气，癥瘕须用，血闭宜求。

此草专以驱逐为长，疮症久而虚者，斟酌用之。（《医宗必读·卷之三·本草征要上·草部·马鞭草》）

马鞭草，味苦甘，性寒，有小毒。入肝、脾二经。主活血通经，治金疮诸疮疖。取汁和酒服。

按： 肝藏血者也，脾裹血者也。马鞭草专主血分，故入是二经。（《雷公炮制药性解·卷之四·草部下·马鞭草》）

麦门冬

麦门冬，味甘，微寒，无毒。入心、肺二经。地黄、车前为使，恶款冬花，忌鲫鱼。肥白者佳，去心用。退肺中伏火，止渴益精；清心气惊烦，定血疗咳。

麦门冬禀秋令之微寒，得西方之正色，故清肺多功。心火焦烦，正如盛暑，秋风一至，炎蒸若失矣。心主血，心既清，妄行者息。脾受湿热，则肌肉肿而肠胃满，热去即湿除，肿满者自愈。金不燥则不渴，金水生则益精。

按： 麦门冬与天门冬功用相当，寒性稍减，虚寒泄泻，仍宜忌之。（《医宗必读·卷之三·本草征要上·草部·麦门冬》）

麦门冬，味甘，微寒，无毒。为心、肺二经。地黄、车前为使，恶款冬、苦瓠，畏苦参、青蘘、木耳、钟乳，忌鲫鱼。肥大者佳。去心用。退肺中伏火，故止嗽止渴。益精美颜，清心气惊烦，故宁心养营，安魂定魄。

按： 麦门冬禀秋令之微寒，是以清肺多功。夫心火焦烦正如盛暑，秋风一至，炎蒸若失矣。大约与天门冬功用相仿，但甘味稍多，寒性差减，较胜一筹。然专泄而不专收，火盛气壮者相宜，气弱胃寒者，何可饵也？（《删补颐生微论·卷之三·药性论第二十一·草部·麦门冬》）

甘而微寒，肺经药也。清肺中伏火，定心脏惊烦，理劳瘵骨蒸，止血热妄行。理经枯乳闭，疗肺痿吐脓，润燥干烦渴。麦门冬主用烦多，要不越清肺之功。夏令湿热，人病困倦无力，身重气短，孙真人立生脉散，补天元真气。人参甘温，泻虚火而益元气；麦冬甘寒，润燥金而清水源；五味子之酸温，泻丙丁而补庚金。殊有妙用，然胃寒者不敢饵也。去心用。若入丸剂，汤润捣膏。畏其寒者，好酒浸捣。（《本草通玄·卷上·草部·麦门冬》）

麦门冬，味甘，性平，微寒，无毒。入肺、心二经。退肺中隐伏之火，生肺中不足之金。止消渴，阴得其养；补虚劳，热不能侵。去心用。地黄、车前为使，恶款冬、苦瓠、苦参、青蘘，忌鲫鱼。肥大者佳。

按：麦门冬阳中微阴，夫阳乃肺药，微阴则去肺中伏火，伏火去，则肺金安而能生水，水盛则能清心而安神矣。故能治血妄行，调经和脉。（《雷公炮制药性解·卷之二·草部上·麦门冬》）

麦芽

麦芽，味甘、咸，温，无毒。入胃经。炒黄去芒，留芽用。熟腐五谷，消导而无停；运行三焦，宣通而不滞。疗腹鸣与痰饮，亦催生而堕胎。

古人惟取矿麦为芽，今人多用大麦者，非也。以谷消谷，有类从之义，无推荡之峻，胃虚停谷食者宜之。然有积化积，无积消肾气，堕胎。（《医宗必读·卷之四·本草征要下·谷部·麦芽》）

麦芽，味甘咸，性温，无毒。入脾、胃二经。豆蔻、砂仁、乌梅、木瓜、芍药、五味子为使。炒焦，去芒留芽用。消食和中，化痰，催生落胎。

按：麦性黏滞，水渍生芽。气虽少清，性犹未化，全在多炒至于焦色，反有功力。专主五谷之积，与山楂异。古人有麦芽消肾之说，为其伐胃故也。经云胃为水谷气血之海，化营卫而润宗筋。又曰阴阳总宗筋之会，而阳明为之长，故胃伤者阳事衰也。岂非消肾之确证欤？李时珍曰：有积消积，无积消元气。前贤于攻伐之剂，虽平善如麦芽，恐人过用损真，犹谆谆告戒，况硝黄巴砒之属，其可尝试而漫为哉？世之喜于消导者，至此亦当瞿然矣。（《删补颐生微论·卷之三·药性论第二十一·谷部·麦芽》）

即大麦水浸生芽者。开胃下气，消食和中。（《本草通玄·卷上·谷部·麦芽》）

麦芽，味甘咸，性温，无毒。入脾、胃二经。主温中下气，开胃健脾，催生下胎，化宿食，除胀满，止吐逆，破癥结，消痰痞。炒去芒，再炒焦黄，研用。蜜为之使。

按：麦芽甘而且温，宜职中州。夫麦性泥滞，不过水浸生芽，气虽少清，性犹未化，功效何若是殊哉？全在多炒，使其性枯耳。不然，是即食矣，岂复能消耶？丹溪云：大麦有火，能生热病。其芽能行上焦滞血，除腹内寒鸣。然多用久服，令人消肾。（《雷公炮制药性解·卷之一·谷部·麦芽》）

鳗鲡鱼

鳗鲡鱼，味甘，性平，有微毒。不载经络。主虚劳不足、阳事衰微、传尸鬼疰、蛊毒诸虫、妇人阴疮虫痒带下、皮肤恶疮、疳蜃痔漏、腰背间风寒湿痹、诸般草石药毒、脚气、疬疡风、白剥风。肉烧室内，可辟蚊虫。骨置箱中，能除衣蠹。

按：鳗鲡虽有小毒，而功甚薄，或言是蛟蜃之类，未可尽信。今据《稽神录》所载，主疗传尸甚奇，信亦非常物也。五色全者，其功最胜，然罕能得耳。（《雷公炮制药性解·卷之六·虫鱼部·鳗鲡鱼》）

蔓荆子

蔓荆子，味苦、辛、平，无毒。入肝、膀胱二经。恶乌头、石膏。头风连于眼目，搜散无余；湿痹甚而拘挛，舒展有效。

气清味辛，体轻而浮，上行而散，故所主者皆在风木之脏。目之于筋，皆肝所主也。

按：头痛目痛，不因风邪而因于血虚有火者，忌之。元素云：胃虚人不可服，恐生痰疾。(《医宗必读·卷之四·本草征要下·木部·蔓荆子实》)

辛而微温，足太阳经药也。主太阳头风、顶痛、目痛羞泪，亦能固齿。去白膜，酒炒，打碎。(《本草通玄·卷下·木部·蔓荆子》)

蔓荆子，味苦甘辛，性微寒，无毒。入肝经。主散风寒，疗头风，除目痛，除翳膜，坚齿牙，利九窍，杀白虫。酒浸一宿，蒸用。恶石膏、乌头。

按：经曰东方青色，入通于肝，开窍于目。又曰：风生木，木生酸，酸生肝。荆实入肝，故专主散风，以疗目疾。《主治秘诀》云：其味苦甘，为阳中之阴，能凉诸经之血热。(《雷公炮制药性解·卷之五·木部·蔓荆子》)

芒硝

又名朴硝、硝石。朴硝，味辛、咸、酸，寒，无毒。入胃、大肠二经。破血攻痰，消食解热。法制玄明粉，功缓力稍轻，明目清躁，推陈致新。

朴硝在下，最粗而浊，芒硝在上，其质稍清；玄明再经煎炼，尤为精粹。方士滥夸玄明粉却病永年，不根之说也。若施之于有虚无火之人及阴毒沉寒之证，杀人惨于刀剑矣。(《医宗必读·卷之四·本草征要下·金石部·朴硝》)

朴硝，味辛咸，性大寒。有小毒。入胃、大肠二经。大黄为使，恶苦参、苦菜、女菀，畏三棱。下气破血，攻积聚癥瘕，老痰宿食，烦热邪气，明目清躁，推陈致新。

按：经曰：咸味下泄为阴。又曰：咸以软之。又曰：热淫于内，治以咸寒。又曰：气坚者以咸软之，皆合用硝。仲景只用芒硝，不用朴硝，恶其太峻也。朴硝在下，最粗而浊。芒硝在上，其质稍清。再经煎炼为玄明粉，尤为清粹，然终是攻击之剂，方士滥夸玄明粉，可以却病延年，不根之说也。若施之于有虚无火人，杀人惨于刀剑矣。（《删补颐生微论·卷之三·药性论第二十一·石部·朴硝》）

苦辛寒。一经煮炼即为芒硝。鼎罐升煅，即为玄明粉。主五脏积聚，久热胃闭，痰实血结，明目下胎。《内经》云：热淫于内，治以咸寒。故承气汤，用以软坚去实。朴硝重浊，止堪涂傅。芒硝轻爽，可供走血荡肠之需。玄明更佳，然止于治病，服食则不可耳。（《本草通玄·卷下·金石部·朴硝》）

硝石，味苦辛，性大寒，有毒。入心、脾二经。主六腑积聚燥结，留血闭藏，天行疫痢，伤寒发狂，停痰作痞，肠风痔漏，推陈致新，解诸石药毒，种种实热，悉可泻除，能堕胎孕。大黄为使，恶苦参、苦菜、女菀，畏麦句姜。

按： 硝石为太阴之精，宜入心家泻火，而脾即其子也，故并入之。丹溪云：《本经》言其无毒，误也。能化七十二种石，无毒而然乎？分为七种，气味相同，俱善消化驱逐，但朴硝力紧，芒硝、英硝、马牙硝力缓，硝石、风化硝、玄明粉缓而又缓也。以之治病，病退即已。《本经》称其炼服补益，岂理也耶？经云：热摇于内，治以咸寒，佐以苦寒。古方因之，故都用大黄佐芒硝耳。

雷公云：凡使，先研如粉，以瓷瓶子于五斤火中煅令通赤，用鸡肠菜、柏子仁和作一处，分丸如小帝珠子许，待饼子赤时，投硝石于瓷瓶子内，其硝石自然伏火。每四两硝石，用鸡肠菜、柏子仁共十五个，帝珠子尽为度。（《雷公炮制药性解·卷之一·金石部·硝石》）

没食子 又名没石子

没石子，味苦，温，无毒。入肾经。忌铜铁器。用浆水于砂盆中研焙，干再研，如乌犀色。益血生精，染须发而还少；强阴治痿，助阳事以生男。涩精止遗淋，固肠医泄痢。

禀春生之气，兼金水之性。春为发生之令，故有功于种玉；金主收肃之用，故有功止涩。然亦不宜独用多用也。（《医宗必读·卷之四·本草征要下·木部·没石子》）

没药

没药，味苦，平，无毒。制法同乳香。宣血气之滞，医疮腐之疼。可攻目翳，堪堕胎儿。

血滞则气壅，故经络满急，发肿作痛。没药善通壅滞，则血行而气畅痛止也。

按：骨节痛与胸腹筋痛，不由血瘀而因于血虚，产后恶露去多，腹中虚痛，痈疽已溃，法咸禁之。（《医宗必读·卷之四·本草征要下·木部·没药》）

苦平。破血攻瘀，止痛消肿，生肌明目。乳香活血，没药散血，故止痛生肌约略相同。外科每每相兼而用。修治与乳香同。（《本草通玄·卷下·木部·没药》）

没药，味苦辛，性平，无毒。入十二经。主破癥结宿血，止痛，疗金疮、杖疮、痔疮、诸恶肿毒、跌打损伤、目中翳晕、历节诸风、骨节疼痛。制同乳香。

按：没药与乳香同功，大抵血滞则气壅淤，气壅淤则经络满急，故痛且肿，得没药以宣通气血，宜其治也。（《雷公炮制药性解·卷之五·木部·没药》）

虻虫

虻虫，味苦，寒，有毒。入肝经。去足翅，炒。恶麻黄。攻血遍行经络，堕胎止在须臾。

青色之入肝，专唼牛马之血，仲景用以逐血，因其性而取用者也。非气壮之人，实有蓄血者，水蛭、虻虫不敢轻与。（《医宗必读·卷之四·本草征要下·虫鱼部·虻虫》）

凡血在脏腑经络者，驱逐攻下。盖食血而能治血，因其性而为

用也。去足翅，焙。(《本草通玄·卷下·虫部·虻虫》)

礞石 又名青礞石

青礞石，味咸，平，入肝经。火煅，水飞。化顽痰癖结，行食积停留。

痰见青礞，即化为水，脾虚者大忌。(《医宗必读·卷之四·本草征要下·金石部·青礞石》)

咸平。破老痰坚积，止咳嗽喘急。色青乃厥阴之药，肝木乘脾，土气不运，痰滞胸膈，宜其重坠，令木平气下，则痰症自愈。脾虚家不宜多服。入罐，打碎礞石四两，拌匀消石四两，同煅，至消尽、礞石色如金为度。研细，水飞用。(《本草通玄·卷下·金石部·青礞石》)

青礞石，味辛甘，性平，有毒。入肺、大肠、胃三经。主荡涤宿痰，消磨食积。研绝细用。

按： 礞石辛宜于肺，甘宜于胃。大肠者，肺家传送之官也，故都入之。大损元气，不可漫用。(《雷公炮制药性解·卷之一·金石部·青礞石》)

麋茸

麋茸及角，功相仿而性更热，专主补阳。(《雷公炮制药性解·卷之六·禽兽部·鹿茸》)

密蒙花

密蒙花，味甘，平，无毒。入肝经。酒润焙。养营和血，退翳开光。大人眦泪羞明，小儿痘疹攻眼。

独入东方，为涤热和营之用，故治目之外，无他长也。(《医宗必读·卷之四·本草征要下·木部·密蒙花》)

甘寒。主目痛、赤膜多泪、羞明障翳。酒蜜拌，微炒。(《本草通玄·卷下·木部·密蒙花》)

密蒙花，味甘，性微寒，无毒。入肝经。主青盲肤翳、赤涩眵泪、赤脉贯睛，又主小儿麸痘及疳眼。酒浸一宿，蜜拌蒸，晒干用。

按：密蒙专入肝经，故治目之外无他长。眼科之要剂也。

雷公云：凡使，先拣令净，用酒浸一宿，漉出候干，再将蜜拌润蒸，从卯至酉出，日干。如此拌蒸二遍，又却日干用。每修事一两，用酒八两浸，待色变，用蜜半两蒸为度。此原名水锦花。（《雷公炮制药性解·卷之五·木部·密蒙花》）

密陀僧

密陀僧，味辛，平，有小毒。色如金者良。镇心主，灭瘢点。五痔金疮同借重，疟家痢证共寻求。

即煎银炉底，感银铅之气而成，其性重坠，故镇心下痰，须水飞用，食之令人寒中。（《医宗必读·卷之四·本草征要下·金石部·弥陀僧》）

密陀僧，味咸辛，性平，有毒。不载经络。主皮肤斑点，五痔金疮，嗽呕吐痰，禁疟痢，镇心惊。体重如金色者佳，水飞用。

按：密陀僧，一名没多僧，质极重，过服伤人脏。

雷公云：凡使，捣令细，于瓷埚中安置了，用重纸袋盛柳蚰末，焙密陀僧埚中。次下东流水，浸令满，着火煮一伏时足，去柳末纸袋，取密陀僧用。（《雷公炮制药性解·卷之一·金石部·密陀僧》）

墨

墨，味辛，温，无毒。烧红研细。止血以苦酒送下，消痈以猪胆调涂。

墨者，北方之色；血者，南方之色，止血者，火见水而伏也。内有鹿角胶，非煅红不可用。（《医宗必读·卷之四·本草征要下·土部·墨》）

牡丹皮

牡丹皮，味辛苦，性微寒，无毒。入肝经。畏贝母、大黄、菟丝子，忌蒜、胡荽。和血生血，凉血行血，除风痹，主无汗骨蒸，清相火。

按： 丹皮清东方雷火，是其本功。北方龙火，因而下伏，此乙癸同源之治也。古人惟以此治相火，故六味丸用之。后人专用黄柏，不知丹皮之功更胜也。千载秘奥，人所未知。（《删补颐生微论·卷之三·药性论第二十一·木部·牡丹皮》）

苦辛微寒，肝经药也。清肾经之虚热，理无汗之骨蒸，凉血行血，通关腠，排脓消瘀，定吐衄血。时珍云：牡丹皮治肾肝血分伏火，伏火即相火也。古方惟以此治相火，故仲景肾气丸用之。后人惟知黄柏治相火，不知丹皮更胜也。此千古秘奥，人所不知，赤者利血，白花者补人，宜分别用。肉厚者佳，酒洗微焙。（《本草通玄·卷上·草部·牡丹皮》）

牡丹皮，味辛苦，性微温，无毒。入肝经。治一切冷热气血凝滞、吐衄血瘀积血、跌扑伤血、产后恶血，通月经，除风痹，催产难。畏菟丝子，忌蒜。

按： 丹皮主用，无非辛温之功。禹锡等言其治冷，当矣。《本草》曰性寒，不亦误耶？夫肝为血舍，丹皮乃血剂，固宜入之。本功专主行血，不能补血，而东垣以此治无汗骨蒸，六味丸及补心丹皆用之，盖以血患火烁则枯、患气郁则新者不生。此剂苦能泻阴火，辛能疏结气，故为血分要药。

雷公云：凡采后日干，用铜刀劈破，去骨了，细锉如大豆许，用清酒拌蒸，从巳至未出，日晒干用。（《雷公炮制药性解·卷之三·草部中·牡丹皮》）

牡蛎

牡蛎，味咸，寒，无毒。入肾经。贝母为使，恶麻黄、辛夷、吴茱萸。火煅，童便淬之。消胸中之烦满，化痰凝之瘰疬。固精涩二便，止汗免崩淋。

按：虚而热者宜之，有寒者禁与。（《医宗必读·卷之四·本草征要下·虫鱼部·牡蛎》）

牡蛎，味咸，性寒，无毒。入肾经。贝母为使，畏麻黄、辛夷、吴茱萸。醋调黄泥固济煅透，童便淬之。涩精止带，化痰软坚，去热止渴，敛汗消疝，固二便，化瘰疬。

按：牡蛎咸寒，宜其归肾，壮水之主，可制阳光。久服必有寒中之患。（《删补颐生微论·卷之三·药性论第二十一·虫鱼部·牡蛎》）

咸寒。化痰软坚，清热除湿。止遗泄肠滑，小便多，盗汗，心脾病，赤白浊，崩带，疝瘕积块，瘰疬。好古曰：牡蛎入足少阴，为软坚之剂。以柴胡引之，去胁下硬；以茶引之，消项上核；以大黄为使，能益精收涩，止小便。黄泥固济，火煅。（《本草通玄·卷下·介部·牡蛎甲》）

牡蛎，味咸，性微寒，无毒。入肾经。主遗泄带下，喉痹咳嗽、荣卫虚热去来不定、心胁下老痰痞积、宿血温疟、疮肿结核。贝母为使，喜甘草、牛膝、远志、蛇床，恶麻黄、吴茱萸、辛夷。火煅微红，杵绝细用。

按：牡蛎本是咸水结成，故专归肾部，软坚收敛之剂也。

雷公云：有石牡蛎、石鱼蛎、真海牡蛎。石牡蛎者，头边皆大，小甲沙石，真似牡蛎，只是圆如龟壳。海牡蛎收得，只是丈夫不得服，令人无髭。真牡蛎火煅白，炮，并用醋试之，随手走起，可认真是。万年珀号曰醋，用之妙。凡修事，先用二十个，盐一两，煮一伏时，后入火中烧令通赤，然后入钵中研如粉用也。（《雷公炮制药性解·卷之六·虫鱼部·牡蛎》）

木鳖子

木鳖子，味甘，温，有毒。散血热，除痈毒，止腰痛，生肌肉。有毒之品，但宜外用，勿轻内服。番木鳖形较小而色白味苦，

主咽喉痹痛；气血虚，肠胃滑者，大戒。(《医宗必读·卷之四·本草征要下·木部·木鳖子》)

木瓜

木瓜，味酸，温，无毒。入肝经。忌铁，去穰。筋急者得之即舒，筋缓者遇之即利。湿痹可以兼攻，脚气惟兹最要。

得东方之酸，故入厥阴治筋，非他药所能侪匹。转筋时，但念木瓜二字数十声，立效。东垣云：气脱能收，气滞能和，故于筋急筋缓，两相宜耳。

按：孟诜云：多食损齿及骨。《素问》所谓阴之所生，本在五味；阴之所营，伤在五味。五味太过，则有增胜之忧也。(《医宗必读·卷之四·本草征要下·木部·木瓜》)

木瓜，味酸，性温，无毒。入肝经。忌铁。去穰。主一切筋病，湿痹脚气。

按：木瓜禀东方之酸，故职专治筋。转筋时但念木瓜二字，及书土作木瓜字，立效。东垣曰：气脱能收，气滞能和，故筋急筋缓，无所不宜。孟诜谓：多食木瓜，损齿及骨。经曰：阴之所生，本在五味，阴之所营，伤在五味。五味太过，即有增胜之忧也。(《删补颐生微论·卷之三·药性论第二十一·木部·木瓜》)

酸温，肝脾药也。强筋舒筋，主脚气，霍乱，转筋。收摄脾土，去湿热，止吐泻，化痰食，理水胀。木瓜专主筋病，然皆脾病，非肝病也。肝虽主筋，而转筋则由湿热或寒湿之邪袭伤脾。故转筋必起于足腓，腓及宗筋皆属阳明。木瓜治转筋，非益筋也，理脾以伐肝也。

孟诜云：多食木瓜，损齿及骨。皆伐肝之明验。陶弘景云：转筋时，但呼木瓜名及书上作木瓜字皆验，此理亦不可解。(《本草通玄·卷下·果部·木瓜》)

木瓜，味酸，性寒，无毒。入肺、脾、肝三经。主脚气水肿、心腹冷热痛及奔豚，去湿气，调荣卫，助谷气，和脾胃，止吐泻。

忌犯铁器。石捣用。

按： 木瓜之入三经，何也？经所谓以酸补肺，以酸泻肝，脾则受制木而孕育夫金者也，何弗入焉？东垣云：气脱则能收，气滞则能和，腰肾脚膝之要药也。香薷饮用之，取其专和脾胃，培植肺气，除夏间之湿，以生至微之金耳。

雷公云：凡使，勿误用和圆子、蔓子、土伏子，其色样外形真似木瓜，只气、味、效并向里子各不同。若木瓜皮薄微赤黄香，甘酸不涩，调荣卫，助谷气，向里子头尖，一面方，是真木瓜。若和圆子，色微黄，蒂核粗，子小圆，味涩微咸，伤人气。蔓子颗小似木瓜，味绝涩，不堪用。土伏子似木瓜，味绝涩，子如大样油麻，又苦涩不堪用。若饵之，令人目涩、目赤、多赤筋痛。凡使木瓜，勿犯铁，用铜刀刮去硬皮并子，薄切，于日中晒，却用黄牛乳汁拌蒸，从巳至未，其木瓜如膏煎，却于日中薄摊，晒干用也。（《雷公炮制药性解·卷之五·木部·木瓜》）

木槿皮 又名川槿皮

川槿皮，味苦，平，无毒。止肠风与久痢，擦顽癣及虫疮。

肉厚而色红者真，不宜多服。（《医宗必读·卷之四·本草征要下·木部·川槿皮》）

木通

木通，味辛、甘淡，平，无毒。入心、小肠二经。色白而梗细者佳。治五淋，宣九窍，杀三虫，利关节，通血脉，开关格。行经下乳，催生堕胎。

功用虽多，不出宣通气血四字。东垣云：淡甘能助西方秋气下降，专泄气滞。肺受热邪，气化之源绝，则寒水断流，宜此治之。君火为邪，宜用木通；相火为邪，宜用泽泻。利水虽同，用各有别。

按： 木通性通利，精滑气弱、内无湿热、妊娠者均忌。（《医宗必读·卷之三·本草征要上·草部·木通》）

木通，味辛甘淡，性平，无毒。入肝、心、小肠三经。色白而细者佳。去皮用。主五淋癃闭，关格肿胀，杀虫宣窍，醒睡止痛，破血通经，催生堕胎，散肿下乳。

按：木通以疏通肝木得名。又甘淡能助西方秋气下降，专通气滞，肺受热邪，气化之源绝，则寒水断流，宜此治之。脚气症，足膝肿痛，用木通一味二两，水煎顿服。一日后，当发红疹便愈，夹以他药，即不效也。其性宣通，精滑气虚，内无湿热者及孕妇均忌。（《删补颐生微论·卷之三·药性论第二十一·草部·木通》）

甘淡微寒，心胞络、小肠、膀胱药也。利小便，消水肿，宣血脉，通关节，明耳目，治鼻塞，破积聚，除烦渴，安心神，散痈肿，清伏热，醒多睡，去三虫，堕胎下乳。东垣曰：木通甘淡，助西方秋气下降，以利小便，专泻气滞也。肺受热邪，气化之源绝，则寒水断流；膀胱癃闭，宜此治之。时珍曰：木通上能通心清肺，理头痛，达九窍；下能泄湿祛热，皆从小便而出。《本草》云：通可去滞，木通、防己之属。夫防己苦寒，泻血分湿热；木通甘淡，泻气分湿热，细而白者佳。（《本草通玄·卷上·草部·木通》）

木通，味辛甘，性平，无毒。入小肠经。主五淋小便闭、经凝、乳闭、难产、积聚、惊悸心烦、健忘、耳聋声哑、鼻塞、痈疮、脾疸喜睡、天行瘟疫。

按：木通利便，专泻小肠，宜疗五淋等症。其惊悸等症虽属心经，而心与小肠相为表里，故并治之。脾疸喜睡，此脾之病，皆湿所酿也，利小肠而湿不去乎？瘟疫之来，感天地不正之气，今受盛之官行而邪不能容，亦宜疗矣。（《雷公炮制药性解·卷之三·草部中·木通》）

木香

木香，味辛，温，无毒。入肺、脾、肝三经。生用理气，煨熟止渴。平肝降气，郁可开而胎可安，健胃宽中，食可消而痢可止。何患乎鬼邪蛊毒，无忧于冷气心疼。

气味纯阳，故辟邪止痛。吐泻停食，脾疾也，土喜温燥，得之即效；气郁气逆，肝疾也，木喜疏通，得之即平。胎前须顺气，故能安胎。

按： 木香香燥而偏于阳，肺虚有热，血枯而燥者，慎勿犯之。（《医宗必读·卷之三·本草征要上·草部·木香》）

木香，味辛，性温，无毒。入心、肺、脾、胃、肝、大肠六经。入理气药，忌火；入止泻药，面裹煨。行肝气，泄肺气，健脾气，散滞气，止泻痢，定呕吐，健脾消食，除心腹胁痛，胀满积聚，开郁杀鬼安胎。

按： 木香乃气分第一药也。肺实主气，肺气调，则金能制木而肝平。怒则肝气逆上，忤其元气，心有纵肝之情而不能制，则肝盛。得木香，则心畅而正气亦畅，肝气何逆之有哉？实心之行肝，非肝之自行也。气虚及阴虚火亢者禁与。（《删补颐生微论·卷之三·药性论第二十一·木部·木香》）

性温味辛，气味俱厚，沉而下降，统理三焦气分。主心腹痛，健脾胃，消食积，止吐利，安胎气，理疝气，疗肿毒，辟鬼邪。时珍云：诸气膹郁，皆属于肺。故上焦气滞者宜之，乃金郁则泄之也。中气不运，皆属于脾，故中焦气滞者宜之，脾胃喜芳香也。大肠气滞则后重，膀胱气不化则癃淋，肝气逆上则为痛，故下焦气滞者宜之，乃塞者通之也。形如枯骨，味苦粘牙者良。凡入理气药，只生用之。若欲实大肠药，须以面裹煨，面熟为度。（《本草通玄·卷上·草部·木香》）

木香，味苦辛，性微温，无毒。入心、肺、肝、脾、胃、膀胱六经。主心腹一切气、痃癖癥块、九种心疼，止泻痢，除霍乱，健脾胃，消食积，定呕逆，下痰壅，辟邪气瘟疫，杀疰虫精物。宜生磨用，火炒令人胀。形如枯骨、苦口沾牙者良。

按： 木香辛入肺，苦入心，温宜脾胃，肝者心之母也，膀胱者肺所连也，故均入焉。盖心乃一身之主，气血之所听命者也，有主则能塞气，肺气调则金能制木，而肝火自伏矣。凡人有怒，则肝气拂逆，而反忤其元气，心有纵肝之情而不能制，则肝气于是乎盛，或为拂逆，或为攻冲，得木香则心气畅而正气亦畅，肝气何拂逆之有哉！实心之行夫肝也，非肝之自行也。东垣以黄连制之，恐其气行过于通畅，不无走泄之患耳。

雷公云：凡使，木香是芦蔓根条，左盘旋。采得二十九日方硬如朽骨，硬碎。其有芦头丁盖子色青者，是木香神也。(《雷公炮制药性解·卷之五·木部·木香》)

木贼 又名木贼草

木贼草，味甘、苦，平，无毒。入肝经。迎风流泪，翳膜遮睛。

木贼为磋擦之需，故入肝而伐木。去节者善发汗，中空而轻，有升散之力也。

按：木贼多服损肝，不宜久用。(《医宗必读·卷之三·本草征要上·草部·木贼草》)

甘苦，入肝，退目翳，止泪出。木贼与麻黄同形同性，亦能发汗散火。治木器者，用之搓擦则光净，故有木贼之名。取以制肝，木有灵也。(《本草通玄·卷上·草部·木贼》)

木贼，味甘微苦，性平，无毒。入肝经。主目疾，退翳膜，消积块，益肝脏。得麝香、牛角䚡治休息痢久不瘥。得禹余粮、当归、芎䓖疗崩中赤白。得槐鹅、桑耳治肠风下血。得槐子、枳实、地榆治肠澼及痔血。去节，水润焙用。

按：木贼之名，以其能伐木也。肝为木，故宜入焉。夫目得血而能视，藉之以伐肝邪，则血生而愈目矣。(《雷公炮制药性解·卷之四·草部下·木贼》)

牛蒡子

牛蒡子，味辛，性温，无毒。入十二经。主风湿瘾疹盈肌、咽喉风热不利、诸肿疮疡之毒、腰膝凝滞之气，润肺止嗽，散气消痰。酒拌蒸，待有白霜出，拭去，焙干捣用。一名恶实，一名鼠粘子。

按：《主治秘诀》及东垣皆云牛蒡子辛温，故能入十二经而通散也。洁古云吞一枚可出痈疽头，亦表其辛散之功耳。《本草》言其性平，误矣。（《雷公炮制药性解·卷之四·草部下·牛蒡子》）

即鼠粘子。辛温，入肺。达肺气，利咽喉，去皮肤风，消斑疹毒，出痈疽头。牛蒡子，本入肺理风之剂，兼理腰膝凝滞者，一则金为水母，一则清肃下输，或谓兼入肾者，非其升浮之用也。（《本草通玄·卷上·草部·牛蒡子》）

牛蒡子①，味辛，平，无毒。入肺经。酒炒研。宣肺气，理痘疹，清咽喉，散痈肿。一名鼠粘子，一名恶实。

开毛窍，除热者，为痘疹要药。

按：牛蒡子性冷而滑，惟血热便闭者宜之，否则忌用。（《医宗必读·卷之三·本草征要上·草部·牛蒡子》）

牛黄

牛黄，味甘、苦，平，无毒。入心、肝二经。人参为使，恶龙骨、龙胆、地黄、常山、蜚蠊，畏牛膝、干漆。清心主之烦热，狂邪鬼俱消；摄肝脏之魂，惊痫健忘同疗。利痰气而无滞，入筋骨以搜风。

东垣云：牛黄入肝治筋，中风入脏者，用以入骨追风。若中府中经者误用之，反引风入骨。如油入面，莫之能出。（《医宗必读·卷之四·本草征要下·兽部·牛黄》）

牛黄，味苦微甘，性平。有小毒。入心、脾、肝三经。人参为使，恶龙骨、地黄、龙胆草、蜚蠊、常山，畏牛膝、干漆。体轻微香。磨甲色透，置舌上先苦后甘，清凉透心者真。清心利痰，安魂定惊，除邪逐鬼，痘疮紫色，谵语。

按：东垣曰：牛黄入肝，凡中风入脏者，必用牛黄。入骨透髓，引风自内而出。若中腑及中血脉者用之，引邪入髓，如油入

---

① 牛蒡子：原文"牛牢子"，据文意改。

面，莫之能出。至于脱绝症，只宜渗灌，牛黄不足倚也。(《删补颐生微论·卷之三·药性论第二十一·兽部·牛黄》)

苦平。清心化热，利痰凉惊，安神辟邪。体轻气香，置舌上，先苦后甘，清凉透心者为真。(《本草通玄·卷下·禽部·牛黄》)

牛黄，味苦，性平，有小毒。入心经。主大人癫狂发痓、中风痰壅不语、小儿惊痫天吊、客忤口噤，除邪逐鬼，定魄安魂，能堕胎孕。须体轻微香、磨甲色透、置舌上先苦后甘、清凉透心者为真。人参为使，恶龙骨、地黄、龙胆、蜚蠊、常山，畏牛膝、干漆。

按：牛黄味苦，宜归心部，癫狂等症，何不属心，而有不疗者耶？

雷公云：凡使，有四件：第一是生神黄，赚得者；次有角黄，是取之者；又有心黄，是病死后，识者剥之，擘破取心，其黄在心中，如浓黄酱汁，采得便收于水中，黄沾水复便如碎蒺藜子许，如豆大，硬如帝珠子；次有肝黄，其牛身上光，眼如血色，多玩弄，好照水，自有夜光，恐惧人，或有人别采之，可有神妙之事。凡修事，先捣细研如尘，却绢裹，又用黄嫩牛皮裹，安于井面上，去水三四尺已来，一宿至明，方取用之。(《雷公炮制药性解·卷之六·禽兽部·牛黄》)

牛肉 又名黄牛肉

黄牛肉，味甘，温，无毒。入脾经。补脾开胃，益气调中。牛乳有润肠之美，牛喉有去噎之功。

牛为稼穑之资，不轻屠杀，市中所货，非老病即自死者也，食之损人。丹溪《倒仓论》曰：脾为仓廪，倒仓者，推陈致新也。停痰积血，发为瘫痪痨瘵，蛊胀膈噎，非丸散所能治。用肥嫩牡黄牛肉二十斤，长流水煮糜，滤滓取液，熬成琥珀色，每饮数大碗，寒月温而饮之。缓饮则下，急饮则吐，时缓时急，且吐且下。吐下后口渴，即服自己小便，亦能荡涤余垢。睡二日，乃食粥，调养半月，沉疴悉去，须五年忌牛肉。(《医宗必读·卷之四·本草征要

下·兽部·黄牛肉》)

牛肉，和中养脾。丹溪倒仓法用肥嫩牡黄牛肉二十斤，去筋膜，长流水煮烂，去渣。取净液再熬如琥珀色。病者先断淫欲，食淡，前一日不食晚饭，入密室中，明快而不通风者，取汁饮之。寒月隔汤温之。病在上者，欲吐多，则急饮之；病在下者，欲利多，则缓饮之；病在上中下者，欲吐利俱多，则时缓时急，渴则自饮小便，饥则先与粥汤，次与淡稀粥，三日后方与菜羹糜粥，调养一月，沉疴悉去。此后忌牛肉十年。丹溪自序曰：牛，坤土也。黄，土色也。以顺德配乾健者，牡之用也。肉者，胃之药也。液者，无形之物也。故由肠胃而透肌肤、毛窍，无所不入。夫积聚久而成形，粘着于回薄曲折之处，可以丸散犯乎？此则踵其曲折，如洪水泛涨，陈朽顺流而下，其法得之西域异人，借补为泻，因泻为补，大有再造之功，真奇法也。(《删补颐生微论·卷之三·药性论第二十一·兽部·牛肉》)

黄牛肉，味甘，性平，无毒。入脾经。主安中益气，健脾养胃，强骨壮筋。其乳补虚弱，养心肺，润皮肤，解热毒，止消渴，滑大肠。脑治头风，胆主风痰，角䚡主赤白带及行血。

按：色黄味甘属土，于卦为坤，故专入脾家。用之倒仓，诚有再造之功。然此为稼穑之资，不轻屠杀。其自死及有病老迈者，不惟无补，反能损人，市中多犯此弊，食者慎之。(《雷公炮制药性解·卷之六·禽兽部·黄牛肉》)

牛膝

牛膝，味苦，酸，平，无毒。入肝、肾二经。恶鳖甲，忌牛肉。酒浸。壮筋骨，利腰膝，除寒湿，解拘挛。益精强阴，通经堕胎。理膀胱气化迟难，引诸药下行甚捷。

肝为血海而主筋，血海得补则经通，而挛急者解矣。骨者，肾所司也；腰者，肾之府也；精者，肾所藏也；小便者，肾所主也。补肾则众疾咸安。堕胎者，以其破血下行耳。

按：牛膝主用，多在肾肝下部，上焦药中勿入。气虚下陷，血崩不止者戒用。（《医宗必读·卷之三·本草征要上·草部·牛膝》）

牛膝，味苦酸，性平，无毒。入肾、肝二经。恶龟甲，畏白前、白鲜皮，忌牛肉。产川中肥而长三尺余者良。酒浸蒸用。壮筋骨，利腰膝，除腰脊痛，寒湿痿痹，强阴益精，通经堕胎。理膀胱气化迟难，引诸药下行甚捷。罨竹木刺入肉。

按：牛膝为阴，能降而不能升。脾虚下陷，因而腿痛膝肿，大非所宜。（《删补颐生微论·卷之三·药性论第二十一·草部·牛膝》）

苦酸，肾肝药也。补肾强阴，理腰脊膝胫之病；补肝强筋，疗血结拘挛之苦。止淋家茎痛欲死，截久疟寒热不休，能落死胎，出竹木刺。

按：五淋诸症，极难见效，惟牛膝一两，入乳香少许，煎服，连进数剂，即安。性主下行，且能滑窍，梦失遗精者，在所当禁，此千古秘奥也。欲下行则生用，滋补则酒炒。（《本草通玄·卷上·草部·牛膝》）

牛膝，味苦酸，性平，无毒。入肾经。补精气，利腰膝，填骨髓，除脑痛，祛寒湿，破血结，通月经，堕胎孕，理膀胱气化迟难、阴中作痛欲死。去芦，酒浸一宿用。恶龟甲、萤火、陆英，畏白前、白鲜皮，忌牛肉。

按：丹溪云牛膝引诸药下行，宜入足少阴经以理诸疾。妇人得之，应归血海，故行血有功。脾虚气陷及腰膝湿肿者，不宜用之。有二种，土牛膝所禀薄，故短而细，主破血气；川牛膝所禀厚，故肥而长，主补精髓。竹、木刺入肉，涂之可出。

雷公云：凡使，去头芦并尘土了，用黄精自然汁浸一宿，漉出，细锉，焙干用。（《雷公炮制药性解·卷之三·草部中·牛膝》）

女贞子 又名女贞实

女贞实，味苦，平，无毒。入肝、肾二经。补中黑须发，明目养精神。

禀天地至阴之气，故凌冬不凋，气薄味厚，阴中之阴，降也。虽曰补益，偏于阴寒者也。

按：脾胃虚家，久服腹痛作泻。（《医宗必读·卷之四·本草征要下·木部·女贞实》）

苦平。补肾养神，黑发明目。冬青，乃少阴之精，遇冬月寒水之令，而青翠不改，则其补肾之功，从可推矣。酒浸，蒸晒。（《本草通玄·卷下·木部·女贞实》）

女贞实，味甘苦，性平，无毒。入心、脾二经。主安五脏，养精神，补阴分，益中气，黑须发，强筋力，去风湿，除百病，久服可延年。立冬采取，布袋浸蒸去皮，酒浸一宿，晒干用。

按：女贞实苦走心，甘走脾，性用平和，经冬不凋，诚补阴之上剂也，仙家亦需服食。今罕有能用之者，亦未既其功耳。（《雷公炮制药性解·卷之五·木部·女贞实》）

藕 又名莲藕

莲藕，味苦，平，入心、脾二经。忌铁。生用则涤热除烦，散瘀而还为新血；熟用则补中和胃，消食而变化精微。

藕，性带涩，止血有功，产家忌性冷，惟藕不忌，为能去瘀故也。（《医宗必读·卷之四·本草征要下·果部·莲子》）

藕，主止渴，解酒，止怒，令人心欢。（《删补颐生微论·卷之三·药性论第二十一·果部·莲子》）

味甘平。生者，散血清热，解渴除烦。熟者，补中开胃，消食和中。捣绞汁澄粉，乃其精华也，安神开胃，喜悦忘忧。（《本草通玄·卷下·果部·藕》）

藕，味甘，性平，无毒。入脾经。主散瘀血，止吐衄，解热毒，消食止渴，除烦解酒。和蜜食之，能肥腹脏，不生诸虫；煮熟食之，能实下焦，大开胃脘。其节尤佳。其皮散血不凝。

按：藕味甘温，宜归脾脏，脾实裹血，故治血证。(《雷公炮制
药性解·卷之一·果部·藕》)

藕节

藕节，能止吐衄血。(《删补颐生微论·卷之三·药性论第二十
一·果部·莲子》)

硼砂 又名蓬砂

蓬砂，味苦、辛，寒，无毒。入肺经。退障除昏开胬肉，消痰
止嗽且生津。癥瘕噎膈俱瘥，衄家骨哽通宜。

性能柔五金，则消克可知，但疗有余，难医不足，虚劳证中非
所宜也。(《医宗必读·卷之四·本草征要下·金石部·蓬砂》)

甘凉，微咸。退障除昏，开胬肉；消瘕通膈，杀劳虫，生津止
嗽，治喉痹、口齿诸病。

按：硼砂之性能柔五金而去垢腻，故治噎膈积块，痰核胬肉，
目翳骨哽等症，但可疗有余，难施于不足，虚劳症中非所宜也。有
二种，出西番者白如明矾，南番者黄如桃胶。能制永哑铜。(《本草
通玄·卷下·金石部·蓬砂》)

蓬砂，味苦辛，性温，无毒。入肺经。主消痰止嗽，理喉痹，
破癥结。光明莹彻者佳。

按：蓬砂色白味辛，宜专肺部，痰嗽等证，皆肺火也，宜咸治
之。(《雷公炮制药性解·卷之一·金石部·蓬砂》)

砒霜 又名砒石

砒石，辛酸，大热，大毒。主老疟，齁喘，癖积，蚀瘀腐，瘰
疬。砒本大热大毒，炼之成霜，其毒尤烈，人服至七八分必死，得
酒顷刻立毙，虽绿豆冷水立难解矣。入丸药中，劫哮喘痰疟，诚有
立地奇功。须冷水吞之，不可饮食，安卧一日，即不作吐；少物引
发，即作吐也。惟宜生用，不可经火。(《本草通玄·卷下·金石
部·砒石》)

枇杷

枇杷，主润五脏，止吐解渴。

按： 枇杷不可多食，亦能发热生痰。（《雷公炮制药性解·卷之一·果部·枇杷叶》）

枇杷叶

枇杷叶，味苦，平，无毒。入肺、胃二经。刷去背上毛。治胃病，姜汁涂炙；治肺病，蜜水涂炙。走阳明则止呕下气，入太阴则定咳消痰。

长于降气，气降则火清痰顺。但去毛不净，射入肺中，作咳难疗。

按： 胃寒呕吐及风寒咳嗽者忌之。（《医宗必读·卷之四·本草征要下·果部·枇杷叶》）

苦辛平，肺胃药也。清肺则降火而除痰嗽，和胃则宽中而止呕哕。胃病以姜汁涂炙，肺病以蜜水涂炙。肥厚而大者良。刷去毛净，不尔令人咳。（《本草通玄·卷下·果部·枇杷叶》）

枇杷叶，味苦，性平，无毒。入肺经。主除呕和胃，解渴止嗽，下气清痰。刷去黄毛，蜜炙用。

按： 枇杷叶之入肺，苦能泄气故也。不去黄毛，射入肺中，发咳不已。

雷公云：凡使，采得后，秤湿者一叶重一两，干者三叶重一两者，是气足堪用。使粗布拭上毛令尽，用甘草汤洗一遍，却用绵再拭令干。每一两以酥一分炙之，以酥尽为度。（《雷公炮制药性解·卷之一·果部·枇杷叶》）

蒲公英

蒲公英，味苦甘，性寒，无毒。入脾、胃二经。化热毒，消恶疮结核，解食毒，散滞气。细锉，同忍冬藤取汁入酒，以治乳痈。服罢欲睡，是其功也，睡觉，病已安矣。

按：丹溪云：蒲公英花黄属土，宜入太阴阳明经。有一种花叶茎相类而高大者，非也。其真者短小塌地，质甚脆，断之有白汁，其花干如葱管空者是也。四时常花，花罢飞絮，絮中有子，落处则生，则其禀天地中和之性可见矣，故治诸毒。又名黄花地丁者，以治疗毒得名也。（《雷公炮制药性解·卷之四·草部下·蒲公英》）

蒲黄

蒲黄，味甘，平，无毒。入肝经。熟用止血，生用行血。

入东方血海，是其本职，利小便者，兼入州都之地耳。

按：无瘀血者勿用。（《医宗必读·卷之三·本草征要上·草部·蒲黄》）

蒲黄，味苦，性平，无毒。入肝经。生用则性滑，主行血，通经堕胎，消瘀排脓。利小便，祛心腹膀胱热。炒用则性涩，主止血，除崩漏带下、一切吐血、痢血、尿血、肠风下血，止精泄，定儿枕痛。忌见铁器。宜隔纸焙黄，蒸之，再焙用。

按：蒲黄主血，而肝藏血，故独入焉。《仙经》用之，亦以多功于血耳。

雷公云：凡使，勿用松黄并黄蒿，其二件全似，只是味异及吐人。凡欲使蒲黄，须隔三重纸焙，令色黄，蒸半日，却焙令干用之妙。（《雷公炮制药性解·卷之三·草部中·蒲黄》）

脐带

性温。固肾命门，充养血气，预解胎毒。

按：婴儿在母腹中，为胎所裹，口鼻不能通气，但有脐带，通于母之肺系，母呼亦呼，母吸亦吸。直待出离母腹，因地一声，脐带既剪，一点真元，属之命门。脐干自落，如瓜脱蒂。故《丹经》以脐为命蒂，信然。（《本草通玄·卷下·人部·脐带》）

牵牛子

牵牛子，味苦、甘，有毒。入肺、大、小肠三经。酒蒸研细。

下气逐痰水，除风利小便。

辛热有毒之药，性又迅急，主治多是肺脾之病，多因虚起，何赖泻药？况诸证应用药物，神良者不少，何至舍其万全，而就不可必之毒物哉？东垣谆复其词，以戒后人勿用。盖目击张子和旦暮用之，故辟之甚力，世俗不知，取快一时，后悔莫及。（《医宗必读·卷之三·本草征要上·草部·牵牛子》）

辛温，入肺及大小肠。利小便，通大肠，消水肿，逐痰饮，除气分湿热，疏三焦壅结。牵牛，主脾家水气，喘满肿胀，下焦郁遏，腰背胀肿及大肠风秘，卓有殊功。但病在血分及脾虚痞满者，不可服也。李时珍治一人肠结，服养血润燥药则泥膈不快，服硝黄利药则若罔知。其人形肥，膏粱多郁，日吐酸痰乃宽，此三焦气滞，有升无降，津液皆化而为痰，不能下滋肠胃，非血燥也。润剂多滞，硝黄入血，不能入气，故无效也。牵牛为皂角膏丸，才服便通。一人素多酒色，二便不通，下极胀痛，用利药不效。是湿热之气壅塞清道，病在二阴之间，故前阻小便，后阻大便，病不在大肠、膀胱也。用川楝、茴香、山甲，倍用牵牛，煎服而愈。碾取头末，去皮面用，亦用半生半熟用者。皮能滞气，勿误用。（《本草通玄·卷上·草部·牵牛子》）

牵牛子，味苦辛，性寒，有毒。入大小肠二经。主下气，通二便，祛壅滞气急，退水肿，消风毒，治腰脚痛，堕胎孕。酒蒸，去皮用。

按： 牵牛子专主水气，故入大小肠经。丹溪曰：属火善走，有两种，黑者兼水，白者兼金，病形与症俱实者用之。然驱逐致虚，不胀满、不大便秘者勿用。仲景治七种湿症及小便不利俱用之，何也？盖受湿之根在下焦，是血分中气病，皆因上焦虚弱，不能气化所致，若复用辛辣之剂，以泻太阴之金，危亡立至矣，可不谨乎？

雷公云：草金铃，牵牛子是也。凡使其药，秋末即有实，冬收之。凡用，晒干，却入水中淘，浮者去之，取沉者晒干，用酒蒸，从巳至未，晒干。临用，春去黑皮用。（《雷公炮制药性解·卷之

三·草部中·牵牛子》）

铅

甘寒。属水入肾。秉北方癸气，阴极之精，其体重实，其性濡滑。故黑锡丹得汞交感，治上盛下虚，气升不降，发为眩晕、噎膈反胃。镇坠之性，有反正之功，但偏于阴降，不可多服。烧酒、醋酿成铅水，为降火神丹。然亦禁多用。（《本草通玄·卷下·金石部·铅》）

铅粉 又名胡粉

胡粉，味辛，性寒，无毒。不载经络。主一切痈肿诸毒，及腐烂肉，杀三虫，破癥结。

按：胡粉一名粉锡，实亦化铅所作。能破结杀虫者，其亦镇坠之功欤。（《雷公炮制药性解·卷之一·金石部·胡粉》）

前胡

前胡，味苦，微寒，无毒。入肺、脾、胃、大肠四经。半夏为使，恶皂荚，畏藜芦。散结而消痰定喘，下气以消食安胎。时珍曰：前胡主降，与柴胡上升者不同，气降则痰亦降矣。安胎化食，无非下气之力耳。前胡去风痰，与半夏治湿痰，贝母治燥痰者各别也。

按：前胡治气实风痰，凡阴虚火动之痰及不因外感而有痰者，法当禁之。（《医宗必读·卷之三·本草征要上·草部·前胡》）

前胡，味苦甘辛，性微寒，无毒。入肺、脾、胃、大肠四经。使与畏恶俱同柴胡。主下气散结，消痰定喘，消食安胎。

按：前胡主降，与柴胡上升者不同。长于下气，气下则火降，痰亦降矣。若不因外感之痰及阴虚火动者，俱当远之。（《删补颐生微论·卷之三·药性论第二十一·草部·前胡》）

味苦微寒，肺肝药也。散风祛热，消痰下气，开胃化食，止呕定喘，除嗽，安胎，止小儿夜啼。柴胡、前胡均为风药，但柴胡主升，前胡主降，为不同耳。种种功力皆是搜风下气之效，肝胆经风痰为患者，舍此莫能疗。忌火。(《本草通玄·卷上·草部·前胡》)

前胡，味苦甘辛，微温，无毒。入肺、肝、脾、膀胱四经。主伤寒痰嗽痞满，心腹结气，解热开胃，推陈致新，亦止夜啼儿。佐、使、畏、恶同柴胡。

按：前胡辛可畅肺，以解风寒；甘可悦脾，以理胸腹；苦能泄厥阴之火；温能散太阳之邪。

雷公云：凡使，勿用野蒿根，缘真似前胡，只是味粗酸。若误用，令人胃反不受食。若是前胡，味甘气香。凡修事，先用刀刮去苍黑皮并髭土，细锉，用甜竹沥浸令润，于日中晒干用之。(《雷公炮制药性解·卷之二·草部上·前胡》)

芡实

芡实，味甘，平，无毒。入脾、肾二经。补肾固精而遗浊有赖，益脾养气而泄泻无虞。

禀水土之气以生，独于脾肾得力，小儿不宜多食者，以其难消故也。(《医宗必读·卷之四·本草征要下·果部·芡实》)

芡实，味甘，性平，无毒。入脾、肾二经。补肾固精，止遗浊，益脾实肠。(新补)

按：芡实止泻固精，独于脾肾得力，则先后天之根本咸赖焉。吴子野云：人之食芡，必枚啮而细嚼之，未有多嚗而亟咽者也。舌颊齿唇，终日嗫嚅而芡无五味，腴而不腻，是以致玉池之水，转相灌注。积其功力，虽过乳石可也。老人服之，延年当矣。婴儿食之难长，岂其难化欤？(《删补颐生微论·卷之三·药性论第二十一·果部·芡实》)

甘而微涩。补中助气，益肾固精。古方芡实与莲子对配，金樱膏和丸，固精神剂。芡本无大益，而比之曰水硫黄，何也？食芡者必枚啮而咀嚼之，使华池津液流通，转相灌溉，其功胜于乳石也。(《本草通玄·卷下·果部·芡实》)

芡实，味甘，性平，无毒。入心、肾、脾、胃四经。主安五脏，补脾胃，益精气，止遗泄，暖腰膝，去湿痹，明耳目，治健忘。

按：芡实之甘，宜归脾胃，土得其宜，则水不受克，火亦无盗食之虞，故又入心肾二经。多食壅气，最难消化，婴儿食之不长，老人服之延年。（《雷公炮制药性解·卷之一·果部·芡实》）

茜草

苦温，厥阴药也。行血滞，通经脉，埋痛风，除寒湿，活血。与红花同功，而性更通利。忌铁。（《本草通玄·卷上·草部·茜草》）

羌活

羌活，味甘苦，性平，无毒。入小肠、膀胱、肝、肾四经。主风寒湿痹，筋骨挛疼，头旋掉眩，头项难伸。别有独活，功用相同。中国为独活，可理伏风；西羌者为羌活，可理游风。

按：羌活治肢节痛，因于风者宜之。若血气虚而痛者，误用之，反致增剧。（《删补颐生微论·卷之三·药性论第二十一·草部·羌活》）

乃一类两种（编者注：指羌活与独活），中国生者名独活，胡来者名羌活。气味辛温，为手足太阳引经之药，又入足少阴厥阴。小无不入，大无不通，故能散肌表八风之邪，利周身骨节之痛，头旋掉眩，失音不语，手足不随，口眼歪斜，目赤，肤痒，理女子疝瘕，散痈疽恶血。王好古云：羌活色赤气雄，可理游风。（《本草通玄·卷上·草部·羌活独活》）

羌活，味苦甘平，性微温，无毒。入小肠、膀胱二经。散入表风邪，利周身节痛，排巨阳腐肉之疽，除新旧风湿之症。紫色而节密者为羌活。

按：羌活气清属阳，善行气分，舒而不敛，升而能沉，雄而善散，可发表邪，故入手太阳小肠、足太阳膀胱，以理游风。其功用与独活虽若不同，实互相表里，用者审之。

雷公云：采得后细锉，拌淫羊藿，蒸二日后，曝干，去淫羊藿用，免烦人心。(《雷公炮制药性解·卷之二·草部上·羌活》)

蜣螂

蜣螂，味咸酸，性寒，有毒。不载经络。主小儿惊风瘈疭、大人癫狂疰忤，破血堕胎，通肠治胀，又主疗恶诸疮，出箭头入肉。去足翅，火炙，勿置水中，令人吐。畏羊肉、羊角。

按：庄子云，蜣螂之智，在于转丸，宜其有破血通肠之功矣。惊狂皆属火，亦赖之以泄其亢耳。其性猛骤，最能伤脾，勿得概用。(《雷公炮制药性解·卷之六·虫鱼部·蜣螂》)

秦艽

秦艽，味苦，辛，平，无毒。入肝、胃二经。菖蒲为使，畏牛乳。左纹者良。祛风活络，养血舒筋，骨蒸黄疸，利水通淋。

秦艽长于养血，故能退热舒筋。治风先治血，血行风自灭，故疗风无问久新。入胃祛湿热，故小便利而黄疸愈也。

按：下部虚寒及小便不禁、大便滑者，忌用。(《医宗必读·卷之三·本草征要上·草部·秦艽》)

秦艽，味苦辛，性微温，无毒。入大肠、胃二经。菖蒲为使。畏牛乳。左纹者佳。祛风活络，养血舒筋，骨蒸黄疸，利小便。

按：秦艽风药中润剂，散药中补剂，故养血有功。中风恒用之者，治风先治血，血行风自减之意乎。(《删补颐生微论·卷之三·药性论第二十一·草部·秦艽》)

味苦性平，本入阳明，兼通于肝胆。主阳明风湿，搜肝胆伏风，所以养血荣筋，除蒸退热，理肢节痛及挛急不遂，黄疸酒毒。世俗不知其功能本于祛风，凡遇痛症，动辄用之，失其旨矣。能利大小便，滑泄者勿用。(《本草通玄·卷上·草部·秦艽》)

秦艽，味苦辛，性微温，无毒。入胃、大小肠三经。主骨蒸肠风泻血，活筋血，利大小便，除风湿，疗黄疸，解酒毒，去头风。菖蒲为使。罗纹者佳。

按：秦艽苦则涌泄为阴，故入大小肠以疗诸湿；辛则发散为阳，故入阳明经以疗诸风。骨蒸之症，亦湿胜风淫所致，宜并理之。

雷公云：凡使秦艽，须于脚文处认取。左文列为秦即治疾；艽即发脚气。凡用秦，先以布拭上黄肉毛尽，然后用还元汤浸一宿，至明出，日干用。（《雷公炮制药性解·卷之三·草部中·秦艽》）

秦皮

秦皮，味苦，性寒，无毒。入肝、肾二经。主散风寒湿痹，去肝中久热、两目赤肿、青白翳晕、流泪不止，及丈夫精衰、女人崩带、小儿风热惊痫。大戟为使，恶吴茱萸、苦瓠、防葵。

按：秦皮青碧之色，宜入厥阴；沉阴之品，宜入少阴。脾胃虚寒者，不宜多用。（《雷公炮制药性解·卷之五·木部·秦皮》）

青黛

青黛，味咸，寒，无毒。入肝经。清肝火，解郁结，幼稚惊疳，大方吐血。

真者从波斯国来，不可得也。今用干靛，每斤淘取一两亦佳。

按：青黛性凉，中寒者勿使。（《医宗必读·卷之三·本草征要上·草部·青黛》）

甘寒，东方药也。泻肝气，散郁火，杀疳虫，傅热疮。古称青黛从波斯国来，今惟以靛花充用，然干靛多夹灰石，须淘澄去净，取浮标用。（《本草通玄·卷上·草部·青黛》）

青黛，味苦甘，性寒，无毒。入肝、脾二经。除郁火，解热毒，止下痢，杀诸虫，治小儿疳虫消瘦、惊痫邪气、唇焦口渴、上膈稠痰，疗伤寒赤斑、面黄鼻赤。

按：青黛色青属木，味甘属土，宜入厥阴、太阴，以理诸热之证。（《雷公炮制药性解·卷之三·草部中·青黛》）

青蒿

青蒿，味苦，寒，无毒。入肝、肾二经。童便浸一宿，曝。去骨间伏热，杀鬼疰传尸。

苦寒之药，多与胃家不利，惟青蒿芬芳袭脾，宜于血虚有热之人，取其不犯冲和之气耳。

按：寒而泄泻者，仍当避之。（《医宗必读·卷之三·本草征要上·草部·青蒿》）

苦寒，入肝经血分。主真阴不足，伏热骨蒸，生捣傅金疮，止血止痛。杀鬼气尸疰，理久疟久痢。按青蒿得春独早，其发生在群草之先，故治少阳、厥阴诸症，特著其功。然性颇阴寒，胃虚者不敢投也。童便浸一日夜，晒干。（《本草通玄·卷上·草部·青蒿》）

青蒿，味苦，性寒，无毒。入心经。主骨蒸劳热、虚烦盗汗、明目杀虫。童便浸七宿，晒干用。

按：青蒿苦入心，故泻丙丁，以理诸疾。（《雷公炮制药性解·卷之四·草部下·青蒿》）

青皮

青皮，即橘之小者，麸炒。破滞气愈陈愈效，削坚积愈下愈良。引诸药至厥阴之分，下饮食入太阴之仓。

青皮兼能发汗，性颇猛锐，不宜多用，如人年少壮，未免躁暴。及长大而为橘皮，如人至老年，烈性渐减。经久而为陈皮，则多历寒暑而躁气全消也。（《医宗必读·卷之四·本草征要下·果部·青皮》）

青皮，小者名青皮，破气达下焦，消痰治疟，平肝去积，理小腹痛。

按：青皮猛锐，不宜多用。（《删补颐生微论·卷之三·药性论第二十一·果部·橘皮》）

小者为青皮。功用悉同，但性较猛耳。青皮，如人当年少，英烈之气方刚；陈皮，如年至老成则躁急之性已化。青皮入肝者以其色也，究竟主肺脾之症居多。疟脉自弦，肝风之祟。青皮入肝散邪，入脾涤痰，故疟家为必需之品。（《本草通玄·卷下·果部·陈皮》）

青皮，味苦酸，性温，无毒。入肝、脾二经。主破滞气，愈低而愈效。削坚积，愈下而愈良。引诸药至厥阴之分，下饮食入太阴之仓。消温疟热甚结母，止左胁郁怒作疼。去肉，微炒用。

按：青皮即橘之小者，酸能泻木，宜走肝经；温能消导，宜归脾部。其性峻削，多服伤脾，虚羸禁用。（《雷公炮制药性解·卷之一·果部·青皮》）

青葙子

青葙子，味苦，性微寒，无毒。入心、肝二经。主邪气、皮肤风热湿痒，杀三虫、疥虱、恶疮、痔蚀、下部蛋疮，镇肝脏，坚筋骨，益脑髓，明耳目。一名草蒿。

按：青葙子苦者丙丁之味也，青者甲乙之色也，故入心、肝二经。《本经》并不言治眼，而《药性论》及《日华子》皆言之，亦以苦寒之性，能清肝脏热毒上冲耳。

雷公云：凡使，勿误用思蒉子并鼠绌子，两件颇相似，只是味不同。其思蒉子味，咀煎之有涎。（《雷公炮制药性解·卷之四·草部下·青葙子》）

轻粉

主杀虫生肌。（《医宗必读·卷之四·本草征要下·金石部·朱砂》）

轻粉，即水银升炼者，去风杀虫，追毒生肌。若杨梅疮初起，便服轻粉，或以轻粉银朱点之，毒气退伏骨髓，如油入面，莫之能出。迨十年廿载之后，毒发关窍，重者丧生，轻者废败。世之蹈此而死者，不可胜数。医者取其一时捷效，计利忘命，亦与于不仁之

甚者也，痛切戒之。(《删补颐生微论·卷之三·药性论第二十一·石部·轻粉》)

辛温，有毒。治痰涎、积滞、鼓胀、毒疮，杀虫搜风。

按：轻粉乃咸矾炼水银而成，其气燥烈，其性走窜，善劫痰涎，消积滞。故水肿、风痰、湿热、杨梅毒疮服之，则涎从齿龈而出，邪郁暂开而愈。若服之过剂及用之失宜，则毒气被逼，窜入经络筋骨，莫之能出。变为筋挛骨痛，发为痈肿疳漏，经年累月，遂成废痼，因而夭枉者不少也。(《本草通玄·卷下·金石部·轻粉》)

轻粉，味辛，性寒，有毒。不载经络。主通大肠转胞，诸疮虫癣，小儿疳积。轻明可爱、烧火上走者真。

按：轻粉即水银所升者，本草言其无毒，误也。外科需为要药，不宜轻用服食。今见瘰疬方中多用之，必能损人肠胃，不可不戒。其值颇贵，市中多烧凝水石及石膏为粉以乱真，须细辨之。(《雷公炮制药性解·卷之一·金石部·轻粉》)

秋石

秋石，熬炼成秋石，去浊留精，补正祛邪，还元复命，为虚劳者第一灵丹。(《删补颐生微论·卷之三·药性论第二十一·人部·童便》)

滋肾水，理虚劳，安五脏，润三焦，消痰嗽，退骨蒸。秋月取童便十斛，每石入皂荚汁一碗，竹杖搅千余下，候澄去淫，留垩刮下，再以秋露水煮化，筲箕内铺纸淋过。再熬。如此七次，其色如雪，方入灌内，铁盏盖定，咸泥固济，升打三炷香。取出再研，再如前升打。铁盏上用水徐徐擦之，水不可多，多则不结；又不可少，少则不升。从辰至未，退火冷定盏土。升起者，为秋水，味淡而香，乃秋石之精英也，有滋肾固元，清痰退热之妙。其不升者，即秋石也，但能降火化痰而已。近者杂取人溺，不择时令，尽失其道，奚取其名乎！射利欺世，岂能应病耶？(《本草通玄·卷下·人部·小便》)

秋石，味咸，性微寒，无毒。入肺、肾二经。主滋肾水，返本还元；养丹田，归根复命。安和五脏，润泽三焦，消咳逆稠痰，退骨蒸劳热，能除鼓胀，亦软坚积，明目清心，延年益寿。

按：秋石之咸，本专入肾，而肺即其母也，故并入之。须用阴阳炼者兼而服之，得坎离既济之义。东坡有炼法可用。（《雷公炮制药性解·卷之六·人部·秋石》）

瞿麦

瞿麦，味苦，寒，无毒。入膀胱经。利水破血，出刺堕胎。

八正散用为利小便之主药，若心虽热而小肠虚者忌服；恐心热未除，而小肠复病矣。当求其属以衰之。（《医宗必读·卷之三·本草征要上·草部·瞿麦》）

苦寒，入太阳经。逐膀胱邪热，治小便不通。明目，堕胎。按瞿麦之用，惟破血利窍四字，可以尽其功能，非久任之品也。炒用。（《本草通玄·卷上·草部·瞿麦》）

全蝎 又名蝎

蝎，味辛，平，有毒。入肝经。善逐肝风，深透筋骨。中风恒收，惊痫亦简。

诸风掉眩，皆属肝木。蝎属木，色青，独入厥阴，为风家要药。全用者谓之全蝎；但用尾谓之蝎尾，其力尤紧。

按：似中风及小儿慢脾风，病属虚者，法咸禁之。（《医宗必读·卷之四·本草征要下·虫鱼部·蝎》）

主中风，半身不遂，口眼㖞邪，语涩，手足抽掣。小儿惊风尤为要药。专入厥阴，理肝胆家症。去足，炒。（《本草通玄·卷下·虫部·蝎》）

蝎，味甘辛，性平，有毒。入肝经。主小儿风痫手足抽掣、大人中风口眼㖞斜、风痰耳聋、风毒瘾疹。出青州紧小者良。去盐土炙黄用。

按：蝎之主疗，莫非风症，肝为巽风，宜独入之。喜螫人，甚者令人死。雄者螫人，痛在一处，取井泥傅之，稍温则易；雌者螫人，痛牵诸处，用瓦屋沟下泥傅之，或不值天雨，可汲新水调用。如螫手足，竟以冷水浸之，微暖即易；若余处不可用水浸者，则以冷水浸布贴之，小暖则易。观其喜寒若此，则为大热之剂无疑，今诸书不载其性，惟《日华子》称其平，故姑录之。此即方书所称"蛜蝌"者是也。(《雷公炮制药性解·卷之六·虫鱼部·蝎》)

雀卵

雀卵，味酸，温，无毒。入肾经。强阴茎而壮热，补精髓而多男。

雀属阳而性淫，故强壮阳事。下元有真阳谓之少火，天非此火不能生物，人非此火不能有生。火衰则阴痿精寒，火足则精旺阳强，雀卵之于人大矣哉。雄雀屎名白丁香，一头尖者是雄，两头圆者是雌，疗目痛，决痈疖，理带下疝瘕。

按：阴虚火盛者勿食，不可同李食，孕妇食之生子多淫，服术人亦忌之。(《医宗必读·卷之四·本草征要下·禽部·雀卵》)

雀卵，味酸，性温，无毒。主下气、男子阴痿不起，强之令热，多精有子。脑主耳聋，头血主雀盲。雄雀屎齿痛通用药，疗目通决痈疖，女子带下、溺不利，除疝瘕。五月取之良。

注云：两头尖者是雄雀屎。

雷公云：雀苏，凡使，勿用雀儿粪。其雀儿口黄，未经淫者，粪是苏。若底坐尖在上，即曰雌；两头圆者是雄。阴人使雄，阳人使雌。凡采之，先去两畔有附子生者，末用，然后于钵中研如粉，煎甘草汤浸一宿，去上清甘草水尽，焙干任用。(《雷公炮制药性解·卷之六·禽兽部·雀卵》)

人参

人参，味甘，微温，无毒。入肺、脾二经，茯苓为使，恶卤咸，反藜芦，畏五灵脂。去芦用。其色黄中带白，大而肥润者佳。

补气安神，除邪益智。疗心腹寒痛，除胸胁逆满，止消渴，破坚积，气壮而胃自开，气和而食自化。

人参得阳和之气，能回元气于垂亡，气足则神安，正旺则邪去。益智者，心气强，则善思而多智也。真气虚者，中虚而痛，胸满而逆，阳春一至，寒转为温，否转为泰矣。气入金家，金为水母，渴藉以止矣。破积消食者，脾得乾健之运耳。

按：人参状类人形，功魁群草，第亦有不宜用者，世之录其长者，遂忘其短，摘其瑕者，并弃其瑜。或当用而后时，或非宜而妄设，不蒙其利，只见其害，遂使良药见疑于世，粗工互腾其口，良可憾也。

人参能理一切虚证，气虚者固无论矣，血虚者亦不可缺。无阳则阴无以生，血脱者补气，自古记之。所谓肺热还伤肺者，肺脉洪实，火气方逆，血热妄行，气尚未虚，不可骤用。痧疹初发，身虽热而斑点未形，伤寒始作，症未定而邪热方炽，若误投之，鲜克免者。多用则宣通，少用反壅滞。（《医宗必读·卷之三·本草征要上·草部·人参》）

人参，味甘，性微温，无毒。入肺、脾二经。茯苓为使，恶卤咸，反藜芦，畏五灵脂。白中微黄，大而肥实者佳。去芦用。补气安神，除邪益智，消食开胃，止渴除烦，疗肠胃冷，止心腹痛。善理劳伤，最清虚火。

按：人参味甘，合五行之正，性温得四气之和。虚人服之，譬如阳春一至，万物发生。昔贤嘉其功魁群草，良非虚语。虚劳赖之，如饥渴之饮食。惜乎王节斋泥好古肺热伤肺之说，妄谓参能助火，阴虚忌服。自斯言一出，印定后人眼目。凡遇劳症，概不敢用。病家亦以此说横于胸中，甘受苦寒，至死不悟。岂非一言而伤天地之和载！洁古谓其泻心、肺、脾、胃中火邪。东垣谓其血脱补气，阳生阴长之理。丹溪谓其虚火可补，参、芪之属。且言阴虚潮热，喘嗽吐血，四物加人参，或用琼玉膏，甚则独参汤主之。古今治劳，莫妙于葛可久，用参之剂，十有六七。由是则古之神良，未尝不以人参治阴伤，而世医为节斋所误，牢不可破。殊不知虚劳吐血，古人屡言其受补者可治，不受补者不治。故不服参者，不能愈。服参而不受补者，必不能愈。敢陈臆见，俟正于后之君子。若血症骤起，肺脉独实，胀症骤成，九候坚强，痧疹初发，斑点未彰，伤寒始作，热邪昌炽，惟兹数者，不可轻投也。（《删补颐生微论·卷之三·药性论第二十一·草部·人参》）

职专补气，而肺为主气之脏，故独入肺经也。肺家气旺，则心、脾、肝、肾四脏之气皆旺，故补益之功独魁群草。凡人元气虚衰，譬如令际严冬，黯然肃杀，必阳春布德而后万物发生。人参气味温和，合天地春生之德，故能回元气于无何有之乡。王海藏（编者注：指金元著名医家王好古，著《阴证略例》）云：肺寒可服，肺热伤肺。犹为近理。至王节斋（编者注：指明代著名医家王纶，著《明医杂著》）谓参能助火，虚劳禁服。自斯言一出，印定后人眼目，遂使畏参如鳖，而病者亦泥是说，甘受苦寒，至死不悟，良可叹也。独不闻东垣云：人参补元气，生阴血，而泻虚火。仲景又云：亡血虚家，并以人参为主；丹溪于阴虚之症，必加人参。彼三公者，诚有见于无阳则阴无以生，气旺则阴血自长也。愚谓肺家本经有火，右手独见实脉者，不可骤用。即不得已用之，必须咸水焙过，秋石更良。盖咸能润下，且参畏卤咸故也。若夫肾水不足，虚火上炎乃刑金之火，正当以人参救肺，何忌之有？元素（编者注：指金代著名医家张元素，著《医学启源》等）云：人参得升麻，补上焦之气，泻肺中之火；得茯苓，补下焦之气，泻肾中之火。凡用必去芦净，芦能耗气，又能发吐也。李言闻曰：东垣交泰丸用人参、皂荚，是恶而不恶也。古方疗月闭（编者注：指闭经）四物汤加人参、五灵脂，是畏而不畏也。痰在胸膈，以人参、藜芦同用而取涌越，是激其怒性也。是皆精微妙奥，非达权者不能知。少用则壅滞，多用则宣通。（《本草通玄·卷上·草部·人参》）

人参，味甘，性微温，无毒。入肺经。补气活血，止渴生津。肺寒可服，肺热伤肺。去芦用。茯苓为使，恶卤咸，反藜芦。

按：参之用，脏腑均补，何功之宏也。盖人生以气为枢，而肺主气，经所谓相傅之官，治节出焉。参能补气，故宜入肺，肺得其补，则治节咸宜，气行而血因以活矣。古方用以解散，亦血行风自灭之意也。至于津液藏于膀胱，实上连于肺，故有生津液之功，肺寒者气虚血滞，故曰可服；肺热者火炎气逆，血脉激行，参主上升，且能浚血，故肺受伤也。性本疏通，人多泥其作饱，不知少服则壅，多则反宣通矣。

雷公云：凡使，要肥大，块如鸡腿，并似人形者，采得阴干，去四边芦头并黑者，锉入药中。夏中少使，发心疹之患也。（《雷公炮制药性解·卷之二·草部上·人参》）

人尿

又名童便、人溺、小便。人溺，味咸，寒，无毒。入肺、胃、膀胱三经。清天行狂乱，解痨弱蒸烦。行血而不伤于峻，止血而无患其凝。吐衄产家称要药，损伤跌扑是仙方。

经云：饮入于胃，游溢精气，上输于脾，脾气散精，上归于肺，通调水道，下输膀胱。服小便入胃，仍循旧路而出，故降火甚速。然须热饮，真气尚存，其行更速。炼成秋石，真元之气渐失，不逮童便多矣。

按：童便性寒，若阳寒无水，食不消，肠不实者，忌之。（《医宗必读·卷之四·本草征要下·人部·人溺》）

童便，味咸，性寒，无毒。入膀胱经。色白者佳。主劳弱烦蒸，天行狂乱，扑损瘀血吐衄，产妇血运。

按：经云：饮入于胃，游溢精气，上输于脾，脾气散精，上归于肺，通调水道，下输膀胱。小便入胃仍循旧路而出，故丹溪以为降火甚速，阴虚火动，非此不除。褚澄曰：喉有窍则咳血。喉不停物，毫发必咳。血既渗入，愈渗愈咳。服寒凉，则百不一生。饮溲便，则百不一死。时珍曰：人之精气，清者为血，浊者为气，浊之清者为津液，清之浊者为小便。便与血同类同咸，故治血多功也。（《删补颐生微论·卷之三·药性论第二十一·人部·童便》）

咸寒。滋阴降火，止血和经，去瘀养新，定嗽消痰。童男者尤良。时珍曰：小便入胃，随脾之气上归于肺，通调水道，下输膀胱，乃其旧路也。故能清肺，导火下行。褚澄云：喉不停物，毫发必咳。血既渗入，愈咳愈渗。惟饮溲溺，则百不一死。若服寒凉，则百不一生。（《本草通玄·卷下·人部·小便》）

人溺，味咸，性寒，无毒。入心、肺二经。主劳热吐衄、痰喘咳嗽、扑伤瘀血、产后败血，生津止渴，能通二便。童男者犹胜。积垢在器，即名人中白，瓦上文火煅之存性，酒醋兼制，与溺同功，疗口疮痰结。须露天经年者佳。

按： 人溺降火最速，丹溪曰气有余便是火，肺主气，心属火，宜均入之。降火而不伤于寒凉，且补益之功甚大，而《本草》不言，惜哉！褚澄云以童便治血证，百不一死，庶得其用矣。（《雷公炮制药性解·卷之六·人部·人溺》）

人气

主下元虚冷，胸腹不快，骨节痹痛，令人更互呵熨，甚良。

按： 火即是气，气即是火，两者同出而异名，故元气为真火。天非此火不能生物，人非此火不能有生。故老人、虚人与少阴同寝，藉其熏蒸之益。杜诗云：暖老须燕玉，正此意也。但勿纵欲以丧宝耳。术家用童鼎数人，从鼻窍、脐中、精门三处，按法进气，谓之龙来帐里夺明珠，吐气冲开九窍；虎到坐前施勇猛，巽风鼓动三关，起必死之沉疴，握长生之要道。《续汉书》云：史循宿禁中，寒病发，求火不得。众口更嘘其背，寻愈。《抱朴子》云：人在气中，气在人中。天地万物，无不需气以生。善行气者，内以养生，外以却恶。从子至巳为生气之时，从午至亥为退气之时。常于生气之时，鼻引清气，入多出少，气极乃微吐，勿令耳闻。习之无间，渐至口鼻无气，仅微微从脐中出入，此为胎息。善行气者，可避饥渴，可永年命，可行水面，可入水中，可却百病。以嘘水则水逆流，嘘火则火遥灭，嘘沸汤则手可探，嘘金疮则血自止，嘘刃则锋不能入，嘘矢则簇不能伤，嘘犬则不吠，嘘虎则退伏。气本无形，

神奇若此。道家取先天祖气，孟夫子取善养浩然。气之于人，生死变化莫不由之，大矣哉。(《本草通玄·卷下·人部·人气》)

人中白

人中白，主治与溺相同，兼治口舌疮。(《医宗必读·卷之四·本草征要下·人部·人中白》)

人中白，降火散血，化痰治疳，同鳗鱼食之，谓之乌龙丹。(《删补颐生微论·卷之三·药性论第二十一·人部·童便》)

乃溺器淀白垩也。煅过，水飞用。主降火，消血，止咳化痰，理咽喉口齿。(《本草通玄·卷下·人部·小便》)

人中黄 又名金汁

金汁，即人中黄也。味苦，寒，无毒。止阳毒发狂，清痘疮血热，解百毒有效，敷疔肿无虞。

按：伤寒非阳明实热，痘疮非紫黑干枯均禁。(《医宗必读·卷之四·本草征要下·人部·金汁》)

金汁，味苦，性寒，无毒。入肺、胃、大肠三经。入土经年者佳。主伤寒阳毒发狂，痘疮血热，傅痈疽，解百毒。(新补)

按：金汁浊阴归下窍，有降无升，入土既久，去浊留清，身中诸火逆上，仍用身中降火之品治之。此竹破须将竹补，抱鸡还用卵为之法也。阳明实热发狂，痘疮紫黑干枯，非此莫能治疗。(《删补颐生微论·卷之三·药性论第二十一·人部·金汁》)

主热病发狂，痘疮血热，劳极骨蒸，解一切毒。用棕皮绵纸铺黄土，浇粪淋土上滤取清汁，入新甕内，碗盖，埋土中，经年取出。清如泉水，全无臭气，年久者弥佳。(《本草通玄·卷下·人部·人中黄》)

金汁，味甘苦，性大寒，无毒。入心经。主天行狂热、阴虚燥热，解一切毒，疗一切疮。埋土年久者佳。

按：《素问》曰浊阴出下窍，宜其足以制阳光，而心则火之主也，故独入之。造法：于冬月取竹罗置缸上，棕皮铺满，加草纸数层，屎浇于上，汁淋在缸，新瓮盛贮，瓷钵盖之，盐泥封固，埋地年深，自如清泉，闻无秽气。又法：腊月取淡竹刮去青皮，浸厕中取汁亦佳。（《雷公炮制药性解·卷之六·人部·金汁》）

肉苁蓉

肉苁蓉，味甘、咸，温，无毒。入肾经。酒洗去甲。益精壮阳事，补伤润大肠。男子血沥遗精，女子阴疼带下。

滋肾补精之首药，但须大至斤许，不腐者佳。温而不热，补而不骤。故有从容之名。别名黑司令，亦多其功力之意云。

按：苁蓉性滑，泄泻及阳易举而精不固者忌之。（《医宗必读·卷之三·本草征要上·草部·肉苁蓉》）

味甘咸，微温，补肾而不峻，故有苁蓉之号。主男子绝阳不兴，女人绝阴不育，益精气，暖腰膝，止遗精遗沥，带下崩中，多服令人大便滑润。坚而不腐者佳。酒洗去用。（《本草通玄·卷上·草部·肉苁蓉》）

肉苁蓉，味甘酸咸，性微温，无毒。入命门经。兴阳道，益精髓，补劳伤，强筋骨，主男子精泄尿血，溺有遗沥，女子癥瘕崩带、宫寒不孕。酒浸一宿，去浮甲，劈破中心，去白膜，蒸半日，酥炙用。润而肥大者佳。

按：苁蓉性温，为浊中之浊，故入命门而补火，惟尺脉弱者宜之，相火旺者忌用。多服令人大便滑。

雷公云：凡使，先须清酒浸一宿，至明，以棕刷刷去沙土、浮甲尽，劈破中心，去白膜一重，如竹丝草样是，此偏隔①人心前气不散，令人上气不出。凡使，先用酒浸，并刷净，却蒸，从午至酉出，又用酥炙佳。（《雷公炮制药性解·卷之三·草部中·肉苁蓉》）

---

① 隔：原作"膈"，据明刻本改。

肉豆蔻 又名肉果

肉豆蔻，味辛，温。入胃、大肠二经。面裹煨透，去油，忌铁。温中消食，止泻止痢，心疼腹痛，辟鬼杀虫。

丹溪云：属金与土。《日华》（编者注：指唐代《日华子本草》）称其下气，以脾得补而善运，气自下也，非若陈皮、香附之泄耳。

按：肉果性温，病人有火，泻痢初起，皆不宜服。（《医宗必读·卷之三·本草征要上·草部·肉豆蔻》）

肉果，味辛，性温，无毒。入胃、大肠二经。米粉裹煨去油，忌铁器。止泻痢，温中消食，开胃止呕。辟鬼杀虫。

按：肉果，属金与土。下气者，心脾得补而善运气自下也，非若陈皮、香附之泄耳。泻利初起者，不可早服。（《删补颐生微论·卷之三·药性论第二十一·草部·肉豆蔻》）

辛温，善入手足阳明。暖脾胃，固大肠，消宿食，宽膨胀，止吐逆。按土性喜暖爱香，故肉果与脾胃最为相宜，其能下气者，脾得补而健运，非若厚朴、枳实之偏于峻削也。糯米粉裹，煻火中煨熟，去粉用。忌铁器。（《本草通玄·卷上·草部·肉果》）

肉豆蔻，味苦辛涩，性温，无毒。入肺、胃二经。疗心腹胀痛、卒成霍乱、脾胃寒弱、宿食不消、虚冷泻痢，小儿伤乳吐泻，尤为要药。糯米粉裹煨。忌见铁器。

按：肉豆蔻即肉果，辛温之性，宜入脾胃。有未去之积者，不可先以此涩之。

雷公云：凡使，须以糯米作粉，使热汤搜裹豆蔻，于煻灰中炮，待米团子焦黄熟，然后出，去米，其中有子取用。勿令犯铜。（《雷公炮制药性解·卷之三·草部中·肉豆蔻》）

肉桂 又名桂

桂，味辛、甘，大热，有小毒。入肾、肝二经。畏石脂，忌生葱。去皮用，见火无功。益火消阴，救元阳之痼冷；温中降气，扶脾胃之虚寒。坚筋骨，强阳道，乃助火之勋；定惊痫，通血脉，属平肝之绩。下焦腹痛，非此不除；奔豚疝瘕，用之即效。宣通百药，善堕胞胎。

桂心入心、脾二经。理心腹之恙，三虫九痛皆瘥；补气脉之虚，五劳七伤多验。宣气血而无壅，利关节而有灵；托痈疽痘毒，能引血成脓。

肉桂乃近根之最厚者，桂心即在中之次厚者，桂枝即顶上细枝，以其皮薄，又名薄桂。肉桂在下，主治下焦；桂心在中，主治中焦；桂枝在上，主治上焦。此本乎天者亲上，本乎地者亲下之道也。王好古云：仲景治伤寒，有当汗者，皆用桂枝。又云：汗多者禁用。两说何相反哉？本草言桂辛甘，出汗者，调其血而汗自出也。仲景云：太阳中风，阴弱者汗自出，卫实营虚，故发热汗出。又云：太阳病，发热汗出者，为营弱卫强，阴虚阳必凑之。故皆用桂枝发汗，乃调其营则卫自和，风邪无所容，遂自汗而解，非桂枝能发汗也。汗多用桂枝者，调和营卫，则邪从汗解而汗自止，非桂枝能闭汗也。不知者，遇伤寒无汗亦用桂枝，误矣。桂枝发汗，"发"字当作"出"字，汗自然出，非若麻黄之开腠发汗也。

按：桂心偏阳，不可误投，如阴虚之人，一切血证及无虚寒者，均当忌之。（《医宗必读·卷之四·本草征要下·木部·桂》）

肉桂，味辛甘，性热。有小毒。入肾、肝二经。忌火、生葱、石脂，去皮用。主元阳痼冷，脾胃虚寒，温中降气，坚筋骨，强阳道，定惊，通血脉，制肝邪，下焦腹痛，奔豚疝瘕，宣通百药，善堕胞胎。入心、脾二经，理心腹痛，五劳七伤，杀三虫，宣气血，利关节，托痈疽痘毒，能引血成脓。

按：肉桂乃近根之最厚者，故治下焦。桂心即在中之次厚者，故治中焦。桂枝即顶上细枝，又名薄桂，故治上焦。此本乎天者亲上，本乎地者亲下之道也。曾世荣曰：小儿惊风及泻，宜五苓散泻丙火，渗土湿。内有桂，能抑肝风而扶脾土也。《医余录》云：有人患眼痛，脾虚不能食，肝脉盛，脾脉弱。用凉药治肝则脾愈虚，用暖药治脾则肝愈盛，但于平药中倍加肉桂，杀肝益脾，一治两得

之。传云木得桂而枯是也。若血症非挟寒，目疾非脾虚者禁用。（《删补颐生微论·卷之三·药性论第二十一·木部·肉桂》）

甘辛性热，入脾肾二经。益火消阴，温中健胃，定吐止泻，破秘堕胎，坚骨强筋。

桂心，主风寒痛痹，心腹冷疼，破血结，痃癖癥瘕，膈噎胀满，内托痈痘，引血化脓。在下近根者为厚桂，亦名肉桂。在中者为桂心。

《医余录》云：有人患赤眼肿痛，脾虚不能食，用凉药治肝则脾愈虚，用暖药治脾则目愈痛。但于温平药中倍加肉桂，制肝益脾，而一治两得之。故曰：木得桂而枯是也。用三种桂，忌见火，刮去粗皮。（《本草通玄·卷下·木部·肉桂》）

桂，味辛甘，性大热，有毒。其在下最厚者，曰肉桂，去其粗皮为桂心，入心、脾、肺、肾四经，主九种心疼，补劳伤，通九窍，暖水脏，续筋骨，杀三虫，散结气，破瘀血，下胎衣，除咳逆，疗腹痛，止泻痢，善发汗。其在中次厚者，曰官桂，入肝、脾二经，主中焦虚寒，结聚作痛。其在上薄者，曰薄桂，入肺、胃二经，主上焦有寒，走肩臂而行肢节。其在嫩枝四发者，曰桂枝，专入肺经，主解肌发表，理有汗之伤寒。四者皆杀草木毒。百药无畏。性忌生葱。

按： 肉桂在下，有入肾之理；属火，有入心之义；而辛散之性，与肺部相投；甘温之性，与脾家相悦，故均入焉。官桂在中，而肝脾皆在中之脏也，且经曰：肝欲散，急食辛以散之，以辛补之。又曰：脾欲缓，急食甘以缓之，以甘补之。桂味辛甘，二经之所由入也。薄桂在上，而肺胃亦居上，故宜入之。《本草》言桂发汗，正合《素问》辛甘发散之义，后人用桂止汗，失经旨矣。大抵桂为阳中之阳，壮年火旺者忌服，惟命门火衰不能生土，完谷不化及产后虚弱者宜之。细考桂有数种，论之者无虑数十家，或言种异，或言地殊，各不相侔，咸无所据。询之交广商人所贩，惟陈藏器所谓虽分数等，同是一物，此说最当。《别说》亦称之矣，今采其意以详别如上。

雷公云：凡使，其薄者，要紫色厚者，去上粗皮，取心中味辛者使。每斤大厚紫桂，只取得五两，取有味厚处生用。如未用，即用重密熟绢并纸裹，勿令犯风。其州土只有桂草，原无桂心。用桂草煮丹阳木皮，遂成桂心。凡使，即单捣用之。（《雷公炮制药性解·卷之五·木部·桂》）

乳香

乳香，味辛，温，无毒。入心经。箬上烘去油，同灯心研之则细。定诸经之痛，解诸疮之毒。活血舒筋，和中治痢。

诸疮痛痒，皆属心火。乳香入心，内托护心，外宣毒气，有奇功也。但疮疽已溃勿服，脓多者勿敷。（《医宗必读·卷之四·本草征要下·木部·乳香》）

辛而微温。以活血和气为功，故能定诸经之痛。内消肿毒，托里护心，生肌去腐，散风舒筋，止痢催生。一名熏陆香。以酒研如泥，水飞晒干，又同灯心研，则易细。（《本草通玄·卷下·木部·乳香》）

乳香，味辛苦，性温，无毒。入十二经。主祛邪下气，补肾益精，治霍乱，催产难，定心腹急疼，疗瘾疹风痒、诸般恶疮、风水肿毒、中风聋噤。亦入敷膏，止痛生肌。箬上微炒出油，灯草同研用。

按：乳香辛香发散，于十二经络无所不入，生南海波斯国赤松脂也。垂滴成珠，缀木未落者，名珠香，圆小光明，效速；滴下如乳熔塌地面者，名塌香，大块枯黯，效迟。用者不可不审。（《雷公炮制药性解·卷之五·木部·乳香》）

乳汁 又名人乳、乳

乳，味甘，平，无毒。入心、肝、脾三经。大补真阴，最清烦热。补虚劳。润噎膈，大方之玉液也；祛膜赤，止流泪，眼证之金浆耶!

乳乃血化，生于脾胃，摄于冲任。未受孕则下为月水，即受孕则留而养胎，产后则变赤为白，上为乳汁，此造化玄微之妙，却病延年之药也。

按：虚寒滑泄之人禁服。乳与食同进，即成积滞发泻。（《医宗必读·卷之四·本草征要下·人部·乳》）

乳汁，味甘，性平，无毒。入心、肝、脾三经。色浓白而不作气者佳。补五脏，润肠胃，悦颜色，止消渴，退虚热，润噎膈，祛目赤，止泪流。

按：乳从血化，生于脾胃，摄于冲任。未受孕则下为月水，既受孕则留而养胎。产后则变赤为白，转降为升，上成乳汁，此造化玄微之妙，却病延年之药也。世俗多以乳汁能滑肠，果尔，天下无不泻之婴儿矣。有是理哉！特与食混进，诚能发泻。故于夜半时进，前后皆与食远，此为良法。服乳歌曰：仙家酒，仙家酒，两个葫芦盛一斗。五行酿出真醍醐，不离人间处处有。丹田若是干涸时，咽下重楼润枯朽。清晨能饮一升余，返老还童天地久。曝制作粉，名乳金丹，尤佳。惟脾胃泄泻者，不宜用也。（《删补颐生微论·卷之三·药性论第二十一·人部·乳汁》）

甘凉。补真阴，润枯燥，悦皮肤，充毛发，点目疾。

按：妇人之血，下为月经，上为乳汁，以人补人，功非渺小。世俗服者多泻，遂归咎于人乳，不知人乳滋润婴儿，食之便溏者有之，如乳与食混进，宜乎发泻何怪也？当夜半服之，昨日之食已消，明日之食未进，且阴药服于阴分，正相宜也。服乳者，须隔汤热饮，若晒曝为粉，入药尤佳。（《本草通玄·卷下·人部·人乳》）

乳汁，味甘，性平，无毒。入心、肝、脾三经。主健四肢，营五脏，实腠理，悦皮肤，安神魂，利关格，明眼目，久服延年。

按：乳汁本血也，心主血，肝藏血，脾裹血，宜并入之。夫妇人之血，降为月水，升为乳汁。《房术》云：女子一身属阴，惟月水属阳，故名水中金。惜《神农本经》不载，而诸家本草遂以为血属于阴，其性大冷，不知月水、乳汁本同一物，月水之热，人咸知也，今升而为乳，质较轻清，中和补益，实为过之，何反以为大冷耶？若果大冷，则必能伤脾，小儿食之，当泄利不止矣，有是理哉！特不宜与食混进，诚能令人泻耳。（《雷公炮制药性解·卷之六·人部·乳汁》）

蕤仁

蕤仁，味苦，温，无毒。入肝经。汤浸去皮尖，水煮过研膏。破心下结痰，除腹中痞气，退翳膜赤筋，理眦伤泪出。

外能散风，内能清热，肝气和则目疾愈。痰痞皆热邪为祟，故亦并主。

按：目病不缘风热而因于虚者勿用。（《医宗必读·卷之四·本草征要下·木部·蕤仁》）

蕤仁，味甘，性温，无毒。入心、肝、脾三经。主心腹结气结痰、鼻中衄血、眼疱上下风肿烂弦、左右眦热障胬肉，清火止泪，益水生光。破核取仁，去皮尖，研用。

按：心肝与脾，皆血之脏，而蕤仁入之，夫目之有疾，血之故也，今得其甘以养血，温以和血，而肿胀诸患，从兹息矣。

雷公云：凡使，先用热水浸去皮尖，作两片。用芒硝、木通草二味，和蕤仁同水煮一伏时后漉出，去诸药，取蕤仁研成膏，加减入药中使。凡修事四两，用芒硝一两，木通草七两。（《雷公炮制药性解·卷之五·木部·蕤仁》）

三棱

又名京三棱、荆三棱。京三棱，味苦，平，无毒。入肝经。醋炒。下血积有神，化坚癖为水。

昔有患癖死者，遗言开腹取视，得病块坚如石，文理五色，人谓异物，窃作刀柄，后以刀刈三棱，柄消成水，故治癖多用焉。

按：洁古谓三棱泻真气，虚者勿用。东垣五积诸方，皆有人参赞助，如专用克削，脾胃愈虚，不能运行，积安得去乎？（《医宗必

读·卷之三·本草征要上·草部·京三棱》）

京三棱，味苦，性平，无毒。入肺、肝二经。醋炒用。主积聚血结，心腹痛，堕胎。

按：昔有患癥癖死者，遗言令开腹取之，得块干硬如石，文理有五色，削成刀柄，后刈三棱，忽化为水，故疗积块如神。蓬莪术破气中之血，京三棱破血中之气，主用颇同，微有气血之别。东垣五积方中，用此二味皆用人参赞助，故有成功而无偏胜也。若专用克伐，胃气愈虚，不能运行，积反增大矣，谨之。（《删补颐生微论·卷之三·药性论第二十一·草部·京三棱》）

苦温，肝家血分药也。破坚积结聚，行瘀血宿食，治疮肿坚硬，通经下乳，堕胎。昔有患癥癖者，死遗言必开腹取之。得块坚如石，文理有五色，削为刀柄，后刈三棱，柄消成水，故知得疗癥痕。元素云：能泻真气，虚者勿用。醋煮，炒干。（《本草通玄·卷上·草部·荆三棱》）

三棱，味苦，性平，无毒。入肺、脾二经。主行气行血，多年癥癖如石能消为水。面裹煨，醋炒用。

按：三棱为血中气药，脾裹血，肺主气，宜并入焉。盖血随气行，气聚则血不流，故生癥癖之患，非三棱不治。然有斩关之势，虚人忌之。（《雷公炮制药性解·卷之三·草部中·三棱》）

桑白皮 又名桑根白皮

桑根白皮，味甘，寒，无毒。入肺经。续断、桂心、麻子为使。刮去粗皮，蜜水炙，有涎出不可去也。泻肺金之有余，止喘定嗽；疏小肠之闭滞，逐水宽膨。降气散瘀血，止消渴燥痰。

泻肺降气，是其职专，利便去水者，兼泻子之法也。叶可止汗去风，明目长发。子可补血安神，生津止渴。枝可祛风养筋，消食定咳。桑耳，调经止崩带。桑黄，清肺疗鼻赤。桑柴灰，除癥痣，蚀恶肉。桑霜别名木硇，能钻筋透骨，为抽疔拔毒之品。

按：桑白皮泻火，肺虚无火，因风寒而嗽者勿服。桑椹子虽能

补血，脾胃虚滑者勿服。（《医宗必读·卷之四·本草征要下·木部·桑根白皮》）

桑白皮，味甘，性寒，无毒。入肺经。续断、桂心、麻子为使。蜜炙，勿令涎落。忌铅铁器。下气消痰，泻肺除喘满，去肺中水气，水肿胀。

按：桑之为用甚弘，凡根枝干叶，若子若灰，若寄生，均有奇功。根较寒，子较暖，用者须斟酌之。（《删补颐生微论·卷之三·药性论第二十一·木部·桑白皮》）

甘辛，西方之品也。泻肺气而痰水喘嗽皆除，长于利水，乃肺金实则泻其子也。古称补气者，非若参芪之正补，乃泻邪所以补正也。昧者信为补剂，而肺虚者亦用之，大失桑皮之面目矣。刮去皮，蜜水炒。（《本草通玄·卷下·木部·桑白皮》）

桑白皮，味辛甘，性寒，无毒。入脾、肺二经。主伤中羸瘦、崩中脉绝、肺气有余、虚劳客热、瘀血停留、吐血热渴，止嗽消痰，开胃进食，利二便，消水肿，能杀寸白，可缝金疮。皮中白汁，涂唇燥及小儿口疮。铜刀切片，文火蜜炙，勿令涎落。桂心、麻子为使，忌见铅、铁。

按：桑皮辛则走西方而泻肺金，甘则归中央而利脾土，然肺气虚、脾气弱者，不宜用之，恐润利之品，能走真元耳。（《雷公炮制药性解·卷之五·木部·桑白皮》）

桑寄生

桑寄生，味苦，平，无毒。入肝经。忌火。和血脉，充肌肤，而齿发坚长；舒筋络，利关节，而痹痛捐除。安胎简用，崩漏微医。

本能益血，兼能去湿，故功效如上。海外深山，地暖不蚕，桑无采持之苦，气化浓密，自然生出。言鸟衔他子，遗树而生者，非也。（《医宗必读·卷之四·本草征要下·木部·桑寄生》）

桑寄生，和血舒筋，坚齿长发，疗痹，安胎，止崩漏。（《删补颐生微论·卷之三·药性论第二十一·木部·桑白皮》）

甘平。和血脉，助筋骨，充肌肤，坚齿发，安胎止崩。丹溪云：海外地暖不蚕，桑无采挱之苦，则生意浓，自然生出。何常节间可容他子耶？连桑枝采者乃可用之，伪者损人。忌铁，忌火。（《本草通玄·卷下·寓木部·桑寄生》）

桑寄生，主除腰痛，去风湿，健筋骨，充肌肤，愈金疮，益血脉，长须发，坚齿牙，安胎气，下乳汁，止崩漏。折其茎，深黄色者真。

按：寄生独产于海外，盖以地暖不蚕，桑木无采挱之苦，得气最厚，生意浓密，叶上自然生出，何曾有所为节间可容树子也。此说本自丹溪，最为近理。《图经》诸书，胥失之也。难得其真，误服杀人，用者谨之。

雷公云：凡使，在树上自然生独枝树是也。采得后，用铜刀和根枝茎细锉，阴干任用。勿令见火，切忌切忌。（《雷公炮制药性解·卷之五·木部·桑白皮》）

桑螵蛸

桑螵蛸，味咸，平，无毒。入肾经。畏旋覆花，蒸透再焙。起阳事而痿弱何忧，益精气而多男可冀。

即螳螂之子，必以桑树上者为佳也。一生九十九子，用一枚即伤百命，仁人君子闻之，且当惨然，况忍食乎？（《医宗必读·卷之四·本草征要下·虫鱼部·桑螵蛸》）

兴阳益精，固遗泄，摄小便。浆浸一日，焙。（《本草通玄·卷下·虫部·桑螵蛸》）

桑椹

子，可补肾养阴，生津安神。（《删补颐生微论·卷之三·药性论第二十一·木部·桑白皮》）

子，名桑椹，安神止渴，利水消肿。（《本草通玄·卷下·木部·桑白皮》）

桑椹，开关窍，利血脉，安神魂，黑须发，明耳目。

按：椹为桑英，有裨益之功。（《雷公炮制药性解·卷之五·木部·桑白皮》）

桑叶

叶，可止汗，去风。（《删补颐生微论·卷之三·药性论第二十一·木部·桑白皮》）

桑枝

枝，可祛风养筋。（《删补颐生微论·卷之三·药性论第二十一·木部·桑白皮》）

桑枝，疗手足拘挛、阴管作痛、眼眶作晕、气逆咳嗽、肿毒风痒。

按：枝本四发，有发散之义。（《雷公炮制药性解·卷之五·木部·桑白皮》）

沙参

沙参，味苦，微寒，无毒。入肺经。恶防己，反藜芦。主寒热咳嗽，胸痹头痛。定心内惊烦，退皮间邪热。

气轻力薄，非肩弘任大之品也。人参甘温体重，专益肺气，补阳而生阴；沙参甘寒体轻，专清肺热，补阴而制阳。

按：沙参性寒，脏腑无实热及寒客肺经而嗽者，勿服。（《医宗必读·卷之三·本草征要上·草部·沙参》）

沙参，味甘苦，性微寒，无毒。入肺经。恶防己，反藜芦。白而实者佳。去芦，微焙用。理胸中结热结血，治虚劳肺痿肺痈，定心内惊烦，退皮间邪热。

按：沙参气轻力薄，非肩弘任大之品也。人参补阳而生阴，沙参补阴而制阳，一行春气，一行秋气，不相侔也。（《删补颐生微论·卷之三·药性论第二十一·草部·沙参》）

微苦，微寒。以补阴清肺为用，故久咳肺痿，右寸数实者颇为相宜。但体质清虚，性用宽缓，非肩弘任重之品也。(《本草通玄·卷上·草部·沙参》)

沙菀子 又名沙菀蒺藜

甘温，善走肾、肝二经。主补肾益精，止腰痛遗泄，种玉方中尊为要品。(《本草通玄·卷上·草部·沙菀蒺藜》)

砂仁 又名缩砂仁

缩砂仁，味辛，性温，无毒。入肺、脾、胃、大、小肠、肾六经。炒去衣。下气而止咳嗽奔豚，化食而理心疼呕吐。霍乱与泻痢均资，鬼疰与安胎并效。

芳香归脾，辛能润肾，开脾胃之要药，和中气之品。若肾虚不归元，非此向导不济。鬼畏芳香，胎喜疏利，故主之。

按：砂仁辛燥，血虚火炎者，不可过用。胎妇食之太多，耗气必致产难。(《医宗必读·卷之三·本草征要上·草部·缩砂仁》)

缩砂仁，味辛，性温，无毒。入肺、脾、大小肠、胃、肾、膀胱七经。微炒去衣。下气化食醒酒，止心腹胁痛，理奔豚、霍乱吐泻、鬼疰，安胎。

按：芳香归脾，辛能润肾，为脾胃要药。若肾虚不归元，非此向导不济，然性燥火炎者忌之。胎妇气虚不可多服，反致难产，不可不知。(《删补颐生微论·卷之三·药性论第二十一·草部·缩砂仁》)

辛温，入肺、脾、胃、肾四经。和中行气，消食醒酒，止痛安胎，除上焦浮热，化铜铁骨哽。同熟地、茯苓能纳气归肾；同檀香、白蔻能下气安肺；得白术、陈皮能和气益脾。炒香，去衣。(《本草通玄·卷上·草部·缩砂仁》)

砂仁，味辛，性温，无毒。入脾、胃、肺、大小肠、膀胱、肾七经。主虚寒泻痢、宿食不消、腹痛心疼、咳嗽胀满、奔豚、霍乱转筋，祛冷逐痰，安胎止吐，下气化酒食。炒去衣研用。

按：砂仁为行散之剂，故入脾胃诸经。性温而不伤于热，行气而不伤于克，太阴经要剂也，宜常用之。（《雷公炮制药性解·卷之三·草部中·砂仁》）

山茶花

止血衄、肠风。取红者为末，童溺调服。（《本草通玄·卷下·木部·山茶花》）

山慈菇 又名山慈姑

山慈姑，味甘，平，有小毒。入胃经。痈疽疔毒，酒煎服。瘰疬疮痍，醋拌涂。治毒蛇狂犬之伤，敷粉滓瘢点之面。

花状如灯笼而红，根状如慈姑而白。《酉阳杂俎》云：金灯之花，与叶不相见，谓之无义草。

按：寒凉之品，不得过服。（《医宗必读·卷之三·本草征要上·草部·山慈姑》）

山豆根

山豆根，味苦，寒，无毒。入心、肺二经。主咽痛虫毒，消诸肿疮疡。

按：其性大苦大寒，脾胃所苦，食少而泻者，切勿沾唇。（《医宗必读·卷之三·本草征要上·草部·山豆根》）

山豆根，味甘，性寒，无毒。入心、肺二经。主解诸药毒，止咽喉痛，退热消痈。

按：山豆根性寒，专泻心火，心火去则金无所损，金得其保，而热伤之虞，吾知免矣。（《雷公炮制药性解·卷之四·草部下·山豆根》）

山药 又名薯蓣

薯蓣，味甘，平，无毒。入心、脾、肾三经。蒸透用。益气长肌，安肾退热。补脾除泻痢，补肾止遗精。

山药得土之冲气，禀春之和气，故主用如上。比之金玉君子，但性缓，非多用不效。

按：山药与面同食，不能益人。（《医宗必读·卷之三·本草征要上·草部·薯蓣》）

山药，味甘，性平，无毒。入肺、脾、肾三经。喜麦门冬，恶甘遂。色白而腻者佳。饭上蒸透，切片炒黄用。补中益气，长肌强阴，安神退热，止泻固精。

按：山药得土之冲气，禀春之和气，比之金玉君子，无往不宜，但性缓，非多用不效。与面同食，不能益人。（《删补颐生微论·卷之三·药性论第二十一·草部·山药》）

甘平，脾肺药也。补脾肺，益肾阴，养心神，除烦热，止遗泄，固肠胃。生捣，贴肿毒，能消散。山药色白归肺，味甘归脾。其言益肾者，金为水母，金旺则生水也。土为水仇，土安则水不受侮也。炒黄用。（《本草通玄·卷下·菜部·山药》）

山药，味甘，性温，无毒。入脾、肺、肾三经。补阴虚，消肿硬，健脾气，长肌肉，强筋骨，疗干咳，止遗泄，定惊悸，除泻痢。乳制用。紫芝为使，喜门冬，恶甘遂。

按：丹溪曰：山药属土，而有金与水，宜入脾、肺、肾而补虚。经曰：虚之所在，邪必凑之。肿硬之谓也。得补则邪自去，脾自健，于是土盛生金，金盛生水，功效相仍矣。然单食多食，亦能滞气。（《雷公炮制药性解·卷之二·草部上·山药》）

山楂

山楂，味酸，平，无毒。入脾、胃二经。去核。消肉食之积，行乳食之停。疝气为殃，茴香佐之而取效；儿枕作痛，砂糖调服成功。发小儿痘疹，理下血肠风。

善去腥膻油腻之积，与麦芽之消谷积者不同也。核主催生疝气。

按：胃中无积及脾虚恶食者，忌服。（《医宗必读·卷之四·本

草征要下·果部·山楂》)

山楂，味酸，性平，无毒。入脾、胃二经。去核。消肉积、乳积，疝气，儿枕痛，发小儿痘疹，理下血肠风。

按：山楂善去腥膻油腻之积，与麦芽消谷积者不同。核主催生、疝气。仲景治伤寒一百一十三方，未尝用麦芽、山楂何也？为其性缓，如治世之良吏，非乱世之能臣，故但用大小承气，不用山楂、麦芽。近世不问有食无食，一概用之，以为稳当，真堪捧腹。（《删补颐生微论·卷之三·药性论第二十一·果部·山楂》）

酸温。消油腻血肉之积，化血瘀痃癖之疴，驱小儿乳食停留，疗女人儿枕作痛，理偏坠疝气，发痘疹不快。

按：山楂味中和，消油垢之积，故幼科用之最宜。若伤寒为重症，仲景于宿滞不化者，但用大小承气，一百一十三方中并不用山楂，以其性缓，不可为肩弘任大之名。煮老鸡肉硬，入山楂数粒即烂，则其消肉积之功可推矣。核有功力，不可去也。（《本草通玄·卷下·果部·山楂》）

山楂，味甘酸，性平，无毒。入脾经。主健脾消食，散结气，行滞血，理疮疡。

按：山楂之甘宜归脾脏，消食积而不伤于刻，行气滞而不伤于荡。产科用之疗儿枕疼，小儿尤为要药。（《雷公炮制药性解·卷之一·果部·山楂》）

山茱萸

山茱萸，味酸，微温，无毒。入肝、肾二经。蓼实为使，忌桔梗、防风、防己。酒润去核，微火烘干。补肾助阳事，腰膝之疴不必虑也；闭经缩小便，遗泄之证宁足患乎？月事多而可以止，耳鸣响而还其聪。

四时之令，春气暖而生，秋气凉而杀。万物之性，喜温而恶寒，人身精气，亦赖温暖而后充足。况肾肝居至阴之位，非得温暖之气，则孤阴无以生。山茱萸正入二经，气温而主补，味酸而主敛，故精气益而腰膝强也。

按：强阳不痿，小便不利者，不宜用。（《医宗必读·卷之四·本草征要下·木部·山茱萸》）

山茱萸，味酸，微温，无毒。入肝、肾二经。蓼实为使，恶桔梗、防风、防己。色鲜肉厚者佳。酒润去核，隔纸焙干用。补肾助阳事，止腰膝酸疼，闭精缩小便。主月事多、耳鸣响。

按：山茱萸性温而润，故于水木多功。夫四时之令，春生而秋杀，万物之性，喜暖而恶寒。肾肝居至阴之地，非阳和之气，则阴何以生乎？小便不利者勿用。（《删补颐生微论·卷之三·药性论第二十一·木部·山茱萸》）

味酸微温，肝肾之药也。暖腰膝，兴阳道，固精髓，缩便溺，益耳目，壮筋骨，止月水。盖肾气受益，则封藏有度，肝阴得养，则疏泄无虞。味酸本属东方，而功力多在北方者，乙癸同源也。汤润去核，核能滑精，切勿误用。（《本草通玄·卷下·木部·山茱萸》）

山茱萸，味甘酸，微温，无毒。入肝、肾二经。主通邪气，逐风痹，破癥结，通九窍，除鼻塞，疗耳聋，杀三虫，安五脏，壮元阳，固精髓，利小便。去核用。蓼实为使，恶桔梗、防风、防己。

按：山茱萸大补精血，故入少阴厥阴。六味丸用之，取其补肾而不伤于热耳，若舍是而别求热剂，以为淫欲助，犹弃贤良而搜佞幸也，愚乎哉。

雷公云：凡使，勿用雀儿苏，真似山茱萸，只是核八棱，不入药用。使山茱萸，须去内核。每修事，去核了，一斤，取肉皮用，只存成四两已来，缓火熬之方用。能壮元气，秘精。其核能滑精。（《雷公炮制药性解·卷之五·木部·山茱萸》）

鳝鱼

鳝鱼，味甘，性大温，无毒。入脾经。主产后淋沥、血气不调、腹中冷气肠鸣、沉唇湿痹，又主补脾益气。血堪涂癣。

按：鳝鱼甘温之品，脾所快也，宜专入之。生于泥窟，其性菩蛰，过夏方出，则为阴类可知，大有补血之功，惜《本经》及诸家未能悉载耳。多食令人霍乱，时行病食之多复。

注云：凡鱼头有白色如连珠至脊上者、腹中无胆者、头中无鳃者，并杀人。鱼汁不可合鸬鹚肉食之，鲫鱼不可合蟹雉肉食之，鳅鳝不可合白犬血食之，鲤鱼子不可合猪肝食之（鲫鱼亦尔），青鱼鲊不可合生胡荽及生葵并麦酱食之，虾无须及腹中通黑及煮之反白皆不可食，生虾脍不可合鸡肉食之，亦损人。（《雷公炮制药性解·卷之六·虫鱼部·鳝鱼》）

商陆 又名商陆根

商陆，味辛，性平，有大毒。入脾经。铜刀刮去皮，水浸一宿，黑豆拌落。水满鼓胀，通利二便。

按：商陆行水，有排山倒岳之势，胃弱者痛禁。赤者捣烂，入麝香少许贴脐，即能利便消肿。肿证因脾虚者多，若误用之，一时虽效，未几再作，决不可救。（《医宗必读·卷之三·本草征要上·草部·商陆》）

酸辛，有毒。通大小肠。疏泄水肿，攻消疹癖，捣敷肿毒喉痹，小儿痘毒，同葱白填脐。白者可入汤散，赤者但堪外贴。古赞云：其味酸辛，其形类人。其用疗水，其效如神。与大戟、甘遂，异性而同功，虚者不可用。止用贴脐，利小便，即肿消也。（《本草通玄·卷上·草部·商陆根》）

商陆，味酸辛，性寒，有毒。入脾、膀胱、小肠三经。主水胀蛊毒、疝瘕痈肿恶疮，堕胎孕。

按：商陆专主逐水，与大戟相似，夫水之为病，由于膀胱、小肠不利，而脾家之所深恶者也，故咸入之。有赤、白二种，白者可服；赤者有毒，堪用贴肿，误服杀人。

雷公云：凡使，勿用赤葛，缘相似。其赤葛花茎有消筋骨之毒，故勿饵。商陆花白，年多者仙人采之用作脯，可以下酒也。每修事，先以铜刀刮去粗皮了，薄切，以东流水浸两宿，然后漉出，架甑蒸，以豆叶一重了，与商陆一重，如斯蒸，从午至亥，出去豆叶，曝干了，细锉用。若无豆叶，用豆代之。（《雷公炮制药性解·卷之三·草部中·商陆》）

蛇床子

蛇床子，味苦，辛，温，无毒。入脾、肾二经。男子强阳事，女人暖子宫。除风湿痹痒，擦疮癣多功。

去足太阳之湿，补足少阴之虚，强阳颇著奇功，人多忽之。宁知至贱之中，乃伏殊常之品耶？得地黄汁拌蒸三退后，色黑乃佳。

按：肾火易动者勿食。（《医宗必读·卷之三·本草征要上·草部·蛇床子》）

辛甘，入肾。温肾助阳，祛风湿痒痹，消恶疮，暖妇人子宫，起男子阴痿，利关节，止腰痛。蛇床入肾而补元阳，大有奇功，谁知至贱之中，乃伏殊常之品。舍此而别求补益，岂非贵耳贱目耶？去壳，取仁，略炒。（《本草通玄·卷上·草部·蛇床子》）

蛇床子，味苦辛甘，性平，有小毒。入肺、肾二经。主风寒湿痹、诸恶疮癣、妇人阴中肿痛、男子阴痿湿痒，久服驻颜轻身，令人有子。酒浸一宿，地黄汁拌蒸，焙干用。恶牡丹皮、巴豆、贝母。

按：蛇床理风湿，宜入太阴；补虚疾，宜入少阴。（《雷公炮制药性解·卷之四·草部下·蛇床子》）

射干

射干，味苦，平，有毒。入肺经。泔浸煮之。清咳逆热气，损喉痹咽痛。

泄热散结，多功于上焦。

按：射干虽能泄热，不能益阴。故《别录》云：久服令人虚，虚者大戒。（《医宗必读·卷之三·本草征要上·草部·射干》）

射干，味苦，性微温，有毒。入肺、肝、脾三经。主咳逆上气、咽喉诸证，开胃进食，镇肝明目，消痈毒，逐瘀血，通月经，行积痰，使结核自消。又肝经湿气，因疲劳而发便毒者，取三寸与生姜同煎服，利两三行效。

按：射干温能下气行血，宜入肺肝；苦能消痰，宜入脾经。久服令人虚。

雷公云：凡使，先以米泔浸一宿，漉出，然后用篁竹叶煮，从午至亥，漉出，日干用之。（《雷公炮制药性解·卷之三·草部中·射干》）

麝香

麝香，味辛，温，无毒。忌大蒜，微研。开窍通经，穿筋透骨，治惊痫而理客忤，杀虫蛊而去风痰。辟邪杀鬼，催生堕胎。蚀溃疮之脓，消瓜果之积。

走窜飞扬，内透骨髓，外彻皮毛。东垣云：搜骨髓之风，风在肌肉者误用之，反引风入骨。丹溪云：五脏之风，忌用麝香以泻卫气。故证属虚者，概勿施用；必不得已，亦宜少用。劳怯人及孕妇，不宜佩带。（《医宗必读·卷之四·本草征要下·兽部·麝香》）

麝香，味辛，性滑，无毒。忌大蒜及火。微研用。主开窍通经，穿筋透骨，辟鬼杀邪，催生堕胎，杀虫蛊，去风痰。治惊痫，理客忤，蚀溃疮之脓，消瓜果之积（新补）。

按：麝香走窜飞扬，内透骨髓，外彻皮毛，草木见之黄落，瓜果见之腐烂，孕妇佩之堕胎。东垣云：麝香搜骨髓之风，风在肌肉者误用之，反能引风入骨。丹溪云：五脏之风，忌用麝香，以泻卫气。故症属虚者，概勿轻用，劳怯人切忌佩带。（《删补颐生微论·卷之三·药性论第二十一·兽部·麝香》）

辛温。通经络，开诸窍，透肌骨，辟鬼邪，去三虫，攻风痰，祛恶梦，堕①胎孕，止惊痫。时珍曰：严氏（编者注：即严用和，

---

① 堕：原作"匜"，据乾隆本改。

南宋医家，著有《济生方》等）言风病必先用麝香，丹溪谓风病、血病必不可用，皆非通论矣。愚按麝香走窜，通诸窍之闭塞，开经络之壅滞。若诸风、诸气、诸血、诸痛痫瘕等病，经络壅滞，孔窍闭塞者，安得不用以开之通之耶？非不可用也，但不可过耳。（《本草通玄·卷下·兽部·麝香》）

麝香，味辛，性温，无毒。入十二经。主恶气鬼邪、蛇虺蛊毒、惊悸痫疰、中恶心腹暴痛胀满、目中翳膜泪眵、风毒温疟痫痉，通关窍，杀虫虱，催生堕胎。忌大蒜。

按：麝香为诸香之最，其气透入骨髓，故于经络无所不入。然辛香之剂，必能耗损真元，用之不当，反引邪入髓，莫可救药，诚宜谨之。

雷公云：凡使，多有伪者，不如不用。其香有三等：一者名遗香，是麝子脐闭满，其麝自于石上用蹄尖剔脐，落处一里，草木不生并焦黄。人若取得此香，价与珍珠同也。二名脐香，采得甚堪用。三名结香，被大兽惊心破了，因此走，杂诸群中，遂乱投水，被人收得。擘破见心流在脾上，结作一个干血块，可隔山间早闻之香，是香中之次也。凡使麝香，勿近火日，瓷钵中细研任用。（《雷公炮制药性解·卷之六·禽兽部·麝香》）

神曲

神曲，味甘、辛，温，无毒。入胃经。研细炒黄，陈久者良。健脾消谷，食停腹痛无虞；下气行痰，泄痢胃翻有藉。

五月五日，或六月六日，以白面百斤，青蒿、苍耳、野蓼各取自然汁六大碗，赤小豆、杏仁泥各三升，以配白虎、青龙、朱雀、玄武、勾陈、腾蛇，用楮汁和面、豆、杏仁，布包作饼，楮叶包，罯如造酱黄法，待生黄衣，曝干收之。

按：脾阴虚胃火盛者勿用，能损胎孕。（《医宗必读·卷之四·本草征要下·谷部·神曲》）

神曲，味甘苦，性温，无毒。入脾、胃二经。陈久者良。研细炒至褐色用。消谷健脾胃。治赤白痢，闪挫腰痛，产后回乳。

按：神曲消谷胜于麦芽，第须修造如法，收藏陈久，炒令焦色为善。造法：择五月五日或六月六日，白面五斤，象白虎；苍耳草汁一碗，象勾陈；野蓼汁一碗，象腾蛇；青蒿汁一碗，象青龙；杏仁五两及北方河水，象玄武；赤小豆煮熟，去皮四两，象未雀，一如造曲法晕黄，悬风处，经年用。（《删补颐生微论·卷之三·药性论第二十一·谷部·神曲》）

乃伏天用白面百斤，青蒿汁三碗，赤豆末、杏仁泥各三升，苍耳汁、野蓼汁各三碗，以配白虎、青龙、朱雀、玄武、勾陈、腾蛇六神，搜和作饼，楮叶包窨，如造酱黄法，待生黄衣，晒干，临用炒。消食下气，健脾暖胃，除吐止泻，破癥结，理痢疾。按神曲与谷麦二芽，脾胃虚人，常宜服之，以助戊己，熟腐水谷，与参、术、香、砂同用为佳。（《本草通玄·卷上·谷部·神曲》）

神曲，味甘，性温，无毒。入脾胃二经。主调中止泻，开胃消食，破癥结，逐积痰，除胀满，又主胎上抢心，血流不止，亦能下鬼胎。

按：神曲甘温，为脾胃所喜，故两入之。本小麦曲造成，须得六神气者良，不尔，与面饼何异？其法于六月六日用面五斤，象白虎；苍耳草自然汁一碗，象勾陈；野蓼自然汁一碗，象腾蛇；青蒿自然汁一碗，象青龙；杏仁去皮尖五两，及北方河水，象玄武；赤小豆煮熟去皮四两，象朱雀。一如造曲法，悬风处经年用。

雷公云：凡使，捣作末，后掘地坑深二尺，用物裹内坑中，至一宿，明出，焙干用。（《雷公炮制药性解·卷之一·谷部·神曲》）

升麻

升麻，味甘、苦，平，无毒。入肺、胃、脾、大肠四经。青色者佳。忌火。解百毒，杀精鬼，辟疫瘴，止喉痛、头痛、齿痛、口疮、斑疹，散阳明风邪，升胃中清气。

禀极清之气，升于九天，得阳气之全者也，故杀鬼辟邪。头喉口齿，皆在高巅之上；风邪疾疹，皆在清阳之分，总获其升清之益。凡气虚下陷，如泻痢、崩淋、脱肛、遗浊，须其升提。虚人之气，升少降多。《内经》曰：阴精所奉其人寿，阳精所降其人夭。东垣取入补中汤，独窥其微矣。

按：升麻属阳性升，凡吐血、鼻衄，咳嗽多痰，阴虚火动，气逆、呕吐，怔忡癫狂，切勿误投。（《医宗必读·卷之三·本草征要上·草部·升麻》）

升麻，味甘苦，性平，无毒。入肺、脾、胃、大肠四经。坚实而绿色者佳。解百毒，杀精鬼，辟瘟瘴蛊毒。中恶腹痛，头痛齿痛，口疮斑疹，散阳明风邪，升胃中清气。

按：升麻禀极之清气，升于九天，故元气不足者，用此于阴中升阳。如泻痢崩淋、脱肛遗浊，须其升提。夫虚人之气，升少降多。经曰：阴精所奉其人寿，阳精所降其人夭。东垣摘入补中汤，独窥其微矣。凡气逆呕吐者，切勿轻投。（《删补颐生微论·卷之三·药性论第二十一·草部·升麻》）

辛平，入脾胃二经。主头额间痛，牙根疼烂，肌肉间风热，解百毒，杀鬼邪，辟瘟疫，消斑疹，行瘀血，治阳陷眩晕及胸胁虚痛，久泻脱肛，遗浊崩带。东垣云：发阳明风邪，升胃中清气，引甘温之药，以补卫入表，故元气不足者，用此于阴中升阳，又缓带脉之意。大抵人年五十以上，降气常多，升气常少。《内经》曰：阴精所奉其人寿，阳精所降其人夭。千古之下，窥其微旨，东垣一人而已。凡上盛下虚者勿用。（《本草通玄·卷上·草部·升麻》）

升麻，味甘苦，性微寒，无毒。入大肠、脾、胃、肺四经。引葱白，散手阳明之风邪；引石膏，止足阳明之齿痛。引诸药游行四经，升阳气于至阴之下，故名升麻。又主解百毒，杀精物，辟瘟疫，除蛊毒，止泻痢。白芷为使。形轻而坚实，青绿色者佳。

按：升麻提气解肌，故入此四经。然奉令之使，不能益人，若下元不足者，用此升之，则下虚而元气益亏矣。《药性》乃曰：元气不足者，用此于阴中升阳。恐非，惟阳气有余而下陷者宜之。若初病大阳证便服升麻，以发阳明汗，是引贼入门，亦非所宜也。

雷公云：采得后用刀刮上粗皮一重了，用黄精自然汁浸一宿，漉出曝干细锉，蒸了再曝干用之佳。（《雷公炮制药性解·卷之二·草部上·升麻》）

生地黄

又名生地、地黄。生地黄，味甘，寒，无毒。入心、肝、脾、肾四经。恶贝母，忌铜、铁、葱、蒜、萝卜、诸血。产怀庆，黑而肥实者佳。凉血补阴，去瘀生新。养筋骨，益气力，理胎产，主劳伤，通二便，消宿食。心病而掌中热痛，脾病而痿蹶贪眠。（《医宗必读·卷之三·本草征要上·草部·生地黄》）

地黄，味甘，性寒，无毒。入心、肝、脾、肾四经。当归为使，恶贝母，畏芜荑、葱、蒜、萝卜。忌铜铁器。产怀庆，每只重五六钱者佳。砂锅柳甑，衬以荷叶，将地黄酒润，用缩砂末拌蒸，盖覆极密蒸半日，取起曝干。如前又蒸又晒，九次为度。令中心透黑，即成熟地矣。

生者，凉血补阴，去瘀生新，养筋骨，益气力，理胎产，主劳伤，通二便，消宿食，心病而掌中热痛，脾病而痿蹶贪眠。

愚按：地黄为补肾要药，养阴上品。六味丸以之为首，天一所生之本也。四物以之为君，乙癸同源之义也。九蒸九晒方熟，每见世人一煮透，便以为熟地，误矣。禀北纯阴之性而生，非太阳与烈火交炼，则不熟也。所以固本膏，虽经日煎熬，必生熟各半用之。即此可以知地黄非一煮便熟者矣。以姜酒拌炒，生者不妨胃，熟者不滞膈。若痰凝气郁，食少泻多者，不可用也。（《删补颐生微论·卷之三·药性论第二十一·草部·地黄》）

甘寒，入心、肾两经。滋肾水，养真阴，填骨髓，长肌肉，利耳目，破恶血，理折伤。解烦热，除脾伤痿倦，去胃中宿食。清掌中热痛，润皮肤索泽，疗吐血、衄血、尿血、便血、胎前

产后崩中带下。(《本草通玄·卷上·草部·生地》)

生地黄，味甘苦，性寒，无毒。入心、肝、脾、肺四经。凉心火之烦热，泻脾土之湿热，止肺经之衄热，除肝木之血热。忌见铁器，当归为使，得麦门冬、酒良，恶贝母，畏芜荑、莱菔及子。

按：生地黄总是凉血之剂，故入四经以清诸热。老人津枯便结，妇人崩漏及产后血攻心者，尤为要药。实脾药中用二三分，使脾家永不受邪。血虚寒者忌之。(《雷公炮制药性解·卷之二·草部上·生地黄》)

生姜

生姜，味辛，热，无毒。入肺、胃二经。要热去皮，要冷留皮。生能发表，熟可温中。开胃有奇功，止呕为圣剂。气胀腹疼俱妙，痰凝血滞皆良。刮下姜皮，胀家必用。

凡中风、中暑、中气、中毒、中恶、霍乱，一切卒暴之症，用姜汁和童便服之。姜汁能开痰，童便能降火也。古方以姜茶治痢，热痢留皮，冷痢去皮，大妙。忌服同干姜。(《医宗必读·卷之四·本草征要下·菜部·生姜》)

生姜，味辛，性温，无毒。入肺、胃二经。隔年老者良。通神明，去秽恶。主咳逆呕吐，痰气解郁，开胃消食，散风寒胀满，冷痢，腹痛转筋，杀虫解毒。生用发散，熟用和中，要热去皮，要冷留皮。

按：生姜辛温之品，而张鼎谓其除壮热，何也？夫壮热之原，非外感风邪即内伤饮食，姜能发散又能消导故也。东垣曰：生姜为呕家圣药，盖辛以散之，呕乃气逆不散也。或问：辛温入肺，何云入胃？曰：咽门之下，受有形之物，及胃之系，便是胃口，与肺系同行，故能开胃。夜勿食姜者，夜则主敛，反开发之，违天道矣。秋勿食姜，亦同此义。有病则不论也。夫辛能入肺，肺旺则一身之气，皆为吾用。中焦之元气定，而脾胃出纳之令行，邪气不能容矣。凡中风、中暑、中气、中毒、中恶、中酒，食厥、痰厥、尸厥、冷厥，霍乱、昏晕，一切卒暴之病，得之立救，且开郁回阳，

鬼魅不敢近，药中之神圣也。（《删补颐生微论·卷之三·药性论第二十一·菜部·生姜》）

性温味辛，肺脾药也。益脾肺，散风寒，通神明，去秽恶，止呕吐，化痰涎，除烦闷，去水气，消胀满，定腹痛，杀长虫，消宿食，理冷痢，通血闭。生用发散，熟用和中。要热则去皮，要冷则留皮。秋多食姜，至春患眼。痈疽食姜，则生恶肉。孕妇食姜，令子多指。孙真人云：姜为呕家圣药，呕乃气逆不散，姜则辛以散之也。夜勿食姜者，夜令主阖，姜性主辟也。秋勿食姜者，秋令主收，而姜性主散也。早行含一块，不犯雾露清湿之气、山岚不正之邪。凡中风、中暑、中气、中毒、中恶、霍乱，一切卒暴之病，姜汁与童便同服，立效。姜能开痰下气，童便降火也。（《本草通玄·卷下·菜部·生姜》）

生姜，味辛，性温，无毒。入肺，心、脾、胃四经。主通神明，去秽恶，散风寒，止呕吐，除泄泻，散郁结，畅脾胃，疗痰嗽，制半夏，和百药。要热去皮，要冷留皮。恶黄芩。

按：生姜辛入肺，肺得所胜，则气通宣畅。主宰精灵，故能通神明，神明通则一身之气皆为我使，而亦胜矣。一身之气胜，则中焦之元气定，而脾胃出纳之令行，邪气不能容矣，故能去秽恶。经云秋不食姜者，盖以燥金主令，天道敛收，姜则味辛，善散肺气，人肖天地以生，未有干天地之和而犹受其益者。谚所谓夜不食姜，亦以夜气敛而姜性散耳，如疗病则不可泥也。宜常用而不宜多用。（《雷公炮制药性解·卷之六·菜部·生姜》）

生姜皮

姜皮，性凉，和脾胃，消水肿，除胀满，去目翳。（《本草通玄·卷下·菜部·生姜》）

生铁落 又名铁落

制肝下降。主善怒发狂、颠痫惊邪客忤。（《本草通玄·卷下·

金石部·铁落》）

石菖蒲 又名菖蒲

菖蒲，味辛，温，无毒。入心、脾二经。秦艽为使，恶麻黄，忌饴糖、羊肉，勿犯铁器，令人吐逆。石生细而节密者佳，去毛微炒。宣五脏，耳聪目明，通九窍，心开智长。风寒湿痹宜求，咳逆上气莫缺。止小便利，理脓窠疮。

菖蒲禀孟夏之气，合从革之辛，芳香利窍，辛温达气，心脾之良药也。故善宣通，能除湿痹。

按：菖蒲香燥，阴血不足者禁之，惟佐地黄、门冬之属，资其宣导，臻至太和。雷公曰：菖、夏菖，其二件相似，但气味腥秽，形似竹根。（《医宗必读·卷之三·本草征要上·草部·菖蒲》）

菖蒲，味辛，性温，无毒。为心、肺二经。秦皮、秦艽为使，恶地胆、麻黄。忌饴糖、羊肉。勿犯铁，令人吐。石上产梗细而节密者良。去毛切片，微炒。宣五脏，通九窍，明目聪耳，开心益智，除咳逆上气，风寒湿痹，止小便利，治疥癣疮。

按：芳香利窍，心脾之良药也。能佐地黄、天冬之属，资其宣导，臻于太和。多用独用，亦为气血之殃。（《删补颐生微论·卷之三·药性论第二十一·草部·菖蒲》）

辛温，心肝药也。开心窍，消伏梁，除痰嗽，通九窍，明耳目，出音声，散风湿，止心痛，杀诸虫，辟鬼邪，理恶疮。按《仙经》历称菖蒲为水草之精英，神仙之灵药。然惟石碛水生，茎细节密不沾土者，方为上品。铜刀刮去粗皮，米泔浸之，饭上蒸之，藉谷气而臻于中和，真有殊常之效。（《本草通玄·卷上·草部·菖蒲》）

菖蒲，味辛，性温，无毒。入心、肺、膀胱三经。主风寒湿痹、咳逆上气、鬼疰邪气，通九窍，明耳目，坚齿牙，清声音，益心智，除健忘，止霍乱，开烦闷，温心腹，杀诸虫，疗恶疮疥癣。勿犯铁器，去根毛用。秦皮、秦艽为使，恶地胆、麻黄，忌羊肉、羊血、饴糖。生石上一寸九节者佳。

按：菖蒲通神明，宜入心经；祛风湿，宜入肺与膀胱。功验虽宏，然主散而不主收，勿宜久用。

雷公云：凡使，勿用泥菖、夏菖，其二件相似，如竹根鞭，形黑、气秽、味腥，不堪用。凡使，采石上生者，根条嫩黄，紧硬节稠，长一寸有九节者是真也。采得后用铜刀刮上黄黑硬节皮一重，用嫩桑枝条相拌蒸，出曝干，去桑条，锉用。（《雷公炮制药性解·卷之三·草部中·菖蒲》）

石膏

石膏，味辛，寒，无毒。入肺、胃二经。鸡子为使，恶莽草、巴豆，畏铁。营卫伤于风寒，青龙收佐使之勋；相傅因于火热，白虎定为君之剂。头疼齿痛肌肤热，入胃而搜逐；消渴阳狂逆气起，入肺以驱除。

气味俱薄，体重而沉。少壮火热之人，功如反掌；老弱虚寒之人，祸不旋踵。东垣云：立夏前服白虎汤，令人小便不禁。降令太过也。极能寒胃，使人肠滑不能食，非有大热者，切勿轻投。（《医宗必读·卷之四·本草征要下·金石部·石膏》）

石膏，味辛甘，性大寒，无毒。入肺、胃二经。鸡子为使。恶莽草、巴豆、马目毒公，畏铁。光明嫩者佳。清胃火，除头疼齿痛，逆气惊喘，三焦热，皮肤热，肠胃结气消渴，发汗解肌。

按：石膏沉阴下降，有肃杀而无生长，须适事为故，毋恣意用之，致伐资生之本也。洁古云：能寒胃，令人不食，非有极热不宜用。血虚发热，有类白虎汤症，误用之不可救也。寇氏云：孙兆言四月后天热时，宜用白虎汤。但四方气候不齐，岁中运气不一，亦宜两审。东垣谓立夏前多服白虎，必小便不禁，此阳明津液不能上输，肺之清气亦复下降故尔。（《删补颐生微论·卷之三·药性论第二十一·石部·石膏》）

甘寒，足阳明药也。除胃热，止阳明头额痛，日晡寒热，大渴引饮，中暑潮热，胃火牙疼，皮热如火。元素曰：能寒胃，令人不食，非腹有极热者，不宜轻用。东垣云：邪在阳明，肺受火邪，故用以清肺；所以有白虎之名。孙兆曰：四月以后天气热时，宜用白虎。壮盛人生用，虚人糖拌炒。恐妨脾胃。火煅亦可。（《本草通玄·卷下·金石部·石膏》）

石膏，味辛甘，性寒，无毒。入肺、胃二经。主出汗解肌，缓脾益气，生津止渴，清胃消痰，最理头疼。与方解石相似，须莹净如水晶者真。鸡子为使，恶莽草、马目毒公、巴豆，畏铁。

按：石膏辛走肺，甘走胃，所以主发散。仲景名为白虎，盖有两义，一则以入肺，一则以其性雄。苟胃弱不食及血虚发热者误用之，为害不浅。

雷公云：凡使，勿用方解石，此石虽白不透明，其性燥。若石膏出剡州茗山县义情山，其色莹洁如水晶，性良善也。凡使之，先于石白中捣成粉，以密物罗过，生甘草水飞过了，水尽令干，重研细，用之良。（《雷公炮制药性解·卷之一·金石部·石膏》）

石斛

石斛，味甘，平，无毒。入胃、肾二经。恶巴豆，畏僵蚕。酒浸酥拌蒸。清胃生肌，逐皮肤虚热；强肾益精，疗脚膝痹弱。厚肠止泻，安神定惊。

入胃清湿热，故理痹证泄泻；入肾强阴，故理精衰骨痛。其安神定惊，兼入心也。

按：石斛宜于汤液，不宜入丸，形长而细且坚，味甘不苦为真。误用木斛，味大苦，饵之伤人。（《医宗必读·卷之三·本草征要上·草部·石斛》）

石斛，味甘苦，性平，无毒。入胃、肾二经。恶巴豆，畏僵蚕。酒浸酥拌，蒸一时用。清胃热，生长肌肉，逐皮肤虚热，强肾添精壮骨。主脚膝冷痛，骨髓中痛，厚肠止泻，安神定惊。

按：石斛性和，主用宏多，但气力浅薄。得参、芪便能奏功，专倚之，无捷得之效也。选择味甘者佳。误用木斛，其味大苦，饵

之损人。(《删补颐生微论·卷之三·药性论第二十一·草部·石斛》)

甘而微咸，脾肾药也。益中气，厚肠胃，长肌肉，逐邪热，壮筋骨，强腰膝。石斛甘可悦脾，咸能益肾，故多功于水土二脏。但气性宽缓，无捷奏之功。古人以此代茶，甚清上膈。凡使勿用木斛。石斛短而中实，木斛长而中虚，不难分辨。(《本草通玄·卷上·草部·石斛》)

石斛，味甘，性平，无毒。入胃、肾二经。补虚羸，暖水脏，填精髓，强筋骨，平胃气，逐皮肤邪热，疗脚膝冷痹，久服厚肠胃，定志除惊。去根，酒浸一宿，曝干，酥炙用。陆英为使，恶寒水石、巴豆，畏僵蚕、雷丸。

按：石斛入肾，则专主下部矣；而又入胃者，盖以其味甘耳。助肾而不伤于热，平胃而不伤于燥故也。

雷公云：凡使，先去头、土了，用酒浸一宿，漉出晒干，却用酥蒸，从巳至酉，却徐徐焙干，然后用。(《雷公炮制药性解·卷之四·草部下·石斛》)

石决明

石决明，味咸，平，无毒。入肝、肾二经。盐水煮，水飞。内服而障翳潜消，外点而赤膜尽散。

七孔、九孔者良，十孔者不佳。久服令人寒中。(《医宗必读·卷之四·本草征要下·虫鱼部·石决明》)

咸寒，入足厥阴、少阴经。内服而翳障消除，外点而赤膜尽散。清肝肺之风热，解白酒之味酸。火煅研末，以酒荡热，入末调匀，盖一时饮之不酸。又名千里光，以其功效名之，可以浸水洗眼，目病之外无他用也。久服令人寒中。咸水煮或涎裹煨，磨去粗皮，研万遍，水飞用。七孔、九孔者良。(《本草通玄·卷下·介部·石决明》)

石决明，味咸，性平，无毒。入肝经。主风热青盲内障、骨蒸劳热，久服益精。九孔、七孔者良。以面裹煨磨，去其外黑处并粗皮，捣碎，于乳钵中再研绝细。永忌山桃。

按：石决明本水族也，宜足以生木而制阳光，故独入肝家，为眼科要药。命曰决明者，丹溪所谓以能而名也。

雷公云：凡使，只是真珠母也，去上粗皮，用盐并东流水于大瓷器中，煮一伏时，漉出拭干，捣为末。研如粉，却入锅子中，再用五花皮、地榆、阿胶三件，更用东流水于瓷器中，如此淘之三度，待干，再研一万匝，方入药中用。凡修事五两，以盐半分取则，第二度煮用地榆、五花皮、阿胶各十两。服之十两，永不得食山桃，令人害目。（《雷公炮制药性解·卷之六·虫鱼部·石决明》）

石榴

其子止渴。

按：其子不宜过食，能损肺坏齿。（《雷公炮制药性解·卷之一·果部·石榴皮》）

石榴花

其花百叶者，主心热，疗吐血，为末吹鼻中，止衄血及金疮血。

按：其花色赤属火，宜入心家而主血。（《雷公炮制药性解·卷之一·果部·石榴皮》）

石榴皮

石榴皮，味酸、涩、温、无毒。入肝、脾、肾三经。泻痢久而肠虚，崩带多而欲脱。水煎服而下蛔，汁点目而止泪。

按：榴味酸涩，故入断下崩中之剂，若服之太早，反为害也。（《医宗必读·卷之四·本草征要下·果部·石榴皮》）

止下痢泄精，肠风崩带。性极酸涩，善于收摄，初病者忌用。不拘干湿。勿犯铁器。浆水浸一夜，取出用，其水如墨汁。（《本草通玄·卷下·果部·石榴皮》）

石榴皮，味酸涩，性温，无毒。入大肠、肾二经。主精漏下痢，筋骨风痛，脚膝难行，目流冷泪，肠风下血，杀牙虫，染须发。

按：肠滑则患血痢，肾滑则患遗泄。榴者留也，故入兹二经。然痢积未尽者，不可先以此涩之。多服能恋膈成痰。

雷公云：凡使，皮、叶、根，勿令犯铁。若使石榴壳，不计干湿，先用浆水浸一宿，至明漉出，其水如墨汁。若使枝、根、叶并用，浆水浸一宿，方可用之。（《雷公炮制药性解·卷之一·果部·石榴皮》）

石韦

石韦，味苦甘，性平，无毒。入肺、膀胱二经。主劳热邪气、五淋癃闭、膀胱热满，痈疽发背，除烦下气，补虚益精。拭去毛，羊脂炒焦黄用。络石、杏仁为使，得菖蒲良。

按：石韦清热利水，本入膀胱，而肺则下连者也，宜兼入之，既能清热利水，则无阳亢阴伤之患。（《雷公炮制药性解·卷之四·草部下·石韦》）

石燕

利窍，行湿通淋。目障肠风，痔瘘带下，磨汁饮之。难产者，两手各握一枚，即生。（《本草通玄·卷下·金石部·石燕》）

石燕，性凉，无毒。味与经络诸书不载。主五淋、小便不利、肠风痔瘘。妇人产难，两手各握一枚，立验。研细水飞用。

按：《图经》云：石燕出零陵郡，今祁阳县沙滩亦有之，形似蚶而小，其实石也。观其主治，都是行下之功。《食疗》赞其补益，似未然耳。（《雷公炮制药性解·卷之一·金石部·石燕》）

食盐

食盐，味咸，寒，无毒。入肾经。擦齿而止痛，洗目而去风。二便闭结，纳导随通；心腹烦疼，服吐即愈。治疝与辟邪有益，痰停与霍乱无妨。

润下作咸，咸走肾，喘嗽、水胀、消渴大忌。食盐或引痰生，或凝血脉，或助水邪，多食损颜色，伤筋力。故西北人不耐咸，少病多寿；东南人嗜咸，少寿多病。

青盐，功用相同，入肝散风。（《医宗必读·卷之四·本草征要下·金石部·青盐》）

食盐，味咸，性寒，无毒。入肾经。擦牙止痛，洗目去风，纳导可通二便，探吐心腹烦疼，停痰霍乱，中暑疝症。（新补）

青盐功用相同，其力更倍。

按：润下作咸，咸走肾。凡喘嗽、水胀、消渴，大忌食盐，或引痰生，或凝血脉，或助水邪，多食伤颜色、伤筋力。故西北人不那咸，少病多寿，东南人嗜盐，少寿多病。所以修养家云淡食能多补，匪浪说也。（《删补颐生微论·卷之三·药性论第二十一·石部·食盐》）

青盐，味咸，性寒，无毒。入肾经。主明目，止痛，益气，坚筋骨，助水脏，除心腹痛，破积聚，疗疥疮。一名戎盐，一名胡盐。

按：青盐味咸，肾所宜也，故独入之。水脏既补，则明目坚骨等功，何足异耶？（《雷公炮制药性解·卷之一·金石部·青盐》）

食盐，味咸，性温，无毒。入肾、肺、肝三经。主鬼蛊邪疰毒气，洗下部䘌疮，吐中焦痰癖，熨疝气及内肾气，止霍乱及心腹卒痛，杀虫去风，明目固齿。白如霜雪者佳。炒研用。

按：食盐之咸，本归肾脏，肺即其母，肝即其子也，故并入之。本草云：多食伤筋损肺，水肿及咳嗽血虚者忌之。何也？盖以咸走肾，过多则肾不能胜而受伤。于是盗食母气，而肺气亦损，肺损则金还克木，夫肝主筋而藏血，肺主咳嗽而生水，数证之来，宁能免耶？（《雷公炮制药性解·卷之一·金石部·食盐》）

使君子

使君子，味甘，温，无毒。入脾、胃二经。杀诸虫，治疳积。

杀虫药皆苦，使君子独甘。空腹食数枚，次日虫皆死而出矣。忌饮热茶，犯之即泻。有言其不宜食者，非也。夫树有蠹，屋有蚁，国有盗，祸耶福耶？观养生者，先去三尸虫，可类推矣。

按：使君子为杀虫而设，苟无虫积，服之必致损人。（《医宗必读·卷之三·本草征要上·草部·使君子》）

甘温，入脾。杀虫，退热，健脾，止泻。杀虫之药，多是苦辛，此独味甘，亦可异矣。且能扶助脾胃，收敛虚热，为小儿要药。（《本草通玄·卷上·草部·使君子》）

使君子，味甘，性温，无毒。入脾、胃二经。治小儿五疳，利小便，止白浊，除泻痢，杀诸虫。连壳用。

按：使君子甘温，宜主脾，然多食令人发呃，伤胃故也。（《雷公炮制药性解·卷之四·草部下·使君子》）

柿饼

干柿，甘寒而涩。止胃热口干，润心肺，消痰。治血淋，便血。（《本草通玄·卷下·果部·干柿》）

柿干，润喉降火，补虚杀虫，厚肠止痢。（《雷公炮制药性解·卷之一·果部·柿》）

柿蒂

蒂，疗咳逆哕气。（《本草通玄·卷下·果部·干柿》）

柿蒂，主呃逆。（《雷公炮制药性解·卷之一·果部·柿》）

柿霜

霜，治咽喉口舌之疮。（《本草通玄·卷下·果部·干柿》）

柿子 又名柿

柿，味甘，寒，无毒。入肺、脾二经。润肺止咳嗽，清胃理焦烦。

柿饼、干柿能厚肠而止泄，主反胃与下血。

柿霜清心而退热生津，润肺而化痰止嗽。

三者主用大同小异，总之肃清上焦火邪，兼有益脾之功也。有人三世死于反胃，至孙得一方，用柿饼同干饭食之，绝不用水，亦勿以他药杂之，旬日而愈。

按：柿性颇寒，肺经无火及风寒作嗽者、冷痢滑泄者忌之。不宜与蟹同食，令人腹痛作泻。（《医宗必读·卷之四·本草征要下·果部·柿》）

柿，味甘涩，性寒，无毒。入心、肺、大肠三经。主润心肺，通耳鼻，消痰嗽，清火热，除渴解酒，祛肠内宿血，止口中吐血。忌同蟹食。柿干，润喉降火，补虚杀虫，厚肠止痢。柿蒂，主呃逆。

按：柿之色赤，宜归心脏；性润宜归肺家；大肠则供肺为传送者也，故亦入之。性冷伤脾，不宜多用，若同蟹食，令人腹痛大泻。柿干及蒂，总属寒凉，都能清火。（《雷公炮制药性解·卷之一·果部·柿》）

熟地黄

熟地黄，性味畏忌俱同生地黄。用砂锅柳甑，衬以荷叶，将生地黄酒润，用缩砂仁粗末拌蒸，盖覆极密，文武火蒸半日，取起晒极干，如前又蒸，九次为度，令中心熟透，纯黑乃佳。滋肾水，封填骨髓，利血脉，补益真阴。久病余胫股酸痛，新产后脐腹急疼。

地黄合地之坚凝，得土之正色，为补肾要药，益阴上品。禀仲冬之气，故凉血有功，阴血赖养。新者生则瘀者去，血受补则筋受荣，肾得之而骨强力壮矣。胎产劳伤，皆血之愆，血得其养，证因以痊。肾开窍于二阴，况血主濡之，二便所以利也。湿热盛则食不消，地黄去湿热以安脾胃，宿滞乃化。掌中应心，主痿蹶，乃脾热奉君主而清其仓廪，两证可瘳矣。熟者稍温，其功更溥。六味丸以之为首，天一所生之本也；四物汤以之为君，乙癸同源之义也。久病阴伤，新产血败，在所亟需。

按：生地黄性寒而润，胃虚食少，脾虚泻多，均在禁例。熟者性滞，若痰多气郁之人，能窒碍胸膈，当斟酌用之。姜酒拌炒，生者不妨胃，熟者不泥膈。（《医宗必读·卷之三·本草征要上·草

部·熟地黄》)

熟地黄，熟者，滋肾水，封填骨髓，利血脉，补益真阴。久病余胫股酸痛，新产后脐腹作疼。（《删补颐生微论·卷之三·药性论第二十一·草部·地黄》）

甘温。功用尤弘，劳伤胎产家，推为上剂。脉洪实者，宜于生地；脉虚软者，宜于熟地。六味丸以之为首，天一所生之源也；四物汤以之为君，乙癸同归之治也。生地性寒，胃虚者恐其妨食，宜醇酒炒之以制其寒。熟地性滞，痰多者，恐其泥膈，宜姜汁炒之，以制其滞。更须佐以砂仁、沉香二味，皆纳气归肾，又能疏地黄之滞，此用药之权衡也。拣肥大沉水者，好酒同砂仁末拌匀，入柳木甑于瓦锅内，蒸极透，晒干，九次为度。地黄，禀北方纯阴之性，非太阳与烈火交相为制则不熟也。市中惟用酒者，不知其不熟也，向使一煮便熟，何固本膏用生、熟地各半耶？忌铜铁器，否则令人肾消，发白。（《本草通玄·卷上·草部·熟地》）

熟地黄，味甘苦，性温，无毒。入心、肝、肾三经。活血气，封填骨髓，滋肾水，补益真阴，伤寒后胫股最痛，新产后脐腹难禁，利耳目，乌须发，治五劳七伤，能安魂定魄。使、忌、畏、恶俱同生地，性尤泥滞。姜、酒浸用。

按： 熟地黄为补血上剂，而心与肝脏藏血生血者也，故能入焉。其色黑，其性沉阴重浊。经曰：浊中浊者，坚强骨髓。肾主骨，故入之。精血既足，则胫股脐腹之症自愈，耳目须发，必受其益。而劳伤惊悸，并可瘳矣。

雷公云：采得生地黄，去白皮，瓷锅上柳木甑蒸之，摊令气歇，拌酒，再蒸，又出令干。勿令犯铜铁，令人肾消并发白，男损荣、女损卫也。（《雷公炮制药性解·卷之二·草部上·熟地黄》）

水杨根 又名水杨

苦平。主久痢赤白，痈肿痘毒。魏直云：痘疮顶陷，浆滞不行，或风寒所阻，以水杨枝叶五斤，流水一大釜，煎汤温浴之。如冷添汤，良久累起有晕丝者，浆行也。未满再浴，虚者只浴头面手足，初出及痒塌者勿浴。如黄钟一鼓而蛰虫启户，东风一吹而坚冰解冻，诚有燮理之妙也。(《本草通玄·卷下·木部·水杨》)

水杨叶

水杨叶，味苦，平，无毒。止久痢而多功，浴痘疮而起发。

生于涯溪之旁，得水土之气偏多，能散湿热，故久痢需之。痘疮顶陷，浆滞不行，或风寒所阻者，宜水杨枝叶，无叶用嫩枝五斤，流水一釜，煎汤温浴。如冷，添汤，良久照见累起有晕丝者，浆行也。如不满，再浴之。应者只洗头面手足，屡浴不起者，死。初出及痒塌者，皆不可浴，若内服助气血药，其效更速。此方有燮理之妙，盖黄钟一动，而蛰虫启户；东风一吹，而坚冰解腹之义也。(《医宗必读·卷之四·本草征要下·木部·水杨叶》)

水银

水银，即朱砂之液，杀虫虱有功，下死胎必用。渗入肉内，使人筋挛。若近男阳，阳痿无气，惟以赤金系患处，水银自出。杨梅疮服轻粉，毒潜骨髓，毒发杀人。(《医宗必读·卷之四·本草征要下·金石部·朱砂》)

寒，有毒。镇坠痰气上逆、呕吐反胃；杀虫堕①胎，下死胎。水银乃至阴之精，禀沉着之性。得凡火煅炼，则飞腾灵变；得人气熏蒸，则入骨钻筋。近巅顶，则蚀脑而百节挛废；近阴茎，则阴消而痿败不兴。同黑铅结砂，则镇坠痰涩；同硫黄结砂，则极救危病，在用之者合宜尔。(《本草通玄·卷下·金石部·水银》)

水银，味辛，性寒，有毒。不载经络。主疥瘘痂疡白秃、皮肤虫虱，堕胎绝孕，杀五金毒。熔化还复为丹，服之神仙，不死。畏磁石。

按：水银疗虫疹等症，良由其毒也。又杀五金毒者，盖以其性

---

① 堕：原文为"随"，据文义改。

阴柔，能消五金为泥耳。入耳能食脑至尽，入肉令百节挛缩，倒阴绝阳，性滑重，极易入肉，最宜谨之。能下死胎，可灌尸骸。内传极言其炼服之功，然后世食之者，往往丧生，可为妄信者戒。

雷公云：凡草中取者，并朱漆中者，俱不可用；经别药制过者勿用；曾敛过死尸及半生半死者勿用。若在朱砂中产出者，其水银色微红，收得后用葫芦盛之，免致遗失。若先以紫背天葵并夜交藤自然汁二味同煮一伏时，其毒自退。若修十两，止用前二味汁各七镒，和合煮足为度。(《雷公炮制药性解·卷之一·金石部·水银》)

水蛭

水蛭，味咸、苦，平。入肝经。畏石灰。盐炒枯黄。恶血积聚，闭结坚牢，炒末调吞多效；赤白丹肿，痈毒初生，竹筒含唲有功。

咸走血，苦胜血，为攻血要药。误吞生者入腹，生子唲血，肠痛瘦黄，以田泥调水饮数杯，必下也。或以牛羊热血一二杯，同猪脂饮之，亦下。染须药中，能引药力倒上至根。(《医宗必读·卷之四·本草征要下·虫鱼部·水蛭》)

咸苦而寒。攻一切恶血坚积，腹中有子者去之。性最难死，虽火炙为末，得水即活。若水蛭[①]入腹，生子为害，肠痛黄瘦，惟用田泥和水数碗饮之，必尽下。盖蛭在人腹，忽得土气而下耳。或牛羊热血，同猪脂饮之，亦下，服蜂蜜亦下。(《本草通玄·卷下·虫部·水蛭》)

死人枕

死人枕，味咸，性平，无毒。所入经络，诸书不载。主传尸鬼疰邪气石蛔。取之煎汤用，用毕送还原处。

按：死人枕即脑后骨也。夫鬼邪乘人，非药石可攻，用死人枕者，所谓引之以类也。石蛔者，久蛔也，医疗既瘥，蛔虫转坚，药

---

① 蛭：原作"流"，据乾隆本改。

剂不能疗，所以需鬼物驱之。用毕即送还原处者，一则使邪祟之气有所依归；一则勿以疗人而伤鬼也。古有神医徐嗣伯、刘大用者，用之辄验。(《雷公炮制药性解·卷之六·人部·死人枕》)

松花

松花，清心解烦。(《雷公炮制药性解·卷之五·木部·松香》)

松节

松节，舒筋止肢节之痛，去湿搜骨内之风。(《医宗必读·卷之四·本草征要下·木部·松脂》)

搜风舒筋，燥血中之湿。(《本草通玄·卷下·木部·松节》)

松节，主骨节久风，脚痹疼痛。久服俱能辟谷延年。(《雷公炮制药性解·卷之五·木部·松香》)

松香 又名松脂

松脂，味苦、甘，温，无毒。入肺、胃二经。水煮百沸，白滑方可用。祛肺金之风，清胃土之热。除邪下气，壮骨强筋。排脓、止痛、生肌，煎膏而用；牙疼、恶痹、崩中，研末而尝。

松脂感太阳之气而生，燥可去湿，甘能除热，故外科取用极多也。松子中和，久服有裨；松叶有功于皮毛，松节有功于肢节，各从其类也。

按：松脂、松叶，性燥而温，血虚者勿服。(《医宗必读·卷之四·本草征要下·木部·松脂》)

苦甘平，主一切疮痍，除热祛风，排脓化毒，生肌止痛，杀虫疗疮痍。弘景云：松、柏皆有脂，凌冬不凋，理为佳物。时珍曰：脂乃英华，在土不朽，流膏日久，变为琥珀，宜其可以辟谷延龄。大釜加水，白茅衬甑，又加黄沙寸许，布松脂于上，炊以桑薪，汤减频添热水。候松脂尽入釜中，取出，投于冷水，既凝又蒸，如此三过，乃佳。服之，通神明，去百病。(《本草通玄·卷下·木部·

松香》)

松香，味苦甘，性温，无毒。入脾、肺二经。主安五脏，除伏热，解消渴，逐诸风，疗痈疽恶疮及白秃疥癣、风气金伤，止血，杀虫，定痛。松子，益气补虚。松花，清心解烦。松叶，生毛发，去风湿，炙暑曙冻疮。松节，主骨节久风，脚痹疼痛。久服俱能辟谷延年。

按：松香甘温之品，与脾部相宜，而肺者脾之子也，故两入之。伏热等证，悉属二经，乌得不治？子、花、节、叶，主疗小异，亦亲上亲下之道也。(《雷公炮制药性解·卷之五·木部·松香》)

松叶

松叶，可生毛发，宜窨冻疮。(《医宗必读·卷之四·本草征要下·木部·松脂》)

松叶，生毛发，去风湿，炙暑曙冻疮。(《雷公炮制药性解·卷之五·木部·松香》)

苏合香

苏合香，味甘，温，无毒。甘暖和脾，郁结凝留咸雾释；芬芳彻能，妖邪梦魇尽冰消。

产中天竺国，诸香汁合成，故名合香。凡香气皆能辟邪通窍，况合众香而成者乎？沈括云：苏合油如胶，以箸挑起，悬丝不断者真也。(《医宗必读·卷之四·本草征要下·木部·苏合香》)

甘温。芳香气窜，通达诸窍，流行百骸，故其主治，辟邪杀鬼，截疟通神。(《本草通玄·卷下·木部·苏合香》)

苏木

苏木，味甘、咸，平，无毒。入心、肝、脾三经。宜表里之风邪，除新旧之瘀血。

苏木理血，与红花同功，少用和血，多用即破血也。其治风者，所谓治风先治血，血行风自灭也。（《医宗必读·卷之四·本草征要下·木部·苏木》）

甘辛微酸，三阴经血分药也。发散表里风邪，疏通稽留恶血，风与血皆肝所主，大都入肝居多。少用则和血，多用则破血。（《本草通玄·卷下·木部·苏木》）

苏木，味甘咸，性平，无毒。入肝经。主破产后恶血、疮疡死血、一切跌扑损伤，调月水，去瘀血，和新血，排脓止痛，消痈散肿及主霍乱呕逆、赤白痢下。酒蒸阴干用。

按：苏木专主血分，宜入肝经，然破血之功多而和血之功少，勿得多用以伤阴分。

雷公云：凡使，去上粗皮并节了。若有中心文横如紫角者，号曰木中尊色，其力倍常百等。须锉细了，重捣，拌细条梅树枝蒸，从巳至申，阴干用。（《雷公炮制药性解·卷之五·木部·苏木》）

酸枣仁

酸枣仁，味酸、平，无毒。入肝、胆二经。恶防己。炒熟。酸收而心守其液，乃固表虚有汗，肝旺而血归其经，用疗彻夜无眠。

胆怯者，心君易动，惊悸盗汗之所自来也；肝虚者，血不归经，则虚烦不眠之所由来也。枣仁能补肝益胆，则阴得其养，而诸证皆安矣。

按：肝胆二经有实邪热者勿用，以收敛故也。（《医宗必读·卷之四·本草征要下·木部·酸枣仁》）

酸枣仁，味甘，性平，无毒。入心、肝、胆三经。恶防己。炒熟用。主烦心不眠，虚汗烦渴，四肢酸痛，补中益肝，坚筋骨，助阴气。

按：《圣惠方》云：胆虚不眠，寒也，炒枣仁为末，竹叶汤调。盖以肝胆相依，血虚则肝虚胆亦虚，得熟者以旺肝，则木来制土。脾主四肢，又主困倦，故令人睡。《济众方》云：胆实多睡，热也。

生研为末，姜茶汤调服。盖枣仁秋成者也，生则全金气而制肝，脾不受侮，而运行不睡矣。滑泻者，不宜多用。（《删补颐生微论·卷之三·药性论第二十一·木部·酸枣仁》）

味酸，性收，故其主疗多在肝胆二经。肝虚则阴伤而烦心不卧，肝藏魂，卧则魂归于肝，肝不能藏魂，故目不得瞑。枣仁酸味归肝，肝得养，故熟寐也。其寒热结气，酸痛湿痹，脐下痛，烦渴虚汗，何一非东方之症，而有不疗者乎？世俗不知其用，误以为心家之药，非其性矣。（《本草通玄·卷下·木部·酸枣仁》）

酸枣仁，味酸，性平，无毒。入心、脾、肝、胆四经。主筋骨酸疼、夜卧不宁、虚汗烦渴，安和五脏，大补心脾。炒熟去皮尖，研用。生者治嗜卧不休。恶防己。

按：枣仁味酸，本入肝经，而心则其所生者也，脾则其所制者也，胆又其相依之腑也，宜并入之。《圣惠方》云胆虚不眠，寒也，炒熟为末[1]，竹叶汤调服，盖以肝胆相为表里，血虚则肝虚，肝虚则胆亦虚，得熟枣仁之酸温，以旺肝气，则木来克土。脾主四肢，又主困倦，所以令人多睡，又《济众方》云胆实多睡，热也，生研为末，姜茶汤调服，亦以枣仁秋成者也，生则得全金气，而能制肝木，肝木有制，则脾不受侮，而运行不睡矣。

雷公云：酸枣仁凡使，采得后，晒干，取叶重拌酸枣仁，蒸半日了，去尖皮了，任研用。（《雷公炮制药性解·卷之五·木部·酸枣仁》）

锁阳

锁阳，味甘、咸，温，无毒。入肾经。强阴补精，润肠壮骨。

《辍耕录》云：蛟龙遗精入地，久之，则发起如笋，上丰下俭，绝类男阳。

按：锁阳功用与苁蓉相仿，禁忌亦同。（《医宗必读·卷之三·

---

[1]　末：原作"未"，据大成本改。

本草征要上·草部·锁阳》)

甘温，入肾。补阴益精，润燥养筋。凡大便燥结，腰膝软弱，珍为要药。酒润，焙用。(《本草通玄·卷上·草部·锁阳》)

锁阳，味甘咸，性温，无毒。入肾经。补阴虚，固髓，润大便燥结。宜酥炙用。

按：锁阳咸温，宜入少阴，《本经》不载，丹溪续补，以其固精，故有锁阳之名。主用与苁蓉相似，老人枯闭，最为要药。大便不实者忌之。(《雷公炮制药性解·卷之三·草部中·锁阳》)

獭肝

獭肝，味甘，温，有毒。入肝、肾二经。鬼疰传尸惨灭门，水吞殊效；疫毒蛊灾常遍户，末服奇灵。

葛洪云：尸疰鬼疰，使人寒热，沉沉默默，不知病之所苦，而无处不恶。积月累年，殂殁至死，死后传人，乃至灭门。惟用獭肝，阴干为末，水服二钱，每日三服，以瘥为度。其爪亦能搜逐痨虫。(《医宗必读·卷之四·本草征要下·兽部·獭肝》)

獭肝，味甘，性温，有毒。入肝经。主传尸鬼疰，疫毒蛊灾。(新补)

獭爪，搜逐痨虫。

按：葛洪云：尸疰鬼疰，使人寒热，沉沉嘿嘿而不知所苦，而无处不恶。积月累年，殂殁至死。死后传染乃至灭门。惟用獭肝阴干为末，水服二钱，每日三服。药下腹中，有虫渐渐泻出，以瘥为度。(《删补颐生微论·卷之三·药性论第二十一·兽部·獭肝》)

甘平。主传尸劳极，鬼疰虫毒，上气咳嗽，杀虫止汗。(《本草通玄·卷下·禽部·獭肝》)

檀香

檀香，味辛，温，无毒。入肺、胃二经。辟鬼杀虫，开胃进食。疗噎膈之吐，止心腹之痛。

调上焦气在胸肠咽嗌之间，有奇功也。

按：痈疽溃后及诸疮脓多者不宜服。（《医宗必读·卷之四·本草征要下·木部·檀香》）

辛温，脾肺药也。温中下气，理噎膈吐食，消风热肿毒，引胃气上升，以进饮食。东垣云：白檀调气，引芳香之物，上至极高之分。最宜橙、橘之属，佐以姜、枣、葛根、缩砂、豆蔻，通行阳明经，在胸膈之上，咽嗌之间，为理气要剂。入汤泡，勿煎，入丸刮磨用。（《本草通玄·卷下·木部·檀香》）

桃花

花，主杀鬼疰，悦颜色，利二便，下诸虫。勿用千叶者，令人鼻衄。

雷公云：花勿使千叶者，能使人鼻衄不止、目黄。凡用，拣令净，以绢袋盛，于檐下悬令干，去尘了用。（《雷公炮制药性解·卷之一·果部·桃仁》）

桃毛

毛，主血瘕积聚、崩带诸疾。（《雷公炮制药性解·卷之一·果部·桃仁》）

桃仁

桃仁，味苦、甘，平，无毒。入肝、大肠二经。香附为使，泡去皮尖，炒，勿用双仁者。破诸经之血瘀，润大肠之血燥。肌有血凝而燥痒堪除，热入血室而谵言可止。

苦重于甘，气薄味厚，沉而下降，为阴中之阳。苦以推陈，甘以生新，故血疾恒需之。桃为五木之精，故能辟邪杀鬼，亦可杀虫。

按：桃仁破血，血瘀者相宜，若用之不当，大伤阴气。（《医宗必读·卷之四·本草征要下·果部·桃仁》）

桃仁，味苦甘，性平，无毒。入肝、大肠二经。香附为使。汤泡，去皮尖，炒透，双仁者勿用。主瘀血血闭，心下坚，心腹痛，润大肠，辟邪杀鬼。

按：桃仁苦重于甘，气薄味厚，沉而下降，苦以行滞，甘以生新。成氏曰：肝者血之源，血聚则肝燥。肝苦急，急食甘以缓之。桃仁之甘，缓肝散血，故抵当汤用之，伤寒八九日内有蓄血，发热如狂，少腹满痛，小便自利。又有当汗失汗，热毒深入，吐血血结，烦躁谵语，俱用此汤。（《删补颐生微论·卷之三·药性论第二十一·果部·桃仁》）

甘辛微温。主血结瘀闭癥瘕，润肠杀虫。苦重于甘，气薄味厚，厥阴血分药也。凡行血，连皮尖，生用；活血润燥，去皮尖，炒用。（《本草通玄·卷下·果部·桃仁》）

桃仁，味苦甘，性平，无毒。入肝、大肠二经。主瘀血血闭、癥瘕鬼邪、血燥便结，杀三虫，止心痛。沸汤泡①去皮尖，炒用。花，主杀鬼疰，悦颜色，利二便，下诸虫。勿用千叶者，令人鼻衄。毛，主血瘕积聚、崩带诸疾。桃虫，主杀精鬼邪恶不祥。叶，主恶气客忤、阴户生虫痛痒及疮中虫。桃实，多食令人发热。

按：桃仁行血，宜入肝经；性润，宜入大肠。《典术》云：桃为五木之精，故花、仁、子、叶，俱能压邪杀鬼。

雷公云：凡使，须泡去皮尖②，用白术、乌豆二味和桃仁，同于瓦锅中煮一伏时，后漉出，用手擘作两片，其心黄如金色，任用之。鬼髑髅，勿使干桃子。其鬼髑髅，只是千叶桃花结子，在树上不落者干，然于十一月内采得，可为神妙。凡修事，以酒拌蒸，从巳至未，焙干，以铜刀切片，焙取肉用。（《雷公炮制药性解·卷之一·果部·桃仁》）

桃叶

叶，主恶气客忤、阴户生虫痛痒及疮中虫。（《雷公炮制药性解·卷之一·果部·桃仁》）

---

① 泡：原作"炮"，据明刻本改。余同。
② 泡去皮尖：原作"炮去皮泽"，据大成本改。

桃子 又名桃实

桃实，多食令人发热。（《雷公炮制药性解·卷之一·果部·桃仁》）

鹈鹕脂油 又名淘鹅油

淘鹅油，味咸，温，无毒。理痹痛痈疽，可穿筋透骨。

取其脂熬化，就以其嗉盛之，则不渗漏。虽金银磁玉之器盛之，无不透漏者，可见入骨透髓之功。然但资外敷，不入汤药。（《医宗必读·卷之四·本草征要下·禽部·淘鹅油》）

天花粉

天花粉，味苦，寒，无毒。入心、脾二经。枸杞为使，恶干姜，畏牛膝、干漆，反乌头。止渴，退烦热，消痰，通月经，排脓散肿，利肠清心。

消痰解热，是其专职。通经者，非若桃仁、姜黄之直行血分，热清则血不瘀耳。旧称补虚，亦以热退为补，不可不察。

按：天花粉禀清寒之气，脾胃虚寒及泄泻者忌用。（《医宗必读·卷之三·本草征要上·草部·天花粉》）

天花粉，味苦，性寒，无毒。入心、肺二经。枸杞为使，恶干姜、牛膝、干漆，反乌头。白如雪者佳。主退热口渴，消痰，利膈，消肿毒，散扑损瘀血，通月经。实名栝楼，主疗结胸。子能润肺化痰。

按：天花粉禀清寒之气，旧称补虚，以热退为补，非真能补也。脾胃虚寒者禁之。（《删补颐生微论·卷之三·药性论第二十一·草部·天花粉》）

甘苦微寒。主内热干渴，痰凝咳嗽，烦满身黄，消毒通经。苦能降火，甘不伤胃，故《本经》有安中补虚之称。虚热燥渴者，与之相宜。且清和疏利。又能消毒通经，然毒竟行秋冬之令，非所以生万物者也。去皮，切片，水浸三日，逐日换水，捣如泥，绢滤澄

粉，薄荷衬蒸，晒干。（《本草通玄·卷上·草部·天花粉》）

天花粉，味苦，性寒，无毒。入肺、心、脾、胃、小肠五经。主肺火盛而喉痹，脾胃火盛而口齿肿痛，清心利小便，消痰除咳嗽，排脓消肿，生肌长肉，止渴退烦热，补虚通月经。枸杞为使，恶干姜，畏牛膝、干漆，反乌头。

按：天花粉色白入肺，味苦入心。脾胃者，心之子，肺之母也，小肠与心相为表里，故均入焉。本功清热，故主疗颇多，其理易达。惟曰补虚通经，此甚不可泥也。夫苦寒之剂，岂能大补？以其能清火，则阴得其养，非真补也；月水不通，亦以热闭，热退则血盛经通，非真能通也。此治本穷源之说耳。倘因寒致疾者，可误使哉！（《雷公炮制药性解·卷之二·草部上·天花粉》）

天灵盖

天灵盖，味咸，平，无毒。白汤煎液吞尝，传尸灭影；红绢包藏巅顶，疟鬼潜踪。

神农未尝收载，后世每每用之。嗟乎！兽相食，且人恶之；而人相食，惨恶极矣。必不得已，或取年深绝尸气者，然亦不可食，或包用，或煎汤，用毕，送还原处，报之以经忏，庶其可也。（《医宗必读·卷之四·本草征要下·人部·天灵盖》）

治传尸鬼疰，邪疟。古人以掩暴骨为仁厚，方士取人骨为药饵，有仁心者固如是乎？犬且不食犬骨，人食人骨可乎？而以他药代之，何所不可，乃必欲取之，伤德甚矣。（《本草通玄·卷下·人部·天灵盖》）

天灵盖，味咸，性平，无毒。所入经络，诸书不载。主传尸鬼疰，并疗犬伤。取得后，用糟灰火罨一夜，待腥秽气出尽，却用童便于瓷锅内煮一伏时，埋于地下可深一尺，亦一伏时，听用。阳人使阴，阴人使阳。

按：天灵盖即顶盖骨也。《神农本经》不载，后世医家始用之。此本同类之物，见则当怜而悲之，乃取而食之，殊非仁人之用心。

世称孙思邈有大功于世，以杀命治命，尚有阴谴，况于是乎。若必不得已而用之，当取年深渍污者良，以其绝尸气也。(《雷公炮制药性解·卷之六·人部·天灵盖》)

天麻

天麻，味辛，平，无毒。入肝经。酒浸、煨熟、焙干。风虚眩运，麻痹不仁，语言謇涩，腰膝软疼。杀精魅蛊毒，理惊气风痫。

肝为风木之脏，藏血主筋，独入肝经，故主治如上。

按： 天麻虽不甚燥，毕竟风剂助火，若血虚无风者，不可妄投。(《医宗必读·卷之三·本草征要上·草部·天麻》)

天麻，味辛，性温，无毒。入肝经。大而透明者佳。酒浸煨透。主风虚眩晕，麻痹不仁，语言謇涩，腰膝软疼，杀精魅蛊毒，理惊气风痫。

按： 天麻虽不甚燥，毕竟风剂助火。若血虚无风者，不可妄投。(《删补颐生微论·卷之三·药性论第二十一·草部·天麻》)

甘平，为肝家气分之品。主风湿成痹，四肢拘挛，通血脉，强筋骨，利舌本，疏痰气，为中风家必需之要剂。元素云：止头痛，理风虚眩晕。浸一日夜，湿纸裹煨。(《本草通玄·卷上·草部·天麻》)

天麻，味辛，性平，无毒。入肝、膀胱二经。疗大人风热眩晕，治小儿惊悸风痫，祛诸风麻痹不仁，主瘫痪语言不遂，利腰膝，强筋力，活血脉，通九窍，利周身，疗痈肿。湿纸裹煨用。无畏忌。苗名赤箭，主用略同。

按： 天麻去风，故入厥阴；去湿，故入膀胱。真有风湿，功效若神。痈肿之症，湿生热也，宜亦治之。赤箭用苗，有自表入里之功；天麻用根，有自内达外之理。不宜同剂，反致无功。

雷公云：凡使，勿用衔风草，缘与天麻相似，只是叶、茎不同，其衔风草根茎斑叶皆白有青点。使衔风草根，切勿使天麻。二件同用，即令人有肠结之患。修事天麻十两，用蒺藜子一镒，缓火熬焦熟后，便先安置天麻十两于瓶中，只用火熬过蒺藜子盖，内外便用三重纸盖并系，从巳至未时，又出蒺藜子，再入熬炒，存在天麻瓶内，用炒蒺藜子于中，依前盖又隔一伏时取出，如此七遍。瓶盛出后，用布拭上气汗，用刀劈，焙之，细锉，单捣然用。衔风草修事法，亦同天麻一般。（《雷公炮制药性解·卷之三·草部中·天麻》）

天门冬

天门冬，味甘，寒，无毒。入肺、肾二经。地黄、贝母为使。忌鲤鱼，去心用。定喘定嗽，肺痿肺痈，是润燥之力也；益精益髓，消血消痰，非补阴之力软！善杀三虫，能通二便。

甘寒养阴，肺肾虚热之要药也，热则生风，热清而风自去；湿乃湿热，热化而湿亦除。肾为作强之官，而主骨，湿下流使人骨痿，善去湿热，故骨强也。虚而内热，三虫生焉，补虚去热，三虫杀矣。肺喜清肃，火不乘金，故曰保也。咳嗽痈痿，血痰燥渴，保肺之后，莫不疗之。伏热在中，饮食不为肌肤，邪热清而肌肤得其养矣。肺金不燥，消渴自止，气化及于州都，小便自利。

按： 天门冬性寒而滑，若脾虚而泄泻恶食者，大非所宜，即有前证，亦勿轻投。（《医宗必读·卷之三·本草征要上·草部·天门冬》）

天门冬，味苦甘，性寒，无毒。入肺、肾二经。地黄、贝母为使，畏曾青，忌鲤鱼。肥大如地黄者佳。去心用。润燥保肺，定喘定嗽，消血化痰。治肺痿、肺痈，杀三虫，通二便。

按： 天门冬清金降火，益水之源，故能下通肾气而滋补。肾主五液，燥则凝而为痰，得润剂，则肺不苦燥而痰自化，故湿火之痰，半夏主之；燥火之痰，天门冬主之。二者易治，鲜不危困。若脾胃虚寒，单服久服，必病肠滑而成痼疾。（《删补颐生微论·卷之三·药性论第二十一·草部·天门冬》）

甘苦而寒，肺与肾之药也。主肺热咳逆喘促，肺痿，肺痈，吐血，衄血，干渴，痰结，通肾益精。天门冬凉而能补，肺家虚热者宜之。然虚盛者，须与参、芪同进，不致伤胃。时珍云：天门冬清金降火，益水之上源，故能下通肾气。若服之日久，必病滑肠，反成痼疾矣。去心用。（《本草通玄·卷上·草部·天门冬》）

天门冬，味苦甘，性寒，无毒。入肺、肾二经。保肺气，不被热扰；定喘促，陟得康宁。止消渴，利小便，强骨髓，悦颜色，杀三虫，去伏尸。去心用。地黄、贝母、垣衣为使，畏曾青，忌鲤鱼。

按：天门冬气薄主升，故入肺；味厚为阴，故入肾。虚热者宜之，虚寒者禁用。

雷公云：采得了，去上皮一重，使劈破去心，用柳木甑烧柳木柴，熬一伏时，洒酒令遍，更添火蒸，出曝，去地二尺已来作小架，上铺天门叶，将蒸了天门冬摊令干用。（《雷公炮制药性解·卷之二·草部上·天门冬》）

天名精

天名精，味甘，辛，寒，无毒。入肺经。地黄为使。下瘀血，除结热，定吐衄，逐痰涎，消痈毒，止咽痛，杀疥虫，揩肤痒。可吐痰治疟，涂虫螫蛇伤。根名土牛膝，功用相同。

一名虾蟆蓝，一名活鹿草，外科要药。生捣汁服，令人大吐大下，亦能止牙疼。

按：脾胃寒薄，不渴易泄者勿用。（《医宗必读·卷之三·本草征要上·草部·天名精》）

天南星

南星，味苦、辛，温，有毒。入肝、脾二经。畏附子、干姜、生姜。冬月研末，入牛胆中，悬风处。风痰麻痹堪医，破血行胎可虑。

南星入肝，去风痰，性烈而燥，得牛胆则燥气减，得火炮则烈性缓。

按：南星治风痰，半夏治湿痰，功用虽类，而实殊也。非西北

人真中风者勿服。(《医宗必读·卷之三·本草征要上·草部·南星》)

南星，味苦辛，性温。有大毒。入肝、脾二经。蜀漆为使，恶莽草，畏附子、干姜、生姜。滚汤泡过，研细，入牛胆中，悬风处，经年用，换胆而再经年者尤佳。主中风麻痹，痰气坚积，口噤身强，破血利水堕胎。

按：南星气温而泄，性紧而毒，故能攻坚去湿。然半夏辛而能守，南星辛而不能守，其性烈于半夏也。然南星专主风疾，半夏专主湿痰，功虽同而用有别也。阴虚燥痰，在所禁忌。(《删补颐生微论·卷之三·药性论第二十一·草部·南星》)

苦辛，有毒。脾肺肝之药也。主风痰麻痹，眩运，口噤身强，筋脉拘缓，口眼肿邪，坚积痈疽，利水去湿，散血堕胎。味辛而散，故能治风散血；气温而燥，故能胜湿除涎；性紧而毒，故能攻坚拔毒。凡诸风口噤，需为要药。重一两者佳。生用，以温汤洗过，矾汤浸三日夜，日日换水，晒干。熟用者，酒浸一宿，入甑蒸一日，以不麻舌为度。(《本草通玄·卷上·草部·天南星》)

南星，味苦辛，性平，有毒。入脾、肺二经。主中风牙关紧闭、痰盛麻痹，下气破坚积，消痈肿，利胸膈，散血堕胎，捣敷疥疮毒并蛇虫咬伤。沸水泡七次，以牛胆汁收其末入胆，久悬风处更佳。畏附子、干姜、生姜。

按：肺受风邪，脾多痰饮。南星专主风痰，故并入二经。味辛主散，所以消痈堕胎及疗疥癣等疾。大抵与半夏同功，但半夏辛而能守，南星辛而不守，其燥急之性，甚于半夏，故古方以牛胆苦寒之性制其燥烈。且胆又有益肝镇惊之功，小儿尤为要药。丹溪曰：南星欲其下行，以黄柏引之。(《雷公炮制药性解·卷之三·草部中·南星》)

天雄

天雄，味辛，热，有毒。入肾经。远志为使，恶干姜，制同附子。除寒湿痿躄，强阴壮筋骨。

乌、附、天雄，皆补下焦阳虚，若是上焦阳虚，即属心肺，当用参、芪，不当用天雄、乌、附。天雄之尖皆向下，其脐乃向上，生苗之处。寇氏谓其不肯就下。洁古谓：补上焦阳虚，俱误认尖为向上耳；丹溪以为下部之佐者，庶几得之。

按： 阴虚者禁同附子。(《医宗必读·卷之三·本草征要上·草部·天雄》)

天雄，性味、经络、功用与附子同。主疗头面风去来疼痛。远志为使，恶腐婢。

按： 天雄即附子之长而尖、巅顶不正者。其气亲上，故洁古云主上焦阳虚。(《雷公炮制药性解·卷之三·草部中·天雄》)

天竺黄

天竺黄，味甘，寒，无毒。入心经。祛痰解风热，镇心安五脏。大人中风不语，小儿天吊惊痫。

竹之津气结成，与竹沥功用相仿，故清热养心，豁痰利窍。久用亦能寒中。产于天竺国。(《医宗必读·卷之四·本草征要下·木部·天竺黄》)

甘寒。清心化痰，主中风痰涌失音。小儿惊痫天吊。气性中和，故小儿宜之。(《本草通玄·卷下·苞木部·天竺黄》)

天竺黄，味甘，性寒，无毒。入心经。主清心明目，除惊解烦，驱邪逐痰及小儿惊痫天吊、风热诸证。

按： 竺黄之寒，专泻少阴之火，火去而惊邪诸证靡不疗矣。产天竺国。即竹节内黄粉，然多有伪者，须辨其片片如竹节者真。(《雷公炮制药性解·卷之五·木部·天竺黄》)

铁浆

铁浆，味甘涩，性平，无毒。入心、肺二经。主颠痫狂乱，解诸毒入腹、蛇犬咬伤。镇心神，明眼目。堪洗漆疮，随手而愈。

按：铁浆即浸铁色青可染皂者，质本金也，宜归肺部；性本沉也，宜镇心家。明目治漆，皆由伐木之功。（《雷公炮制药性解·卷之一·金石部·铁浆》）

铁锈

铁锈，油调之可敷恶疮疥；蒜磨傅①蜘蛛咬伤。

按：铁锈可敷疮毒，亦以发在外者有散之义欤。（《雷公炮制药性解·卷之一·金石部·铁浆》）

葶苈子 又名葶苈

葶苈子，味辛，寒，无毒。入肺经。榆皮为使，酒炒。疏肺下气，喘逆安平，消痰利水，理胀通经。

《十剂》云：泄可去闭，葶苈、大黄之属。但性峻不可混服。有甜、苦二种，甜者力稍缓也。（《医宗必读·卷之三·本草征要上·草部·葶苈子》）

辛寒，入肺。泻气，主肺壅上气，咳嗽喘促，痰气结聚，通身水气。按《本草》十剂云：泄可去闭，葶苈、大黄之属。此二味皆大苦大寒，大黄泄血闭，葶苈泄气闭。夫葶苈之峻利不减大黄。性急逐水，殊动真气。稍涉虚者，宜痛戒之。有甜苦二种，苦者专泄，甜者稍缓。然肺家水气，非此莫能疗，但不敢多用耳。酒炒，或同糯米炒，米熟，去米用。（《本草通玄·卷上·草部·葶苈子》）

葶苈，味辛苦，性寒，有小毒。入肺、心、脾、膀胱四经。主水肿结气、膀胱留热，定肺气之喘促，疗积饮之痰厥。同糯米焙黄，去米用。榆皮为使，恶僵蚕、灯草、石龙芮。

按：葶苈辛走肺，苦走心，膀胱者肺所络也，脾土者心所生也，故皆入之。大伤肺气，渗泄下元，用之不当，杀人甚捷。稍涉虚者忌之。有甜、苦二种，苦者太猛劣，甜者性少缓。

---

① 傅：通"敷"。余同。

雷公云：凡使，勿用赤须子，真相似葶苈，只是味微甘苦；葶苈子味辛苦。凡使，以糯米相合，于燠[1]上微微焙，待米熟去米，单捣用。（《雷公炮制药性解·卷之三·草部中·葶苈》）

通草

通草，味淡，专利小便，下乳催生。（《医宗必读·卷之三·本草征要上·草部·木通》）

淡平，肺与膀胱药也。利水通淋，明目退热，下乳催生。色白气寒，味淡体轻，故入肺经，导热使降，由膀胱下泄也。（《本草通玄·卷上·草部·通草》）

通草，味淡，性寒，无毒。入肺、大小肠三经。与木通同功，特泻肺明目，退热行经，下乳通结，力尤胜之。

按：通草色白，宜其泻肺；味淡，故入小肠；性主通行，故又入大肠。即《本草续注》所谓通脱木，今女工用以作花。（《雷公炮制药性解·卷之三·草部中·通草》）

铜绿又名铜青

铜青，味辛，酸，无毒。女科理血气之痛，眼科主风热之疼，内科吐风痰之聚，外科止金疮之血。杀虫有效，痔证亦宜。

色青入肝，专主东方之证，然服之损血。（《医宗必读·卷之四·本草征要下·金石部·铜青》）

酸。走厥阴，故能退利风痰，眼障、虫痔皆治。（《本草通玄·卷下·金石部·铜青》）

铜青，味苦涩，性平，有微毒。不载经络。主敛金疮，淘眼暗，止血杀虫，能去腐肉。

按：铜青即铜绿，本醋沃铜上而得其精华。醋能收敛，故敛疮止血；其去腐肉者，亦醋之功。眼乃肝窍，眼之不明，肝之病也，

---

① 燠：疑作"鏊"。

得金之精以制木，而目之暗者，从此明矣。（《雷公炮制药性解·卷之一·金石部·铜青》）

土茯苓

甘平，入胃、肝二经。健脾胃，清湿热，利关节，治拘挛，止泄泻，除骨痛，主杨梅疮毒，解汞粉毒。时珍云：杨梅疮，古无病者。近起于岭表，风土卑炎，岚瘴熏蒸，挟淫秽湿热之邪，发为此疮，互相传染，遍及海宇，类有数种，治病则同也。症属厥阴、阳明二经，如兼少阴、太阴则发于咽喉；兼太阳、少阳则发于头耳。盖相火寄于厥阴，肌肉属于阳明故也。用轻粉、银朱劫剂，七日即愈。水银性走而不守，加以盐、矾升为轻粉、银朱，其性燥烈，善攻痰涎，涎乃脾液，此物入胃，归阳明，故涎被劫，随火上升，从喉颊齿缝而出，疮即干愈。但毒气窜入经络筋骨，莫之能出，变为筋骨挛痛，发为痈毒，遂成废瘤。

土茯苓能健脾，去风湿。脾健而风湿去，故毒得以愈。近有秘方土茯苓一两，苡仁、防风、金银花、木瓜、木通、白鲜皮各五分，皂荚子四分，人参、当归各七分，日饮三服。惟忌啜茶及牛羊鸡鹅鱼肉、烧酒、发面、房劳。色白者佳。（《本草通玄·卷上·草部·土茯苓》）

菟丝子

菟丝子，味辛、甘，平，无毒。入肾经。山药为使，酒煮打作饼，烘干再研，即成细末。续绝伤，益气力，强阴茎，坚筋骨。溺有余沥，寒精自出，口苦燥渴，寒血为积。

雷公云：禀中和之性，凝正阳之气。肾脏得力，则绝伤诸症愈矣。主口苦燥渴者，水虚则内热津枯，辛以润之，二证俱安也。

按：菟丝子助火，强阳不疾者忌之。（《医宗必读·卷之三·本草征要上·草部·菟丝子》）

菟丝子，味辛甘，性平，无毒。入肾、肝二经。山药为使。酒煮竟日，打糜烂作饼，烘干再锉入磨，方成细末。续绝伤，益气

力，强阴茎，添精髓，坚筋骨，悦颜色，理劳伤，除梦泄。主寒精自出，溺有余沥，去风明目。（新补）

按：菟丝子禀中和之性，凝正阳之气，为补肾要药。温而不燥，补而不滞，服食家多珍之。单服一味末，饮啖如汤沃雪，补土之母，故进食如神。（《删补颐生微论·卷之三·药性论第二十一·草部·菟丝子》）

甘平，肾家药也。益精髓，坚筋骨，止遗泄，主溺有余沥，去腰膝酸软。菟丝子禀中和之气，凝正阳之性，不燥不寒，故多功于北方，为固精首剂。水淘净，去土水，酒浸一宿，焙干。（《本草通玄·卷上·草部·菟丝子》）

菟丝子，味甘辛，性平，无毒。入肾经。主男子肾虚精寒、腰膝冷痛、茎中寒、精自出、溺有余沥、鬼交泄精，久服强阴坚骨，驻颜明目轻身，令人多子。酒浸五宿，蒸熟，杵作饼，晒干研用。山药、松脂为使，恶雚菌。

按：雷公云菟丝子禀受中和凝正阳气，故宜入补少阳，温而不燥，不助相火。至和至美之剂，宜常用之。

雷公云：凡便使，勿用天碧草子，其样真相似，只是天碧草子味酸涩并粘，不入药用。其菟丝子禀中和正阳之气受结，偏补人卫气，助人筋脉。一茎从树感枝成，又从仲春上阳结实，其气大小，六七铢二两。全采得去粗薄壳了，用苦酒浸二日，漉出，用黄精自然汁浸一宿，至明，微用火煎至干，入臼中，热烧铁杵三千余，成粉用。苦酒并黄精自然汁与菟丝子相对用之。（《雷公炮制药性解·卷之三·草部中·菟丝子》）

瓦楞子

瓦楞子，味咸，平，无毒。火煅，醋淬，研。消老痰至效，破血癖殊灵。

即蚶壳也，咸走血而软坚，故主治如上。（《医宗必读·卷之四·本草征要下·虫鱼部·瓦楞子》）

王不留行

王不留行，味苦，平，无毒。入大肠经。水浸焙。行血通乳，止疮消疔。

王不留行，喻其走而不守，虽有王命不能留其行也。古云：穿山甲、王不留行，妇人服了乳常流。乃行血之力耳。

按：失血后，崩漏家，孕妇并忌之。(《医宗必读·卷之三·本草征要上·草部·王不留行》)

王不留行，味苦甘，性平，无毒。入心、肝二经。主金疮止血、痈疽毒疮、心烦鼻衄、难产，出竹木刺入肉，治风毒，通血脉。酒蒸焙用。

按：王不留行专疗血症，而心主血、肝藏血者也。故均入之。痈疽等症，血不和也。经曰：营气不从，逆于肉理，乃生痈肿。此主和血，固宜治之。又治风毒者，所谓治风先治血，血行风自灭也。(《雷公炮制药性解·卷之四·草部下·王不留行》)

威灵仙

威灵仙，味苦，温，无毒。入膀胱经。忌茶苦茗、面。宜五脏而疗痛风，去冷滞而行痰水。

此风药之善走者也。威者言其猛烈，灵者言其效验。

按：威灵仙大走真气，兼耗人血，不得已而后用之可也。(《医宗必读·卷之三·本草征要上·草部·威灵仙》)

威灵仙，味微辛咸，性温，无毒。入十二经。忌茶茗、面。主宣通五脏，理痛风，散皮肤、大肠风邪，化痰行水。

按：威喻其猛，灵仙喻其效速。气壮者服之神效，虚弱人不宜用也。(《删补颐生微论·卷之三·药性论第二十一·草部·威灵仙》)

辛盐①，入太阳经。搜逐诸风，宣通五脏，消痰水，破坚积。

---

① 盐：疑为"咸"之误。

丹溪曰：威灵仙，痛风之仙药也。其性好走，通十二经，朝服暮效。辛能散邪，故主诸风；盐能泄水，故主诸湿。壮实，诚有殊功；气弱者，反成痼疾。（《本草通玄·卷上·草部·威灵仙》）

威灵仙，味苦，性温，无毒。入十二经。主诸风，宣通五脏，去腹内冷滞、心胸痰水、久积癥癖、膀胱恶水、腰膝冷疼、两足肿满，又疗折伤。忌面及茶茗、牛肉、牛乳。采时不闻流水声，铁脚者佳。

按：威灵仙可升可降，为阴中之阳，故于经络无所不入。丹溪云属木，故于肝脏多功，治痛风之要药也。其性好走，多服疏人五脏真气，然风注疼痛非此不除。中病即已，不宜多用。（《雷公炮制药性解·卷之三·草部中·威灵仙》）

蜗牛

蜗牛，味咸，性寒，有小毒。不载经络。主贼风口眼㖞斜、惊风筋脉拘挛，收大肠脱肛痔痛，消渴儿疳。火炒过用。

按：蜗牛之名，以头有角似牛也。夏月往往升高，涎尽即枯死。必用火炒者，诚欲去其寒毒耳。是即蛞蝓也，《图经》考之甚核，《本草》分为两种，恐非。又有一种田螺，主眼赤热疮，醒酒渴，点痔疮。类分数种，功约相同，兹不多赘。（《雷公炮制药性解·卷之六·虫鱼部·蜗牛》）

乌骨鸡 又名乌骨毛鸡

乌骨鸡，味甘、咸，平，无毒。入肺、肾二经。最辟妖邪，安五脏；善通小便，理烦蒸。产中烝取，崩带多求。

鸡为阳禽，属木为风，在卦为巽，其色有丹、白、黄、乌之异，总不如白毛乌骨，翠耳金胸，为最上乘也。鸡冠血发痘疮，通乳难，涂口㖞。肝可起阴，治小儿疳积目昏。（《医宗必读·卷之四·本草征要下·禽部·乌骨鸡》）

北方之色，故补阴退热。若他色者最能动风助火。盖巽为鸡，

感风木之化也。(《本草通玄·卷下·禽部·乌骨鸡》)

乌骨毛鸡，味甘，性微温，有小毒。入五脏诸经。主虚羸折伤痈疽及心腹恶气，亦能安胎。过食生火动风。

按：丹溪曰，鸡属土而有金与木火，则所禀者惟少水耳。今得其毛骨之黑，是五行具备，故于五脏靡弗入也。于卦为巽，巽为木，故能生火；又为风，故能动风。《日华子》以为除风湿麻痹，于理未合。(《雷公炮制药性解·卷之六·禽兽部·乌骨毛鸡》)

乌梅

乌梅，味酸，平，无毒。入肺、脾二经。定嗽定渴，皆由敛肺之勋；止血止利，尽是固肠之力。清音去痰涎，安蛔理烦热，蚀恶肉而至速，消酒毒以清神。

白梅即霜梅也。牙关紧闭，擦龈涎出便能开；刀箭伤肤，研烂敷之血即止。

乌梅、白梅，皆以酸收为功，疽愈后有肉突起，乌梅烧敷，一日减半，两日而平，真奇方也。夫梅生于春，曲直作酸，病有当发散者，大忌酸收，误食必为害。若过食而齿齼者，嚼胡桃肉解之。(《医宗必读·卷之四·本草征要下·果部·乌梅》)

乌梅，味酸，性平，无毒。入肺、脾二经。定嗽止渴，清音去痰，止血止利，安蛔退热，消酒毒，蚀恶肉。

按：梅生于春，曲直作酸，其用以收敛为功。病有当发散者，误食必为害。若过食而齿齼者，嚼胡桃肉解之。疮疽愈后，有肉突起，乌梅烧傅，一日减半，两日而平。(《删补颐生微论·卷之三·药性论第二十一·果部·乌梅》)

酸涩。主敛肺涩肠，生津化痰。安蛔清热，截疟止痢，消酒定嗽。(《本草通玄·卷下·果部·乌梅》)

乌梅，味酸，性温，无毒。入肺、肾二经。主生津液，解烦热，止吐逆，除疟瘴，止久痢，消酒毒。又主皮肤黑点，麻痹不仁。去核用。

按：乌梅入肺者，经所谓"肺欲收，急食酸以收之"是也；肾则其所生者也，宜并入之。多食最宜损齿。风寒初起、疟痢未久者，不可骤以此收敛也。（《雷公炮制药性解·卷之一·果部·乌梅》）

乌梢蛇 又名蕲州乌蛇

乌梢蛇，大略相同，但无毒而力浅，色黑如漆，尾细有剑脊者良。（《医宗必读·卷之四·本草征要下·虫鱼部·乌梢蛇》）

蕲州乌蛇，味甘，性平，有小毒。入脾、肺二经。主诸风皮肤不仁，散瘾疹身体瘙痒，热毒风淫、眉髭脱落。塞耳治聋。须辨真者佳。去头及皮鳞，带子锉碎，酒浸一宿，酥炙，埋地一宿，炙干用。

按：乌蛇之用，专主去风，以理皮肉之症。肺主皮毛，脾主肌肉，故两入之。色黑如漆，背有三棱，浑如剑脊，尾细尖长，性善，不伤生命。都在芦丛中嗅其花气，亦乘南风而吸，虽至枯死，两目不陷，俨如生者。头有逆毛二寸一路，可长半分已来，头尾相对，称之重三分至一两者为上。粗大者转重，力弥减也。（《雷公炮制药性解·卷之六·虫鱼部·蕲州乌蛇》）

雷公云：凡一切蛇，须认取雌雄及州土，有蕲州乌蛇，只重三分至一两者，妙也，头尾全、眼不合如活者，头上有逆毛二寸一路，可长半分已来，头尾相对，使之入药。彼处若得此样蛇，多留其进，重二两三分者，下居别处也。《乾宁记》云：此蛇不食生命，只吸芦花气并南风，并居芦枝上，最难采，不能伤害人也。又有重十两至一镒者，其蛇身乌光，头圆者，炙过眼目益光，用之中也。蛇腹下有白肠带子一条，可长一寸已来，即是雄也。采得去其头兼皮鳞带子了，二寸许锉之，以苦酒浸之一宿，至明漉出，向柳木灰中焙之，令干了，却以酥炙之，酥尽为度。炙干后于屋下已地上掘一坑，可深一尺已来，安蛇于中一宿，至明再炙令干，任用。凡修事一切蛇，并去胆并上皮了，干湿须酒煮过用之良。（《雷公炮制药

性解·卷之六·虫鱼部·白花蛇》)

乌药

乌药，味辛，温，无毒。入胃、膀胱二经。主膀胱冷气攻冲，疗胸腹积停为痛。天行疫瘴宜投，鬼犯蛊伤莫废。

辛温芳馥，为下气温中要药。

按：气虚及血虚内热者勿用。（《医宗必读·卷之四·本草征要下·木部·乌药》）

辛温。理七情郁结，气血凝停，霍乱吐泻，痰食稽留，肿胀喘急，脚气疝气，止小便频，去腹中虫。大抵辛温香窜，为散气神药，故百病咸宜。虽猫犬之疴，无不治疗，但性司专泄，与藜、藿者相宜，锦衣玉食之人，鲜不蒙其害者。惟与参、术同行，庶几无弊。酒浸一宿，炒。（《本草通玄·卷下·木部·乌药》）

乌药，味苦辛，性温，无毒。入肺、脾二经。主一切气症及中恶心腹痛、蛊毒鬼疰、天行疫瘴、呕逆胀满、霍乱吐泻、痈疖疥癞。

按：乌药辛宜于肺，温宜于脾，故主中恶等证。痈疖疥癞，成于血逆，始于气逆，乌药长于理气，故许疗之。然辛温发散，不宜久用，恐损真元。（《雷公炮制药性解·卷之五·木部·乌药》）

无名异

甘平咸寒。治金疮，疗折伤，收湿气，生肌肉。

按：无名异，阳石也，善理折伤内损，止毒止痛，故临杖人用以温服三钱，则不甚伤。亦善收水气，故煎炼桐油者，不可缺也。（《本草通玄·卷下·金石部·无名异》）

无名异，味甘，性平，无毒。不载经络。主金疮折伤内损，止痛生肌长肉，消痈疽肿毒。

按：海南人云，石无名异绝难得，土无名异不甚贵重。岂《本经》说者为石，今所有者为土乎？用时以醋磨涂患处。（《雷公炮制药性解·卷之一·金石部·无名异》）

芜荑

芜荑，味辛，平，无毒。入肺经。除疳积之要品，杀诸虫之神剂。

幼科取为要药，然久服多服，亦能伤胃。（《医宗必读·卷之四·本草征要下·木部·芜荑》）

辛温。杀虫消积，主痔瘘，恶疮疥癣。（《本草通玄·卷下·木部·芜荑》）

芜荑，味辛，性温，无毒。入肺、脾二经。主五内邪气、肠风痔瘘、疥癣风热、皮肤骨节间风湿，除冷气，化宿食，消疳积，杀诸虫。去衣，面炒黄用。

按：芜荑辛宜于肺，温宜于脾，故两入之。风寒湿痹，大肠冷滑者，此为要剂。夫气、食皆因寒而滞，诸虫皆因寒而生，得芜荑以温之、燥之，而症犹不痊者，未之有也。（《雷公炮制药性解·卷之五·木部·芜荑》）

吴茱萸

吴茱萸，味辛，热，有小毒。入脾、胃、肝三经。蓼实为使，恶丹参、滑石、白垩，畏紫石英。开口者良，盐汤泡过，焙干。燥肠胃而止久滑之泻，散阴寒而攻心腹之痛。祛冷胀为独得，疏肝气有偏长。疝疼脚气相宜，开郁杀虫至效。

辛散燥热，独入厥阴有功，脾胃其旁及者也。东垣云：浊阴不降，厥气上逆，甚而胀满，非茱萸不可治也，多用损元气。寇氏曰：下气最速，肠虚人服之愈甚。凡病非寒滞者勿用，即因寒滞者，亦当酌量虚实，适事为故也。（《医宗必读·卷之四·本草征要下·木部·吴茱萸》）

吴茱萸，味辛苦，性热。有小毒。入肝、脾、肾三经。蓼实为使，恶丹参、硝石、白垩，畏紫石英。产松江，开口者佳，陈久者良。去梗盐汤泡半日，漉起曝干用。温中下气，开郁止泻，去痰消食，除湿起阳，止吞酸、疝气、水肿，治心腹冷痛如神，杀鬼去虫。

按：吴茱萸辛散燥热，入厥阴居多，脾肾其旁及也。寇氏曰：下气最速，肠虚人服之愈甚。咽喉口舌生疮，以茱萸末醋调贴两足心，一夜便愈，引热下行也。性极燥极急，非大寒者不可轻投。虚泄者必与参、术同投，亦须少少用之，不尔损人。（《删补颐生微论·卷之三·药性论第二十一·木部·吴茱萸》）

辛热，脾、肝、肾三阴经药也。温中下气，开郁止痛，逐风除湿，定吐止泻，理关格中满，脚气疝瘕，制肝燥脾。

按：川椒善下，茱萸善上，故食茱萸者，有冲膈、冲眼、脱发、咽痛、动火发疮之害。咸汤浸去烈汁，焙干用。陈久者良，闭口者有毒。（《本草通玄·卷下·果部·吴茱萸》）

吴茱萸，味苦辛，性热，有小毒。入肝、脾、胃、大肠、肾五经。主下气消痰、寒气噎塞、心腹刺痛、霍乱转筋、脚气攻心，止咳逆，逐风邪，消宿食，除血痹。盐汤炮去毒用。参实为使，恶丹参、硝石、白垩，畏紫石英。

按：吴茱萸辛热之剂，宜入五经，以理寒证。多食大损元气，肠虚者忌之。

雷公云：凡使，先去叶核并杂物了，用大盆一口，使盐水洗一百转，自然无涎，日干，任入丸散中用。修事十两，用盐二两，研作末，投东流水四斗中，分作一百度洗，则有大效。若用醋炙，即先沸醋三十余沸后入茱萸，沸醋尽，晒干，每用十两，使醋一镒为度。（《雷公炮制药性解·卷之五·木部·吴茱萸》）

蜈蚣

辛温。治蛇瘕，疗小儿惊吊，脐风摄口，堕胎解毒。（《本草通玄·卷下·虫部·蜈蚣》）

蜈蚣，味辛，性温，有毒。不载经络。主小儿口噤鬼疰、蛊毒、诸蛇毒，杀精物温疟，去三虫、心腹寒热结聚，去瘀血，堕胎。去头足慢火炙黄用。畏蛞蝓、蜓蚰、大蒜、鸡屎。

按：蜈蚣最似百足虫，第百足虫较细密，死而不僵，头上有白肉面及尖嘴，其毒更甚，勿宜轻用。

雷公云：凡使，勿用千足虫，真似，只是头上有白肉面并嘴尖。若误用把著腥臭气，入顶致死。凡使蜈蚣，木末（不然用柳蚛末）于上器中炒，木末焦黑后，去木末，用竹刀刮去足甲了用。(《雷公炮制药性解·卷之六·虫鱼部·蜈蚣》)

五倍子

五倍子，味苦、酸、涩，平，无毒。入肺、胃二经。敛肺化痰，故止嗽有效；散热生津，故止渴相宜。上下之血皆止，阴阳之汗咸瘳。泻痢久而能断，肿毒发而能消。糁口疮须臾可食，洗脱肛顷刻能收。染须发之白，治目烂之痾。

按： 五倍子性燥急而专收敛，咳嗽由于风寒者忌之，泻痢非虚脱者忌之，咳嗽由于肺火实者忌之。误服反致壅满，以其收敛太骤，火气无从泄越耳。(《医宗必读·卷之四·本草征要下·木部·五倍子》)

酸平。敛肺，降火化痰，止痢，敛汗，解毒，生津液，敛溃疮，收脱肛，掺口疮，止诸血。凡口齿咽喉，眼鼻皮肤，风湿疮癣，皆不可缺。(《本草通玄·卷下·虫部·五倍子》)

五倍子，味苦酸，性平，无毒。入大肠经。主齿宣疳蟨、风癣疥痒、肠风五痔及小儿面鼻口耳疳疮，明目生津，止泻涩精。嚼口中治口疮，善收顽痰，解诸热毒。

按： 五倍酸苦之性，专涩大肠，其收效甚捷，泻痢初起者，未宜入剂。(《雷公炮制药性解·卷之五·木部·五倍子》)

五谷虫

屎蛆，味甘咸，性平，无毒。入脾经。主小儿疳积胀满。须水中漂净，贮于桶中，剖虾蟆饲肥，烈日曝蒸，盖密即死。文火烘燥用。

按： 蛆本浊阴下降、流动不拘之物，有行下之理，故专入脾

经，以疗儿疳最效。(《雷公炮制药性解·卷之六·人部·屎蛆》)

五加皮

五加皮，味辛，温，无毒。入肾、肝二经。远志为使。恶玄参。明目舒筋，归功于藏血之海；益精缩便，得力于闭蛰之宫。风湿宜求，疝家必选。

五加皮者，五车星之精，故服食家多夸之不已。尝曰：宁得一把五加，不用金玉满车，虽赞词多滋美，必非无因而获此隆誉也。

按： 下部无风寒湿邪而有火及肝肾虚而有火者皆忌之。(《医宗必读·卷之四·本草征要下·木部·五加皮》)

辛温，入肝肾两经。肾得其养则妄水去而骨壮，故能主阴痿脊疼、腰痛脚软诸症。肝得其养则邪风去而筋强，故能理血瘀拘挛、疝气痛痹等症。《仙经》赞其返老还童，虽誉词多溢，然五加造酒，久久服之，添精益血，搜风化痰，强筋壮骨，卓有奇功。且其气与酒相宜，酒得之，其味转佳也。(《本草通玄·卷下·木部·五加皮》)

五加皮，味辛苦，性温，无毒。入肺、肾二经。主心腹腰膝痛、疝气、骨节拘挛多年、瘀血在皮肤、阴痿囊湿，小儿脚软、女子阴痒阴蚀，补劳伤，坚筋骨，益志气，添精髓，久服延年。远志为使，畏蛇皮、玄参。

按： 五加皮辛能泻肺，苦能坚肾，宜并入之。心腹等件何非两经之证，而有不治者耶？昔张子声、杨建如、王叔牙、于世彦等，皆服五加皮酒，不绝房室，得寿三百岁，有子二十人。延年之说，此其征矣。

雷公云：今五加皮其树本是白楸树。其上有叶如蒲叶者，其三叶花是雄，五叶花是雌。剥皮阴干。阳人使阴，阴人使阳。(《雷公炮制药性解·卷之五·木部·五加皮》)

五灵脂

五灵脂，味甘，温，无毒。入肝经。恶人参，酒飞，去沙晒。

止血气之痛，无异手拈；行冷滞之瘀，真同仙授。

五灵脂乃寒号禽之粪也，气味俱厚，独入厥阴，主血，生用于行血，炒熟止血，痛证若因血滞者，下咽如神。

按： 性极膻恶，脾胃薄者不能胜也。（《医宗必读·卷之四·本草征要下·禽部·五灵脂》）

五灵脂，味甘，性温，无毒。入肝经。畏人参。酒飞去沙，曝干。生者行血，炒者止血。主破血下气，一切心腹胁痛，祛冷滞。

按： 五灵脂乃寒号虫之粪也。气味俱厚，独入厥阴。主血滞，大有神功。其止崩带者，非但治血，乃去风之剂。风，动物也。冲任经虚，被风伤袭，不能藏血，与荆防治崩相似。浊阴有归下之功，兼能降火，人所未知。气极膻恶，虚薄人弗能胜也。（《删补颐生微论·卷之三·药性论第二十一·虫鱼部·五灵脂》）

甘温，肝经血分药也。主行血、散血、和血，止一切胸膈、腹胁、肢节、肌肤痛症，亦能下气杀虫。凡血崩及女人血病，百药不效者，立可奏功，亦神药也。多夹砂石，极难修治，研细酒飞，去砂石，晒干。（《本草通玄·卷下·禽部·五灵脂》）

五灵脂，味甘，性温，无毒。入心、肝二经。主心腹冷气疼痛、肠风、产后血晕、小儿疳疬，去目翳，辟疫气，解蛇毒。酒研飞炼，令去砂石为佳。生者行血，炒者止血。

按： 五灵脂专主血症，心主血，肝藏血，故两入之。行气血最捷，勿宜过用，以伤脏腑。（《雷公炮制药性解·卷之六·虫鱼部·五灵脂》）

五味子

五味子，味甘、酸，核中苦、辛、咸，温，无毒。入肺、肾二经。苁蓉为使，恶葳蕤。嗽药生用，补药微焙。辽东肥润者佳。滋肾经不足之水，强阴涩精，除热解渴；收肺气耗散之金，疗咳定喘，敛汗固肠。

洁古云：夏服五味，使人精神顿加，两足筋力涌出。东垣云：

收瞳神散大，火热必用之药。五味功用虽多，收肺保肾四字，足以尽之。

按：五味乃要药，人多不敢用者，寇氏虚热之说误之耳。惟风邪在表，痧症初发，一切停饮，肺家有实热者，皆当禁之。（《医宗必读·卷之三·本草征要上·草部·五味子》）

五味子，肉味甘酸，核中苦辛而咸，性温，无毒。入肺、肾二经。苁蓉为便，恶萎蕤，胜乌头。北产肥而肉厚者佳。嗽药生用，补药炒用，必打碎核，方五味备也。滋肾经不足之水，强阴涩精，除热解渴，收肺气耗散之金，疗咳定喘，敛汗固肠。

按：洁古云：夏服五味，使人精神顿加，两足筋力涌出。东垣云：收瞳神散大，乃火热必用之药。有外邪者不可骤用。丹溪云：收肺补肾，乃火嗽必用之药。寇氏谓其食之多虚热者，盖收补之骤也。黄昏嗽乃火浮于肺，宜五味子敛而降之。若风邪在表，痧疹初形，一切停饮，皆当禁绝。（《删补颐生微论·卷之三·药性论第二十一·草部·五味子》）

肉中酸、甘，核中苦、辛、咸，故名五味。入肺、肾二经。滋肾家不足之水，收肺气耗散之金，强阴固精，止渴止泻，定喘除嗽，敛汗明目。东垣云：五味子收肺气，乃火热必用之药，故治嗽以之为君。但有外邪者不可骤用。丹溪云：五味收肺，非除热乎？补肾，非暖水脏乎？乃热嗽必用之品。食之多虚热者，收补之骤也。黄昏嗽乃火浮入肺，不宜凉药，宜五味子，敛而降之。元素云：夏月困乏，无气以动，与黄芪、人参、麦门冬、五味子，少加黄连，煎服，使人精神顿加，两足筋力涌出。补用熟，嗽用生。（《本草通玄·卷上·草部·五味子》）

五味子，味皮肉甘酸、核中辛苦，且都有咸味，五味俱备，故名。性温，无毒。入肺、肾二经。滋肾中不足之水，收肺气耗散之金。除烦热，生津止渴；补虚劳，益气强阴。苁蓉为使，恶葳蕤，胜乌头。北产者良。

按：五味属水，而有木火土金，故虽入肺肾，而五脏咸补，乃生津之要药，收敛之妙剂。然多食反致虚热，盖以收补之骤也。如火嗽辄用寒凉，恐致相激，须用此酸敛以降之，亦宜少用。肺火郁及寒邪初起者禁用，小儿尤甚，以酸能吊痰引嗽也。

雷公云：凡小颗、皮皱泡者，有白扑盐霜一重，其味酸咸苦辛甘味全者，真也。凡用，以铜刀劈作两片，用蜜浸蒸，从巳至申，却以浆水浸一宿，焙干用之。（《雷公炮制药性解·卷之二·草部上·五味子》）

西瓜

甘寒。解暑消烦，止渴利水。西瓜性冷，世俗取一时之快，忘肠胃之忧，古人有天生白虎之号，稔其寒也。不明者，妄云不伤脾胃，误矣。（《本草通玄·卷下·果部·西瓜》）

犀角

犀角，味苦、酸、咸，寒，无毒。入心、胃、肝三经。升麻为使，恶乌头，乌喙，忌盐。解烦热而心宁，惊悸狂邪都扫；散风毒而肝清，目昏痰壅皆消。吐衄崩淋，投之辄止，痈疽发背，用以消除。解毒高于甘草，祛邪过于牛黄。

犀角虽有彻上彻下之功，不过散邪清热，凉血解毒而已。

按：大寒之性，非大热不敢轻服，妊妇多服，能消胎气。（《医宗必读·卷之四·本草征要下·兽部·虎骨》）

犀角，味苦酸咸，性大寒，无毒。入心、胃、肝三经。松脂、升麻为使，恶雷丸、乌头、乌喙。忌盐。劈开纸裹纳怀中，乘热捣之，应手如粉。清心去烦热，镇惊明目，消痰散风，清肝，辟邪解毒。主伤寒发狂谵语，发黄发斑，痘疮大热。

按：犀食百草之毒，故能解百毒。然大寒之性，胃必受伤。妊妇多服，能消胎气。（《删补颐生微论·卷之三·药性论第二十一·兽部·犀角》）

苦酸而寒。清胃凉心，辟邪解毒。理吐衄，肠风及蓄血发狂、

谵语，发斑、痘疹之热毒。(《本草通玄·卷下·禽部·犀角》)

犀角，味苦酸咸，性寒，无毒。入心、肝二经。主百毒蛊疰、鬼魅邪气、伤寒温疫、烦躁颠狂、痘疹血热、痈疽肿毒，清心镇肝，明目定惊。孕妇忌服。须纹细色乌、光明滑润者佳。取其茸尖，功力具备。松脂为使，恶雷丸，忌盐。

按：犀角苦寒，本入心家泻火，又入肝脏者，盖以火不妄炎，则金能制木也。丹溪曰：属阳性走，比诸角尤甚。痘疮后用以散余毒，俗以为常，若非有余毒而血虚者与血燥发热者用之，祸无极矣。

雷公云：凡使，勿用奴犀、牸犀、病水犀、孪子犀、下角犀、浅水犀、无润犀，要使乌黑肌粗皱、坼裂光润者上。凡修治之时，错其屑入臼中，杵令细，再入钵中研万匝，方入药中用之。妇人有妊勿服，能消胎气。凡修事，切大忌盐也。(《雷公炮制药性解·卷之六·禽兽部·犀角》)

豨莶草 又名豨莶

豨莶，味苦，寒，有小毒。入肝、肾二经。肢节不利，肌体麻痹，脚膝软疼，缠绵风气。

能宣能补，故风家珍之。本草相传功用甚奇，然近世服之，经年罕效。意者制法未尽善欤？风气有分别欤？药产非道地欤？亦以见执方者之失也。

按：豨莶长于理风湿，毕竟是祛邪之品，恃之为补，吾未敢信也。(《医宗必读·卷之三·本草征要上·草部·豨莶》)

苦寒，入肝。主风气麻痹，胃痛膝弱，风湿诸疮。按豨莶苦寒之品，且有毒，令人吐，以为生寒熟温，理或有之。以为生泻熟补，未敢尽信，岂有苦寒搜风之剂，一经蒸煮，便有补益之功耶？世俗以慎微《本草》誉之太过，遂误认为风家至宝。余少时亦信之，及恪诚修事，久用无功，始知方书未可尽凭也。古人所谓补者，亦以邪气去则正气昌，非谓其本性能补耳。酒蜜润蒸。(《本草通玄·卷上·草部·豨莶》)

豨莶，味苦，性温，有小毒。入肝、肾二经。补元气，祛风湿，强筋骨，长眉发，乌须鬓，明耳目。得酒良。九月九日采者佳。

按： 豨莶功验如上，宜职厥阴少阴二经。高邮军谓其性温，当矣。《本草》言其性寒，与主用相违，不亦误乎？久服大能补益，故张咏进御表云：金棱银线，素根紫荄，谁知至贱之中，乃伏殊常之品，臣服百剂，耳目聪明，渐服满千，须髭再黑。罗守一坠马中风不语，十服即瘥。僧知严七十，口眼喝斜，数服顿愈。若张益州者，可谓识其用矣。宜去根，连茎、叶细锉，捣烂取汁，熬炼成膏，以甘草、熟地煎膏，炼蜜三味收之。出火毒，酒调服，功妙不可具述。所谓有小毒者，以生用令人吐也，今既经制度，则毒去而功全矣。（《雷公炮制药性解·卷之四·草部下·豨莶》）

细辛

细辛，味辛，温，无毒。入心、小肠二经。恶黄芪、山茱萸，畏滑石，反藜芦。风寒湿痹，头痛鼻塞，下气破痰，头面游风，百节拘挛，齿痛目泪。

味辛性温，禀升阳之气而为风剂，辛香开窍，故主疗如上。单服末至一钱，令人闷绝，辛药不可多用也。

按： 细辛燥烈，凡血虚内热，因成头痛、咳嗽者，痛戒之。（《医宗必读·卷之三·本草征要上·草部·细辛》）

细辛，味辛，性温，无毒。入心、小肠二经。恶黄芪、山茱萸，畏滑石，反藜芦。主风寒湿痹，头痛鼻塞，下气破痰，头面游风，百节拘挛，齿疼目泪。（新补）

按： 细辛禀升阳之气，辛香开窍。单服末至一钱，令人闷绝，则其燥烈可知。血虚头痛者，痛戒之。（《删补颐生微论·卷之三·药性论第二十一·草部·细辛》）

辛温，入足厥阴、足少阴血分，为手少阴引经之药。主风寒湿头疼，痰厥气壅；利九窍，明目聪耳通鼻，治齿痛肤痒，风眼泪出，口疮喉痹，惊痫咳嗽。时珍曰：气之厚者能发热，阳中之阳也。辛温能散，故风寒湿火痰气者，用之。用治口疮齿疾者，取其散浮热者，火郁则发之之义也。辛能泻肺，故咳嗽上气者，宜之。辛能补肝，故肝胆不足，惊痫目疾者，宜之。辛散太过，凡涉虚，忌之。(《本草通玄·卷上·草部·细辛》)

细辛，味辛，性温，无毒。入心、肝、胆、脾四经。止少阴合病之首痛，散三阳数病之风邪，主肢节拘挛、风寒湿癖，温中气，散死肌，破结气，消痰嗽，止目泪，疗牙疼，治口臭，利水道，除喉痹，通血闭。独活、曾青、枣根为使，恶狼毒、山茱萸、黄芪，畏硝石、滑石，反藜芦，忌生菜、狸肉。华阴者良。

按：细辛辛温，宜入心肝等经，以疗在里之风邪；其气升阳，故上部多功。然诸症犯寒者可用，若因火热属阳证者忌之。单服末不可过半钱，多则气塞，不通者死。

雷公云：凡使，一一拣去双叶，服之害人。须去头、土了，瓜水浸一宿，至明漉出，曝干用。(《雷公炮制药性解·卷之二·草部上·细辛》)

夏枯草

夏枯草，味苦、辛，寒，无毒。入肝经。土瓜为使。瘰疬鼠瘘，目痛羞明。

辛能散结，苦能泄热，独走厥阴，明目治疬。

按：夏枯草久用，亦伤胃家。(《医宗必读·卷之三·本草征要上·草部·夏枯草》)

苦辛微寒，独入厥阴，消瘰疬，散结气，止目珠痛。此草补养厥阴血脉，又能疏通结气，目痛瘰疬，皆系肝症，故独建神功。然久用亦防伤胃。与参、术同行，乃可久服无弊。(《本草通玄·卷上·草部·夏枯草》)

夏枯草，味苦辛，性寒，无毒。入肝经。主瘰疬瘿瘤、湿脾脚肿、肝虚目痛、冷泪羞明，散血破癥，生肌解毒。土瓜为使。

按：夏枯草三四月开花，是时正厥阴风木主令，其为风木肝经

之剂明矣。丹溪曰：夏至即枯者，盖禀纯阳之气，得阴气则枯也。（《雷公炮制药性解·卷之四·草部下·夏枯草》）

仙茅

仙茅，味辛，温，有小毒。入肾经。忌铁器，禁牛乳。糯米泔浸一宿，去赤汁则毒去。助阳填骨髓，心腹寒疼，开胃消宿食，强记通神。

补而能宣，西域僧献于唐玄宗，大有功力，遂名婆罗门参。广西英州多仙茅，羊食之遍体化为筋，人食之大补。其消食者助少火以生土，土得乾健之运也；其强记者，肾气时上交于南离故也。

按：仙茅专于补火，惟精寒者宜之，火炽者有暴绝之戒。（《医宗必读·卷之三·本草征要上·草部·仙茅》）

辛温，有毒。肾经药也。益阳道，暖腰膝，强筋骨，美颜色，腹冷不能食，拘痹不能行，皆为要药。按仙茅宣而能补，颇称良品，但有小毒，服以纵欲者，自速其生，与仙茅何咎？忌铁。以糯米泔浸一宿，去赤汁阴干，便不损人。（《本草通玄·卷上·草部·仙茅》）

仙茅，味辛，性温，有毒。入肝、肾二经。主心腹冷气不能食，腰足拘痹不能行，丈夫血损劳伤，老人失溺无子，强阳道，补精血，明眼目，坚骨髓。洗净去皮，切如豆大，生稀布袋盛，于乌豆水中浸一宿，酒拌，蒸半日，晒干用。勿犯铁器，忌牛肉、牛乳。

按：仙茅性温，本入肾经，而肝者肾所生也，故兼入之。传云十斤乳石，不及一斤仙茅，盖表其功耳。中其毒者，令人舌胀，急煎大黄朴硝汤饮之，复以末掺舌间即解。素有火症者勿用。

雷公云：凡采得后，用清水洗令①净，刮去皮，于槐砧上切豆许大，却用生稀布袋盛，蒸一宿用。（《雷公炮制药性解·卷之四·草部下·仙茅》）

----

① 令：原作"今"，据明刻本改。

香附

香附，味苦，微温，无毒。入肺、肝二经。童便浸，晒焙。开郁化气，发表消痰；腹痛胸热，胎产神良。

禀天地温燥之气，入人身金木之宫，血中之气药也。

按： 韩飞霞称香附于气分为君药，统领诸药，随用得宜。乃气病总司，女科之主帅也。性燥而苦，独用久用，反能耗血，如上所述之功，皆取其治标，非治本也。惧燥，蜜水炒。惧散，醋炒之。（《医宗必读·卷之三·本草征要上·草部·香附》）

香附，味苦，微温，无毒。入肺、肝二经。发散者生用，调经者童便浸炒。开郁化气，发表消痰，胸腹胁痛。

按： 香附于气分为君药，乃气病之总司，女科之主帅也。虽然味辛性燥，多用损气血。（《删补颐生微论·卷之三·药性论第二十一·草部·香附》）

辛甘微苦，足厥阴、手少阳药也。利三焦，开六郁，消痰食，散风寒，行血气，止诸痛，月候不调，崩漏胎产，多怒多忧者，需为要药。丹溪云：香附行中有补，如天之所以为天者，健运不息，故生生无穷，即此理也。李时珍云：生则上行胸膈，外达皮毛；熟则下走肝肾，外彻腰足。炒黑则止血，便制则入血补虚，咸炒入血润燥，酒炒则行经络，醋炒则消积聚，姜汁炒则化痰。得参、术则补气，得归、地则补血，得苍术、抚芎则解郁，得黄连、山栀则降火，得紫苏则发散，得艾叶则暖子宫。韩飞霞云：香附能推陈致新，故诸书皆云益气。而俗有耗气之说，宜于女人不宜于男子者，非矣。（《本草通玄·卷上·草部·香附》）

香附，味辛甘，性温，无毒。入肺、肝、脾、胃四经。疏气开郁，消风除痒。便、醋制用。

按： 香附味甘辛，故主发散疏通，以入肺、肝、脾、胃。类称女科圣药者，盖以妇人心性偏执，多气多郁，血因气郁则不能生耳。不知惟气实而血不大虚者宜之，不然，损其气，燥其血，愈致其疾。惜乎未有发明，而世俗多受女科圣药一句之累矣。性燥，故

便制以润之；性散，故醋制以敛之。(《雷公炮制药性解·卷之二·草部上·香附》)

香薷

香薷，味辛，微温，无毒。入肺、胃二经。忌见火。主霍乱水肿，理暑气腹痛。

治乘凉饮冷，阳气为阴邪所遏，以致头痛发热，烦躁口渴，吐泻霍乱；宜用之以发越阳气，散水和脾则愈。若劳役受热，反用香薷，是重虚其表，而又济之以温，则大误矣。

按：香薷乃夏月解表之剂，无表邪者戒之。(《医宗必读·卷之三·本草征要上·草部·香薷》)

香薷，味辛，性温，无毒。入肺、胃二经。石生硬梗者良。发散夏月凄怆寒邪，下气定霍乱腹痛，利小便，治水肿甚捷。

按：香薷味辛性温，为夏月发散阴寒之剂。如纳凉过度，饮冷太多，阳气为阴邪所遏，以致头痛发热，烦躁口干，吐泻霍乱，宜用之。以发越阳气，散水和脾则愈。若劳役受热，反用香薷，是重虚其表，反助其热，害人不浅。近世市人，多煎混售，嘿受其祸者，曷可胜数？(《删补颐生微论·卷之三·药性论第二十一·草部·香薷》)

辛温，入肺。发散暑邪，通利小便，定霍乱，散水肿。世医治暑，概用香薷，殊不知香薷为辛温发散之剂。如纳凉饮冷，阳气为阴邪所遏，以致恶寒发热、头痛、烦渴，或霍乱吐泻者，与之相宜。若劳役伤暑，汗多烦喘，必用清暑益气汤。如大热大渴，人参白虎汤，以泻火益元。若用香薷，是重虚其表，反助其热矣。今人不知暑伤元气，概用香薷代茶，不亦误乎？《外台秘要》香薷一斤，熬膏，加白术末七两，丸如桐子，米饮下。治通身水肿，颇著神功。忌火焙，并忌日晒。(《本草通玄·卷上·草部·香薷》)

香薷，味辛，性微温，无毒。入肺、胃二经。主下气，除烦热，定霍乱，止呕吐，疗腹痛，散水肿，调中温胃，最解暑气。

按：香薷性温，其除热解暑之功何若是其著也？不知炎威酷暑，则脏腑伏阴，胸腹有凝结之忧，而皮肤多蒸热之气，得香薷之辛以散之、温以行之，而伤暑之证，从兹远矣。热服令人泄泻，久服耗人真气。江右梗石生者良。土香薷苗软，但能解暑，其他无效。(《雷公炮制药性解·卷之四·草部下·香薷》)

香橼

香橼，味苦，温，无毒。入肺、脾二经。年久者良，去白炒。理上焦之气，止呕宜求；进中州之食，健脾宜简。

性虽中和，单用多用亦损正气，脾虚者须与参术并行，乃有相成之益耳。(《医宗必读·卷之四·本草征要下·果部·香橼》)

苦酸辛温。理上焦之气，止呕逆，进食健脾。

按：香橼性中和，单用多用亦损正气，与参、术同行，则无弊也。(《本草通玄·卷下·果部·香橼》)

象皮

象皮，味咸、温，无毒。合金疮之要药，长肌肉之神丹。

以钩刺插入皮中，顷刻疮收，故主如上。(《医宗必读·卷之四·本草征要下·兽部·象皮》)

橡斗子

橡斗子，味苦，温，无毒。入脾、胃二经。固精颇效，止痢称奇。

按：新痢起湿热甚者忌服。(《医宗必读·卷之四·本草征要下·木部·橡斗子》)

小茴香

辛温。暖下焦，逐膀胱胃间冷气，调中进食，疗诸疝腹痛，吐泻胃寒。

形如麦粒，为小茴香。性温，宜入食料中。(《本草通玄·卷

下·菜部·茴香》)

又有一种小茴，气味稍薄，然治膀胱冷痛疝气尤奇。(《雷公炮制药性解·卷之三·草部中·茴香》)

蟹

蟹，味咸，寒，有小毒。畏紫苏、大蒜、木香，忌柿。和筋脉而散恶血，清热结而续筋骨。合小儿之囟，解漆毒之疮。

爪能堕胎。

性寒，能发风，能薄药力。孕妇食之，令人横生。(《医宗必读·卷之四·本草征要下·虫鱼部·蟹》)

味咸，性寒。散结血，通经脉，退诸热，疗漆疮，续筋骨。爪能破血，堕胎。最能动风，亦能寒胃。(《本草通玄·卷下·介部·蟹》)

蟹，味咸，性寒，有微毒。不载经络。主散血破结，益气养筋，除胸热烦闷。捣涂漆疮。爪，专主破血堕胎。恶柿子。

按：蟹者解也，故其用主散不主敛，过食令入伤脾吐泻，风疾食之再发，孕妇食之横生。状异者能杀人。误中其毒，用豉、蒜、冬瓜、黑豆煎汁，并可解之。(《雷公炮制药性解·卷之六·虫鱼部·蟹》)

辛夷

辛夷，味辛，温，无毒。入肺、胃二经。芎藭为使，恶五石脂，畏菖蒲、蒲黄、黄连、石膏、黄环。去心及毛，毛射肺中，令人发咳。辛温开窍，鼻塞与昏冒咸宜；清阳解肌，壮热与憎寒并选。

肺开窍于鼻，而胃脉环鼻上行。凡中气不足，清阳不升，则头痛而九窍不利。辛夷禀春阳之气，味薄而散，能助胃中清气，上达高巅，故头面九窍皆归治平也。

按：辛香走窜，虚人禁之。虽偶感风寒，而鼻塞亦禁之。头痛属血虚火炽者，服之转甚。(《医宗必读·卷之四·本草征要下·木

部·辛夷》)

辛温。温中解肌，通关利窍。凡鼻渊鼻衄、鼻塞鼻疮，并研末，入麝、葱白，蘸入，甚良。时珍曰：鼻通于天。天者，头也，肺也。肺开窍于鼻，而胃脉环鼻而上行。脑为元神之府，而鼻为命门之窍。中气不足，清阳不升，则头为之倾，九窍为之不利。辛夷辛温走气而入肺，其体浮，能助胃中清阳之气，上通于天，故能温中，治头、目、鼻之病。轩岐之后，达此理者，东垣一人而已。刷去毛，微焙。(《本草通玄·卷下·木部·辛夷》)

辛夷，味辛，性温，无毒。入肺、胃二经。主身体寒热、头风脑痛、面肿齿痛、眩冒如在车船，温中气，利九窍，解肌表，通鼻塞，除浊涕，生须发，杀白虫，去面䵟。去毛及心用。芎藭为使，恶五灵脂，畏菖蒲、蒲黄、黄连、石膏、黄环。

按： 辛夷辛温发散，太阴阳明之入，固其宜也。若肺胃虚热不受风邪者，勿得漫用。

雷公云：凡使之，去粗皮，拭上赤肉毛了，即以芭蕉浸一宿，漉出，用浆水煮，从巳至未出，晒干用。若治眼目中患，即一时去皮，用向里实者。(《雷公炮制药性解·卷之五·木部·辛夷》)

杏仁又名杏子

杏仁，味苦、甘，温，有毒。入肺、大肠二经。恶黄芩、黄芪、葛根，畏䕏草。泡去皮尖，焙，双仁者勿用。散上焦之风，除心下之热。利胸中气逆而喘嗽，润大肠气闭而难通。解锡毒有效，消狗肉如神。

杏仁性温，散肺经风寒滞气，特效。

按： 阴虚咳嗽者忌之，双仁者能杀人，有毒盖指此耳。(《医宗必读·卷之四·本草征要下·果部·杏仁》)

杏仁，味苦甘，性温，有毒。入肺、大肠二经。恶黄芩、黄芪、葛根、䕏草。滚水泡，去皮尖，炒透。双仁者有毒，能杀人，须拣去。主上焦风，心下热，气逆喘嗽，润大肠，解锡毒，消狗肉索粉。

按：东垣云：杏仁治气，桃仁治血，俱通大便。若虚人便闭，不可过泄。脉浮者属气，用杏仁、陈皮；脉沉者属血，用桃仁、陈皮。手阳明与手太阴为表里，贲门主往来，魄门主收闭，为气之通道，故并用陈皮佐之。市中所售，多有李仁、梅仁夹杂，用须细辨。（《删补颐生微论·卷之三·药性论第二十一·果部·杏仁》）

辛苦微温，手太阴药也。润肺燥，除风热，定咳嗽，散滞气，消食积，润大肠，杀狗毒，烂索粉积。辛能横行而散，苦能直行而降，遂为要剂。汤泡，去皮尖，炒黄研碎。风寒肺病药中连皮尖用，取其发散。双仁者有毒，不宜用。

巴达杏仁，味甘美，止咳下气，润肠化痰，力稍薄。（《本草通玄·卷下·果部·杏仁》）

杏仁，味甘苦，性温有小毒。入肺、大肠二经。主胸中气逆而喘嗽、大肠气秘而难便，及喉痹喑哑、痰结烦闷、金疮破伤、风热诸疮、中风诸证、蛇伤犬咬、阴户痛痒，并堪捣傅。沸汤泡去皮尖，炒用，得火良。恶黄芩、黄芪、葛根，畏蘘草，解锡毒及中狗肉毒。双仁者能杀人。杏子不可多食，能损筋骨眼目。

按：杏仁入肺者，经所谓肺苦气上逆，急食苦以泻之是也。大肠则供肺为传送者也，宜并入之。考《左慈秘诀》称杏仁为草金丹，久服成仙。方书又云服杏仁者，往往至二三年或泻或脐中出物，皆不可治。两说相背。然杏仁主散，痰从腠理中发散而去，且有小毒。则方书之说，最为近理。《秘诀》所言，意者功在法制，亦未可知，然终属虚渺，勿宜尽信。

雷公云：凡使，须以沸汤浸少时，去皮膜及尖，擘作两片，用白火石并乌豆、杏仁三件于锅子中，下东流水煮，从巳至未，其杏仁色褐黄则去尖，然用每修一斤，用白火石一斤、乌豆三合，水旋添，勿令阙，免反血为妙也。

杏子不可多食，能损筋骨眼目。（《雷公炮制药性解·卷之一·果部·杏仁》）

雄蚕蛾

雄蚕蛾，味咸，温，有小毒。炒去足翅，止血收遗泄，强阳益精气。

健于媾精，敏于生育，祈嗣者宜之。（《医宗必读·卷之四·本草征要下·虫鱼部·雄蚕蛾》）

益精固精，强阳不倦。雄者入药。炒，足翅去用。（《本草通玄·卷下·虫部·蚕蛾》）

雄蚕蛾性热，主固精强阳，交接不倦。（《雷公炮制药性解·卷之六·虫鱼部·白僵蚕》）

雄黄

雄黄，味苦，平，有毒。研细，水飞。杨梅疔毒，疥癣痔疡，遵法搽敷力不小；血瘀风淫，鬼干尸疰，依方制服效偏奇。化痰涎之积，涂蛇虺之伤。

独入厥阴，为诸疮杀毒之药，亦能化血为水。（《医宗必读·卷之四·本草征要下·金石部·雄黄》）

辛温，有毒。肝家药也。拽肝气，泻肝风，消涎积，解百毒，辟百邪，杀百虫，截鬼疟，理蛇伤，能化血为水。（《本草通玄·卷下·金石部·雄黄》）

雄黄，味苦甘，性平，有毒。不载经络。主杀精魅鬼邪、蛇虺蛊毒、山岚瘴毒、恶疮死肌、疥癣虫，百节中风，鼻中息肉，中恶腹痛。佩带之，鬼神不敢近，诸毒不能伤，孕妇转女成男。解藜芦毒。大块透明、中无砂石者佳。研细，水飞用。

按：雄黄或以为黄金之苗，今有金窟处无雄黄，则斯言未足深信。夫孕妇佩之能转女胎为男，言若不经，然里中试之者往往获验，则有夺造化之功，非禀太阳之精，恶能臻此。杀虫辟邪，宜其效矣。中其毒者，以防己解之。

雷公云：凡使，勿用黑鸡黄、自死黄、夹腻黄，其臭似雄黄，只是臭不堪用，时人以醋洗之三两度，便无臭气，勿误用也。次有夹腻黄，亦似雄黄，其内一重黄一重石，不堪用。次有黑鸡黄，亦似雄黄，如乌鸡头上冠也。凡使，要似鹧鸪鸟肝色为上。凡修事，先以甘草、紫背天葵、地胆、碧棱花四件，并细锉，每件各五两，雄黄三两，下东流水入瓦埚中煮三伏时，漉出，捣如粉，水飞，澄去黑者，晒干，再研，方入药用。其内有劫铁石，是雄黄中又有号赴矢黄，能劫于铁，并不入药用。(《雷公炮制药性解·卷之一·金石部·雄黄》)

雄雀

雄雀，味甘咸，性热，无毒。入命门经。主益气壮阳。其脑主耳聋及冻疮。头血主点雀盲。粪名白丁香，主溃痛疖，点目内胬肉血膜，除癥瘕伏梁，烂疬癖积块。

按：雀之咸热，宜入命门而补火，然相火久炽，真火必衰，勿宜过服，以伤肾脏，妊娠尤忌食之。脑血及白丁香之功，咸性热所致耳。(《雷公炮制药性解·卷之六·禽兽部·雄雀》)

熊胆

熊胆，味苦，寒，无毒。杀虫治五疳，止利除黄疸。去目障至效，涂痔瘘如神。

实热之症，用之咸宜，苟涉虚家，便当严戒。(《医宗必读·卷之四·本草征要下·兽部·熊胆》)

熊胆，味苦，性寒，无毒，入胆经。主时气热盛变为黄疸、小儿风痰壅塞、惊痫疳䘌，杀虫散毒，可敷恶疮及痔。入水分尘，如练不散者真。恶防己、地黄。

按：熊胆入胆，从其类也。清火定惊之功，较胜诸胆。

雷公云：凡收得后炼，就器中安，每一斤熊脂入生椒十四个，炼去滓并椒，入瓶中收，任用之（编者注：疑为《证类本草》熊脂的炮制方法）。(《雷公炮制药性解·卷之六·禽兽部·熊胆》)

续断

续断，味苦，辛，微温，无毒。入肝经。地黄为使，恶雷丸，酒浸焙。补劳伤，续筋骨，破瘀结，利关节，缩小便，止遗泄。痈毒宜收，胎产莫缺。

补而不滞，行而不泄，故外科、女科取用宏多也。

按：雷公云：草茆根似续断，误服令人筋软。（《医宗必读·卷之三·本草征要上·草部·续断》）

续断，味苦辛，性温，无毒。入肝、肾二经。地黄为使，恶雷丸。产川中色赤而瘦，折之有烟尘者良。酒浸焙。补劳伤，续筋骨，通血脉，利关节，缩小便，止遗泄，理崩带。主一切肿毒，一切胎产病，暖子宫，去一切面黄虚肿。

按：续断气性中和，补而不滞，行而不泄，外科女科，需为上剂。但草茅根似续断，误服令人筋软。（《删补颐生微论·卷之三·药性论第二十一·草部·续断》）

苦而微温，独入肝家。助血气，续筋骨，破瘀结，消肿毒，缩小便，止遗泄，理胎产崩带，及跌扑损伤。血痢，用平胃散五钱，入续断一钱二分，煎汤服必效。以其既能行血，又能止血，宣中有补也。酒浸炒。（《本草通玄·卷上·草部·续断》）

续断，味苦辛，性温，无毒。入肝、肾二经。主伤寒不足、折伤金疮、诸痈肿、胎漏尿血，益气力，续筋骨，散诸血，暖子宫，疗腰痛，缩小便，止梦泄，利关节，调血和血，生肌止痛。酒浸一宿，焙干用。地黄为使，恶雷丸。

按：肾主骨而藏精，肝主筋而藏血，续断补精血而理筋骨，宜入此二经矣。胎产之证，尤为要药。

雷公云：凡使，勿用草茅根，真似续断，若误服之，令人筋软。采得后，横切锉之，又去向里硬筋了，用酒浸一伏时，焙干用。（《雷公炮制药性解·卷之三·草部中·续断》）

续随子

续随子，味辛，温，有毒。入肾经。去壳研细，纸包去油。主血结月闭，疗血蛊癥瘕。一名千金子。

辛温有毒之品，攻击猛挚。月闭等症，各有成病之由，当求其本，不可概施。

按：脾虚便滑之人，服之必死。(《医宗必读·卷之三·本草征要上·草部·续随子》)

辛温，有毒。破瘀血癥癖，蛊毒鬼疰，水肿，利大小肠，下水甚捷，有毒伤人，不得过用。服后泻多，以醋同粥食即止。去壳，取色白者，研烂，纸包，压去油，取霜用。(《本草通玄·卷上·草部·续随子》)

萱草根

萱草根，味甘，性寒，无毒。入脾、肺二经。主沙淋水气、酒疸身黄、小便赤涩、身体烦热、大热衄血，安五脏，利心志，令人喜悦忘忧，轻身明目。采其嫩苗，功亦相仿。

按：萱草之甘，宜归脾部，而肺则其所生者，故亦入之。《嵇康养生论》云：合欢蠲忿，萱草忘忧。《图经》亦具言之，当非虚语。(《雷公炮制药性解·卷之四·草部下·萱草根》)

萱花

萱花，味甘，平，无毒。入心经。长于利水快膈，令人欢乐忘忧。

萱，古作谖。诗云：焉得谖草。即此种也。谖，忘也，欲树之以忘忧也。娠妇佩之生男，又名宜男。(《医宗必读·卷之三·本草征要上·草部·萱花》)

花名宜男，最利胸膈；妊妇佩之，转女为男。(《雷公炮制药性解·卷之四·草部下·萱草根》)

玄参

玄参，味苦、咸，微寒，无毒。入肾经，恶黄芪、干姜、大枣、山茱萸、反藜芦，忌铜器。蒸过晒干，黑润者佳。补肾益精，退热明目，伤寒斑毒，痨证骨蒸。解烦渴，利咽喉。外科瘰疬痈疽，女科产乳余疾。

色黑味苦，肾家要药。凡益精明目，退热除蒸，皆壮水之效也。至如咽痛烦渴，斑毒痈疮，皆肺病也。正为水虚火亢，金受贼邪，第与壮水，阳焰无光已。产乳余疾，亦属阴伤，故应并主。

按： 玄参寒滑，脾虚泄泻者禁之。（《医宗必读·卷之三·本草征要上·草部·玄参》）

玄参，味苦咸，性微寒，无毒。入肾经。恶黄芪、干姜、大枣、山茱萸，反藜芦。忌铜器。蒸过晒干。黑润者佳。补肾明目，涤热除惊，理伤寒狂邪斑毒，疗虚劳燥渴骨蒸，外科治瘰疬痈疽，女方主产乳余疾。

按： 玄参色黑味咸，本为肾经之剂。古人多用以治上焦火症者，正为水不胜火，亢而僭上，宜壮水之主以制阳光。滋阴剂中须用蒸晒，差减寒性，然亦不可久用也。（《删补颐生微论·卷之三·药性论第二十一·草部·玄参》）

色黑苦寒，肾经药也。清肾家之火，解斑疹，利咽喉，通小便，明眼目，散瘤疬，理伤寒狂邪发渴，心内惊烦。按玄参主用繁多，咸因肾水受伤，真阴失守，孤阳无根，亢而僭逆，法当壮水以制阳光，常体此意，便得玄参之用矣。忌铜铁。（《本草通玄·卷上·草部·玄参》）

玄参，味苦咸，性微寒，无毒。入心、肺、肾三经。主腹中寒热积聚，女子产乳余疾，补肾气，除心烦，明眼目，理头风，疗咽喉，消瘿瘤，散痈肿，解热毒。恶黄芪、干姜、大枣、山茱萸，反藜芦。勿犯铜器，饵之噎喉损目。

按： 玄参气轻清而苦，故能入心肺，以清上焦之火；体重浊而咸，故能入肾部，以滋少阴之水。所以积聚等症，靡不疗之。

雷公云：凡采得须用蒲草重重相隔，入甑蒸两伏时后出，晒干。使用时勿令犯铜，饵之后噎人喉，损人目。拣去蒲草尽了用之。(《雷公炮制药性解·卷之三·草部中·玄参》)

旋覆花

旋覆花，味咸、甘，微温，无毒。入肺、大肠二经。去蒂，焙。老痰坚硬，结气留饮，风气湿痹，利肠通脉。一名金沸草。

咸能软坚，故能祛老痰结积，风湿燥结之疗。温能解散，咸可润下也。

按：丹溪云：走散之药，虚者不宜多服。冷利大肠，虚寒人禁之。(《医宗必读·卷之三·本草征要上·草部·旋覆花》)

咸甘微温，入肺与大肠二经。通血脉，消结痰，驱痞坚，除水肿，散风湿，开胃气，止呕逆。旋覆花之功颇多，然不越乎通血、下气、行水而已。但是走散之品，非虚衰者所宜也。去蒂及皮，蒸用。(《本草通玄·卷上·草部·旋覆花》)

旋覆花，味咸甘，性温，有小毒。入肺、肝、大肠、膀胱四经。主结气风气、胁下满、隔上痰如胶漆，利大肠，逐水湿。

按：旋覆花专理风气水湿，而肝主风，肺主气，膀胱、大肠主水湿，故均入之。丹溪曰走散之药，病人涉虚者不宜多服。

雷公云：凡采得后，去裹花蕊壳皮并蒂子，取花蕊蒸，从巳至午，晒干用。(《雷公炮制药性解·卷之三·草部中·旋覆花》)

血竭 又名麒麟竭

麒麟竭，味甘、咸，平，有小毒。入心、肝二经。凡用另研，若同他药捣，则化为飞尘。产于外国，难得真者，磨之透甲，烧之不变色者佳。走南方兼达东方，遂作阴经之主；和新血且推陈血，真为止痛之君。

乳香、没药，兼主气血，此则专于血分者也。善收疮口，然性急不可多使，却能引脓。(《医宗必读·卷之四·本草征要下·木

部·麒麟竭》)

甘咸，厥阴药也。行血止痛，能收合疮口。性急，不可多使，却引脓。味咸走血，色赤象血，厥阴为藏血之脏，故独入焉。乳香、没药虽主血分，而兼入气分，此则专入于血分者也。研细，待众药磨完，然后入之。若同众药捣，则化作飞尘也。(《本草通玄·卷下·木部·血竭》)

血竭，味甘微咸，性平，有小毒。入诸阴经。主五脏邪气、心腹卒痛，除带下，破积血，疗疥癣恶疮及金疮，生肌止痛，得密陀僧良。有假者是海母血，颇相似，然味大咸，有腥气为辨耳。敲断有光彩、磨指甲红透者佳。另研用，若与别药同捣，化作飞尘。

按： 血竭专主血分，故入诸阴之经。《日华子》云：诸疮久不合者，宜敷此药。然不可多使，却能引脓。(《雷公炮制药性解·卷之五·木部·血竭》)

血余 又名头发、发

发，味苦，温，无毒。入心、肝、肾三经。去瘀血，补真阴。父发与鸡子同煎，免婴儿惊悸；己发与川椒同煅，令本体乌头。吐血衄红取效，肠风崩带宜求。

发者，血之余也，故于血证多功。入罐中，盐泥固济，煅成性。(《医宗必读·卷之四·本草征要下·人部·发》)

味苦，性平。补真阴，通小便，消瘀血，生新血，理咳嗽，止崩带。(《本草通玄·卷下·人部·发》)

发，味苦，性微温，无毒。入心经。主咳嗽五淋、二便不通。烧灰吹鼻，立止衄血。亦主小儿惊痫。胎发及童男女剃下者尤佳。多产妇人发，烧灰酒服，极善催生。

按： 发为血之余，而心则主血者也，故独入之。丹溪称其补阴甚捷，良有故耳。

雷公云：凡使之，是男子二十已来①无疾患，颜貌红白，于顶心剪下者是。凡于丸散膏中，先用苦参水浸一宿，漉出，入瓶子，以火烧之令通赤，放冷，研用之。（《雷公炮制药性解·卷之六·人部·发》）

鸭

鸭，味甘、咸，平，无毒。入肺、肾二经。流行水府，滋阴气以除蒸；闯达金宫，化虚痰而止嗽。

类有数种，惟白毛而乌嘴凤头者，为虚劳圣药。白属西金，黑归北水，故葛可久治瘵，有白凤膏也。（《医宗必读·卷之四·本草征要下·禽部·鸭》）

味甘，性平。主虚劳骨蒸。惟白毛黑嘴者方有其功。取金肃水寒之象也。嫩者毒，老者良。（《本草通玄·卷下·禽部·鸭》）

黑嘴白鸭，味甘，性微寒，无毒。入肺、肾二经。主大补虚劳，最消毒热，利小便，除水肿，消胀满，和脏腑，退疮肿，定惊痫。绿头者亦堪用，白目者能杀人。忌龟鳖肉。

按：肺之色属白，肾之色属黑，黑嘴白鸭宜其入此二经。肺肾受补，诚为劳证仙方。得童便煮服，功妙不可言尽。（《雷公炮制药性解·卷之六·禽兽部·黑嘴白鸭》）

牙齿

牙齿，味咸，热，有毒。入肾经。火煅，水飞。痘疮倒靥，麝加少许酒调吞；痈乳难穿，酥拌贴之旋发溃。内托阴疽不起，外敷恶漏多脓。

齿者，骨之余，得阳刚之性，痘家劫剂也。若伏毒在心，昏冒不省及气虚白痒，热沸紫泡之症，止宜补虚解毒，误用牙齿者不治。（《医宗必读·卷之四·本草征要下·人部·牙齿》）

---

① 来：原作"未"，据大成本及《证类本草》改。

咸热。除劳止疟，治乳痈未溃，痘疮倒靥。时珍曰：人牙治痘陷，近称神品，然一概用之，贻害不浅。齿者，肾之标，骨之余也。痘疮毒自肾出，外为风寒秽气所触，腠理闭塞，血涩不行，毒不能出，变黑倒靥，宜用人牙，以酒、麝达之，窜入肾经，发出毒气，痘自红活。若伏毒在心而昏冒者及气虚色白，痒塌不能作脓，热沸紫泡之症，宜用解毒补虚。误用人牙，反成不救。（《本草通玄·卷下·人部·牙齿》）

延胡索 又名玄胡索

玄胡索，味辛，温，无毒。入脾、肝二经。酒炒。破血下气，止腹痛心疼；调经利产，主血晕崩淋。

行血中气滞、气中血滞，理通身诸痛，疗疝舒筋，乃活血化气之神药也。

按：玄胡索走而不守，惟有瘀滞者宜之。若经事先期，虚而崩漏，产后血虚而晕，万不可服。（《医宗必读·卷之三·本草征要上·草部·玄胡索》）

玄胡索，味苦辛，性温，无毒。入心、肺、脾、胃四经。破血下气，调经利产，止腹痛心疼，血晕崩淋。

按：玄胡索行气中血滞、血中气滞，庶几仙剂。虚人须与参、术同行，不尔损真。（《删补颐生微论·卷之三·药性论第二十一·草部·玄胡索》）

辛温，入手足太阳、厥阴四经。行血利血，止痛，落胎，通络，利小便。玄胡索兼理气血，故能行血中气滞，气中血滞，理一身上下诸痛，确有神灵。时珍颂为活血化气，第一品药，非虚语也。往往独行多功，杂以他味便缓。上部酒炒用，中部醋炒用，下部咸水炒用。（《本草通玄·卷上·草部·玄胡索》）

玄胡索，味苦辛，性温，无毒。入心、肺、脾、胃四经。活精血，疗产后之疾，调月水，主胎前之症。一切因血作痛之症并治。醋炒止血，生用破血，炒用调血。

按： 玄胡索可升可降，为阴中之阳，故能行上下四经。此理血之剂也，苟非血证，用之无益。（《雷公炮制药性解·卷之二·草部上·玄胡索》）

羊肉

羊肉，味甘，温，无毒。入脾、肾二经。反半夏、菖蒲，忌醋。补中益气，安心止惊，宣通风气，起发毒疮。角堪明目杀虫；肝能清眼去翳；肾可助阳；胲治翻胃。

东垣云：补可去弱，人参、羊肉之类是也。凡形气痿弱，虚羸不足者宜之。

按： 羊食毒草，凡疮家及痼疾者食之即发，宜忌之。

羊血主产后血晕闷绝，生饮一杯即活。中砒、硇、钟乳、矾石、丹砂之毒者，生饮即解。（《医宗必读·卷之四·本草征要下·兽部·羊肉》）

羊肉，味甘，性大热，无毒。入脾、肺二经。主虚劳寒冷、脑风大风，补脾益气，安心定惊。

按： 羊肉之甘，宜其归脾，于卦为兑，实属西方之金，故亦入肺脏。《十剂》云：补可以去弱，人参、羊肉之类是也。夫人参补气在中，羊肉补形在表，凡补虚者，当分用之，不得概视也。六月食之伤神，孕妇及水肿、骨蒸、疟疾、一切火症，咸宜忌之。（《雷公炮制药性解·卷之六·禽兽部·羊肉》）

阳起石

阳起石，味咸，温，无毒。入肾经。螵蛸为使，恶泽泻、桂、雷丸、蛇蜕，畏菟丝子，忌羊血。火煅酒淬七次，水飞。固精而壮元阳，益气而止崩带。

此石产处，冬不积雪，其热可知。云头两脚鹭鸶毛，轻松如狼牙者佳。非命门火衰者勿用。（《医宗必读·卷之四·本草征要下·金石部·阳起石》）

咸温。主下部虚寒，助阳种子。火煅，水飞。(《本草通玄·卷下·金石部·阳起石》)

阳起石，味咸，性温，无毒。入肾经。主肾绝阴痿，崩中漏下，癥瘕结气。有云头雨脚及鹭鸶毛者真。桑螵蛸为使，畏菟丝，恶泽泻、官桂、蛇蜕、雷丸，忌羊血。

按：阳起石咸温之品，宜归水脏。崩漏癥结，皆肾虚所致，故咸疗之。难得其真，勿宜误用。(《雷公炮制药性解·卷之一·金石部·阳起石》)

夜明砂

(伏翼)屎名夜明砂，破腹中血气及寒热积聚，除惊悸。

(伏翼)血堪点眼。(《雷公炮制药性解·卷之六·禽兽部·伏翼》)

饴糖

饴糖，味甘，温，无毒。入脾经。止嗽化痰，千金方每嘉神效；脾虚腹痛，建中汤累奏奇功。瘀血熬焦和酒服，肠鸣须用水煎尝。

按：饴糖虽能补脾润肺，然过用之，反能动火生痰。凡中满、吐逆、酒病、牙疳咸忌之，肾病尤不可服。(《医宗必读·卷之四·本草征要下·谷部·饴糖》)

饴糖，味甘，性温，无毒。入脾经。主脾虚腹痛，痰多喘嗽，瘀血肠鸣。(新补)

按：饴本米谷腐化，味极甘温，为中州所喜。痰嗽方中用少许加入，润肺化痰，颇著奇功。然用之太过，反能动火生痰。凡中州吐逆，酒病，牙疳，肾病，俱不可服。(《删补颐生微论·卷之三·药性论第二十一·谷部·饴糖》)

甘温。补中健脾，润肺止嗽，消痰止血，是解渴解毒。熬焦酒服，能下恶血。邢曹进，飞矢中目，拔矢而镞留于中，痛困俟死，

一僧教以寒食饧点之，至夜疮痒，一钳而出，旬日而瘥。(《本草通玄·卷上·谷部·饧糖》)

饧糖，味甘，微温，无毒。入肺、脾二经。主和脾润肺，补虚止渴，消痰理嗽，建中敛汗。

按：肺喜润，脾喜甘，宜饧糖之入二经也。建中汤用之，取其甘缓。丹溪以为能生胃火，此损齿之因，非土制水，乃湿土生火也。中满呕吐及湿热之证，皆不宜服。(《雷公炮制药性解·卷之一·谷部·饧糖》)

益母草又名茺蔚

心、肝二经，血分药也。活血破血，调经止痛，下水消肿，胎前产后一切诸症，皆不可缺。可浴瘾疹，捣傅蛇毒。茺蔚子，功用略同，但叶则专主行血，子则行中有补，故广嗣及明目药中，多收之。然毕竟职专行血，故瞳神散大者，又在禁例。微炒，春去壳用。(《本草通玄·卷上·草部·茺蔚》)

益母草，味辛甘，性微寒，无毒。入诸阴经。主行血养血，安胎利产，消浮肿恶毒疔疮，治头风血虚目疾、瘾疹发痒，堪作浴汤。

按：益母本功治血，故入诸阴之经。行血而不伤新血，养血而不滞瘀血，所以为胎产圣药。又能消疮肿者，取其行血而且辛甘发散也。(《雷公炮制药性解·卷之三·草部中·益母草》)

益智仁

益智仁，味辛，温，无毒。入心、脾、肾三经。去壳，盐水炒，研细。温中进食，补肾扶脾。摄涎唾，缩小便，安心神，止遗浊。

辛能开散，使郁结宣通，行阳退阴之药也。古人进食必先益智，为其于土中益火故耳。

按：益智功专补火，如血燥有热及因热而遗浊者，不可误入也。(《医宗必读·卷之三·本草征要上·草部·益智仁》)

益智仁，味辛，性温，无毒。入心、脾、肾三经。绽满者佳。去壳，盐水炒，研细。温中进食，补肾扶脾，安神开郁，摄涎唾，止小便余沥及夜多小便，梦泄精滑。

按： 益智行阳退阴之药，三焦命门气弱者宜之。杨士瀛云：心者脾之母，进食不止于和脾，火能生土，当使心药入脾药中，庶几相得。古人进食，多用益智，土中益火也。血燥多火及因热而遗浊者，法咸禁之。（《删补颐生微论·卷之三·药性论第二十一·木部·益智仁》）

辛温，能达心与脾胃。进饮食，摄涎唾，止遗泄及小便多，止女人崩漏，亦能安养心神。《直指》云：心者脾之母，进食不止于和脾。盖火能生土，故古人进食，必先益智，土中益火也。去壳，咸水炒。（《本草通玄·卷上·草部·益智仁》）

益智，味辛，性温，无毒。入脾、胃、肾三经。主遗精虚漏、小便余①沥，益气安神，和中止呕。去皮，盐炒用。

按： 益智辛温，善逐脾胃之寒邪，而土得所胜，则肾水无凌克之虞矣，遗精诸证，吾知免矣②。（《雷公炮制药性解·卷之五·木部·益智》）

薏苡仁

薏苡仁，味甘，微寒，无毒。入肺、脾二经。淘净，晒炒。祛风湿，理脚气拘挛；保燥金，治痰痈咳嗽。泻痢不能缺也，水胀其可废乎？

薏仁得地之燥，禀秋之凉，能燥脾湿，善祛肺热。

按： 大便燥结、因寒转筋及妊娠者并禁之。（《医宗必读·卷之三·本草征要上·草部·薏苡仁》）

薏苡仁，味甘，性平，无毒。入脾、肺二经。色白而糯者良。

---

① 余：原作"除"，据扫叶山房藏版改。
② 矣：原作"夫"，据大成本改。

水淘曝干，炒透用。健脾进食，保肺止嗽，解渴消水肿，疗湿热筋挛，去干湿脚气。

按： 苡仁属土，本是脾药，虚则补母，故肺病用之。筋骨之病，以治阳明为本，故筋病用之。土能胜水，故泄利水肿用之。受热使人筋挛，受湿使人筋缓者，可用。受寒使人筋急者，不可用也。妊娠久服，能堕胎儿。(《删补颐生微论·卷之三·药性论第二十一·草部·薏苡仁》)

甘平，补肺益脾。舒筋去湿，消水肿，理脚气。色白入肺，味甘入脾，治筋者必取阳明，治湿者必扶土气，故有舒筋去湿之用。然性主秋降之令，每多下利。虚而下陷者，非其宜也。淘晒，炒。(《本草通玄·卷上·谷部·薏苡仁》)

薏苡仁，味甘，微寒，无毒。入肺、肝、脾、胃、大肠五经。利肠胃，消水肿，祛风湿，疗脚气，治肺痿，健脾胃。

按： 薏苡仁总理湿热，故入上下五经。盖受热使人筋挛、受湿使人筋缓者，可用；若受寒使人筋急者，忌之。势力和缓，须多用见效。

雷公云：凡使，勿用糯米，颗大无味。其糯米，时人呼为粳糯是也。若薏苡仁颗小色青味甘，咬着粘人齿。夫用一两，以糯米一两同熬，令糯米熟，去米取使。若更以盐汤煮过，别是一般修制，亦得。(《雷公炮制药性解·卷之三·草部中·薏苡仁》)

茵陈 又名茵陈蒿

茵陈，味苦，寒，无毒。入膀胱经。理黄疸而除湿热，佐五苓而利小肠。

茵陈去湿热，独宜于五疸，然亦须五苓之内佐助成功。

按： 用茵陈者，中病即已；若过用之，元气受贼。(《医宗必读·卷之三·本草征要上·草部·茵陈》)

茵陈，味苦，性寒，无毒。入膀胱经。主湿热黄疸，利小肠。(新补)

按：茵陈虽去湿热，须五苓之类佐助成功，中病即已。若过用之，元气受贼。(《删补颐生微论·卷之三·药性论第二十一·草部·茵陈》)

足太阳药也。治发黄，驱湿热，利小便，通关节。按发黄有阴阳二症，茵陈，同栀子、黄柏，以治阳黄；同附子、干姜以治阴黄。总之茵陈为君，随佐使之寒热，而理黄症之阴阳也。古法用茵陈、生姜捣烂，于胸前、四肢，日日擦之。(《本草通玄·卷上·草部·茵陈蒿》)

茵陈蒿，味苦，性微寒，无毒。入膀胱经。主伤寒大热、黄疸便赤，治眼目，行滞气，能发汗，去风湿。去根用，犯火无功。

按：茵陈专理溲便，本为膀胱之剂，又何以治疸？盖疸为病，脾受伤也，而脾之所恶，湿乘土也。得茵陈以利水，则湿去土安，而疸自愈矣。疸分阴寒阳热二种，阳疸热多，有湿有燥，同栀子、大黄治湿疸；同栀子、橘皮治燥疸。阴疸寒多，只有一症，同附子治之。(《雷公炮制药性解·卷之四·草部下·茵陈蒿》)

银箔

性味主治皆同金箔（编者注：味辛，平，有毒。安镇灵台，神魂免于飘荡；辟除恶祟，脏腑搜其伏邪），但金有毒而银无毒耳。(《本草通玄·卷下·金石部·银箔》)

银朱

辛温，有毒。劫痰破积杀虫，其功与轻粉同，其为害亦同也。厨人染食供馔，未知其害耳。(《本草通玄·卷下·金石部·银朱》)

银朱，味苦辛，性温，有毒。止入敷药杀虫，余无他用。

按：银朱亦水银烧就，中其毒者，令人发胀至死，可弗慎耶？(《雷公炮制药性解·卷之一·金石部·银朱》)

淫羊藿

淫羊藿，味辛，温，无毒。入肾经。山药为使，得酒良，用羊油拌炒。强筋骨，起阳事衰；利小便，除茎中痛。

陶弘景云：服之好为阴阳，别名仙灵脾、千两金、弃杖草，皆矜其功力也。

按：淫羊藿补火，相火易动者远之。（《医宗必读·卷之三·本草征要上·草部·淫羊藿》）

淫羊藿，味辛，性温，无毒。入肾经。主绝阳不起、绝阴不育、茎中作痛、小便不利，益气力，坚筋骨。丈夫久服，令人无子。每斤去花细锉，拌羊脂四两，炒脂尽为度。山药、紫芝为使，得酒良。一名仙灵脾。

按：仙灵脾入肾而主绝阳等症，其为补也明甚，乃继之曰久服无子，毋乃惑乎？不知此剂专助相火，令人淫欲不休，欲太甚则精气耗，经曰：因而强力，肾气乃伤，高骨乃坏。且命门之火，乘水之衰挟土来克，生之不保，其能嗣耶？

雷公云：凡使，先须时呼仙灵脾，须用夹刀夹去叶枝，尽后细锉，用羊脂相对拌炒过，然后用。（《雷公炮制药性解·卷之四·草部下·淫羊藿》）

罂粟壳 又名粟壳

罂粟壳，味酸、涩，温，无毒。入肾经。水洗去蒂，去顶去穰，醋炒透。止泻利而收脱肛，涩精气而固遗泄。劫虚痨之嗽，摄小便之多。

酸收太紧，令人呕逆，且兜积滞，反成痼疾。若醋制而与参、术同行，可无妨食之害。

按：风寒作嗽，泻痢新起者勿用。（《医宗必读·卷之四·本草征要下·谷部·罂粟壳》）

酸涩微寒。止泻利，固脱肛，治遗精，除久咳。粟壳酸涩收敛，其性紧急，非久嗽泻者不敢轻投也。世俗闻而畏之，概不肯用，不知久利滑脱者，非此不除。因噎而废食，良医不为也。水洗，去蒂及根膜，取薄皮，醋炒。（《本草通玄·卷上·谷部·粟

壳》）

营实

营实，味酸、涩，微寒，无毒。入胃经。口疮骨鲠之用，睡中遗尿之方。

专达阳明解热，以其性涩，兼有遗尿之疗也。（《医宗必读·卷之三·本草征要上·草部·营实》）

禹余粮

禹余粮，味甘，性寒，无毒。不载经络。主咳逆寒热烦满，崩中血闭癥瘕，骨节疼痛，四肢不仁，大热痔瘘。牡丹、杜仲为使，畏贝母、菖蒲、铁器。

按：禹余粮因禹行山中乏食，采此充粮，故以名之，则其无毒可知矣。太乙余粮，本是一种，今诸家往往分别，惟陈藏器所言者近是。（《雷公炮制药性解·卷之一·金石部·禹余粮》）

玉 又名玉屑

玉屑，味甘，性平，无毒。入肺经。主除烦止渴，养神明目，宁心定惊，灭瘢痕，滋毛发，助声喉，美颜色。捣如米，苦酒浸之，消如泥。恶鹿角，畏款冬花。

按：玉屑色白性润，宜入肺部。肺得其养，则烦渴诸证何自而生？又主灭瘢云云者，亦以肺主皮毛，功效之所由必及也。（《雷公炮制药性解·卷之一·金石部·玉屑》）

玉竹 又名萎蕤

萎蕤，味甘，平，无毒。入肺、脾、肝、肾四经。畏卤咸。蜜水拌蒸。润肺而止嗽痰，补脾而去湿热，养肝而理眦伤泪出，益肾而除腰痛茎寒。

萎蕤滋益阴精，与地黄同功，增长阳气，与人参同力。润而不滑，和而不偏，譬诸盛德之人，无往不利。（《医宗必读·卷之三·

本草征要上·草部·萎蕤》)

萎蕤，味甘，性平，无毒。入肺、脾、肾、肝四经。畏卤咸。色白而肥大者佳。润肺主嗽，补脾去热，养肝而理眦伤泪出，益肾而除腰痛胫寒。（新补）

按：萎蕤滋益阴精，与地黄同功，增长阳气，与人参同力，润而不滑，和而不偏，譬诸盛德之人无处不宜，故神农收而为上品。自予拈出，近来用者稍多矣。（《删补颐生微论·卷之三·药性论第二十一·草部·萎蕤》）

甘平入脾，柔润入肾，故能补中益气，逐热除蒸，治一切不足之症。用代人参，不寒不燥，大有殊功。朱肱用治风温，亦谓其能去风热与湿也。但性味和平，力量宽缓，譬之盛德之人而短于才者也。水浸半日，饭上蒸用。（《本草通玄·卷上·草部·萎蕤》）

郁金

郁金，味辛、苦，寒，无毒。入肺、肝、胃三经。血积气壅，真称仙剂；生肌定痛，的是神丹。

能开肺金之郁，故名郁金。物罕值高，肆中多伪，折之光明脆彻，必苦中带甘味者乃真。

按：郁金本入血分之气药，其治吐血者，为血之上行，皆属火炎，此能降气，气降即火降，而性又入血，故能导血归经。如真阴虚极，火亢吐血，不关肝肺气逆，不宜用也，用亦无功。（《医宗必读·卷之三·本草征要上·草部·郁金》）

郁金，味辛苦甘，性温，无毒。入肺、肝、胃三经。主血积气滞，生肌定痛。

按：郁金能开肺金之郁，物罕值高。肆中多以姜黄伪之，必光明脆彻，苦中带甘味者真。虚人斟酌投之。（《删补颐生微论·卷之三·药性论第二十一·草部·郁金》）

辛苦，入心。下气破血，止心腹痛，产后败血攻心，失心颠狂，衄血吐血，痘毒入心。《经验方》云：一妇人患颠十年，用郁金七两，明矾三两，为末，薄荷汤法丸。才服五十丸，心胸间觉有物脱去，再服而苏。此因惊忧而致。痰与血凝于心窍也。(《本草通玄·卷上·草部·郁金》)

郁金，味辛苦，性温，无毒。入心、肺二经。主下气破血开郁，疗尿血淋血金疮。楚产蝉肚者佳。

按：郁金，《本草》言其性寒，自《药性论》始言其治冷气。今观其主疗，都是辛散之用，性寒而能之乎？夫肺主气，心主血，郁金能行气血，故两入之。丹溪云：属火而有土与水，古人用以治郁遏不散者，故名。(《雷公炮制药性解·卷之四·草部下·郁金》)

郁李仁

郁李仁，味酸，平，无毒。入脾、大肠二经。汤浸去皮，研如膏。润达幽门，而关格有转输之妙；宣通水腑，而肿胀无壅遏之碍。

性专降下，善导大肠燥结，利周身水气。然下后令人津液亏损，燥结愈甚，乃治标救急之药，津液不足者，慎勿轻服。(《医宗必读·卷之四·本草征要下·木部·郁李仁》)

甘苦而润。其性主降，故能下气利水，破血润肠。拌面作饼，微炙使黄，勿令太熟，空腹食之，当得快利，未利再进，以利为度。如利不止，以醋饭止之。忌食酪及牛马肉。神验，但须斟酌虚实，勿得浪施也。汤浸，去皮尖及双仁者，研如膏。(《本草通玄·卷下·木部·郁李仁》)

郁李仁，味酸，性平，无毒。入大肠经。主四肢浮肿，肠中结气、关格不通、膀胱急痛，润肠破血，利水下气，消食宽中。忌面及牛马肉。

按：郁李仁属阴，性主降，故独入大肠。然宣泄太过，能疏五脏真气，虚人不宜多用。(《雷公炮制药性解·卷之五·木部·郁李仁》)

芫花

芫花，味苦，温，有毒。入脾、肺、肾三经。反甘草。陈久者良，好醋煮过，晒干则毒减。主痰癖饮癖，行蛊毒水胀。

仲景治太阳证，表不解，心下有水气，干呕喘嗽，或利者，用小青龙汤；表已解，头痛出汗恶寒，心下有水气，干呕胁痛，或喘咳者，用十枣汤。盖小青龙汤治未解之表，使水气从毛窍出，开鬼门也；十枣汤攻里，使水气从二便出，洁净府也。夫饮有五，皆因内啜水浆，外受湿气，流于肺则为支饮，流于肝则为悬饮，流于心则为伏饮，流于肠胃则为痰饮，流于经络则为溢饮，或作肿胀。芫花、大戟、甘遂，能直达水饮窠囊隐僻之处。

按：毒性至紧，取效极捷，稍涉虚者，多致夭折。（《医宗必读·卷之三·本草征要上·草部·芫花》）

辛温，有毒。消痰饮水肿湿痹，咳逆上气，喉鸣咽肿，疝瘕痈毒。李时珍曰：仲景治太阳表不解，心下有水气，干呕发热而咳，或喘或利者，小青龙汤。表已解，头痛出汗，恶寒，心下有水气，痛引两胁，或喘或咳者，十枣汤。小青龙发散表邪，使水气自毛窍出，开鬼门也。十枣汤祛逐里邪，使水气自二便出，洁净府也。饮症有五，皆因内啜水浆，外感湿气，郁而为饮。流于肺则为支饮，令人喘咳寒热，吐沫背寒；流于脾则为悬饮，令人咳唾，痛引缺盆及两胁；流于心下则为伏饮，令人胸满呕吐，寒热眩晕；流于肠胃，则为痰饮，令人腹鸣吐水，胸胁支满，或泄泻，忽肥忽瘦；流于经络，则为溢饮，令人沉重注痛，或作水肿。芫花、大戟、甘遂之性，逐水去湿，直达水饮窠囊之处，取效甚捷，多即损人。陈久者良。醋煮数沸，去醋，更以水浸一宿，晒干则毒去也。（《本草通玄·卷上·草部·芫花》）

远志又名小草

远志，味苦、辛，温，无毒。入心、肾二经。畏珍珠、藜芦，杀附子毒，冷甘草汤浸透，去水焙干。定心气，止惊益智，补肾气，强志益精。治皮肤中热，令耳目聪明。

心君镇定，则震憾无忧，灵机善运，故止惊益智。水府充盈，则坚强称职，闭蛰封藏，故强志益精。水旺而皮热可除，心安而耳目自利。

按： 远志水火并补，殆交坎离而成既济者耶。本功外善疗痈毒，敷服皆奇；苦以泄之，辛以散之力也。（《医宗必读·卷之三·本草征要上·草部·远志》）

远志，味苦辛，性温，无毒。入肾经。畏珍珠、藜芦、蜚蠊、齐蛤，杀附子毒。甘草汤浸半日，去木曝过焙干。补肾强志，益精定心，止惊。治皮肤中热，令耳聪明，疗痈疽，敷服皆奇。

按： 远志入肾，非心药也：强志益精，治善忘。精与志，皆肾所藏也。精虚则志衰，不能上通于心，故善忘。《灵枢经》曰：肾藏精，精舍志。肾盛怒而不止则伤志，志伤则喜忘。人之善忘者，上气不足，下气有余，肠胃实而心肺虚，虚则营卫留于下，久之不以时上，故善忘也。味中兼辛，故下气而走厥阴。经曰以辛补之。此水木同源之义，前古未发也。（《删补颐生微论·卷之三·药性论第二十一·草部·远志》）

微温味苦，肾经气分药也。强志益精，治善忘。盖精与志，皆肾所藏者，精不足，则志衰，不能上交于心，故善忘。精足志强，则善忘愈矣。壮阳固精，明目聪耳，长肌肉，助筋骨，理一切痈疽，破肾积奔豚，主治虽多，总不出补肾之功。或以为心经药，则未也。甘草汤浸宿，去心焙。（《本草通玄·卷上·草部·远志》）

远志，味苦，性温，无毒。入心、肾二经。补不足，除邪气，益智慧，明耳目，宁怔忡，定惊悸，利九窍，治健忘，壮阳道，益精气，长肌肉，助筋骨，及妇人血禁失音，小儿惊风客忤、皮肤热、面目黄，久服悦颜色延年。甘草汤泡，去心用。得茯苓、冬葵子、龙骨良，畏珍珠、藜芦、蜚蠊、齐蛤，忌猪肉、生葱、冷水，杀天雄、附子毒。叶名小草，主梦泄。

按： 远志苦入心经，温能滋肾，而不足等症，咸本二经，故都治之。

雷公云：远志凡使，先须捶去心，若不去心，服之令人闷。去心了，用熟甘草汤浸一宿，漉出，曝干用之。

叶名小草，主梦泄。(《雷公炮制药性解·卷之三·草部中·远志》)

蚤休

蚤休，味苦，寒，有毒。入肝经。专理痈毒，兼疗惊痫。

一名重楼金线。歌云：七叶一枝花，深山是我家。痈疽如遇此，一似手拈。

按：蚤休中病即止，不宜多用。(《医宗必读·卷之三·本草征要上·草部·蚤休》)

蚤休，味苦，微寒，有毒。入心经。主惊痫癫疾、瘰疬阴蚀、痈肿毒疮、小儿胎风、手足抽掣，下三虫，去蛇毒。一名紫河车，一名重楼金线。

按：蚤休味苦，故入心经，以治惊痫等疾，而能解毒。(《雷公炮制药性解·卷之四·草部下·蚤休》)

皂荚 又名牙皂

皂荚，味辛、咸，温，有小毒。入肺、肝、胃三经。柏子为使，恶麦门冬，畏人参、苦参。刮去粗皮及弦与子，酥炙用。开窍通关，宣壅导滞，搜风逐痰，辟邪杀鬼。

性极尖利，无关不开，无坚不破，中风伤寒门，赖为济急之神丹。若类中风由于阴虚者禁之，孕妇亦禁。(《医宗必读·卷之四·本草征要下·木部·皂荚》)

辛温，肺胃与厥阴气分之剂。通关节，利九窍，破坚积，搜风逐痰，辟邪，杀虫堕胎。其味辛散，其性燥烈。吹喉鼻，则通上窍；导二阴，则通下窍；入肠胃，则理风湿痰喘、消肿杀虫；涂肌肤，则清风去痒，除毒消痈。治急喉痹、缠喉风，用大皂荚四十挺切，水三斗，浸一夜，煎至斗半，入人参末五钱，甘草末一两，煎至五升，去渣入无灰酒一升，釜煤二七煎如饴，入瓶封埋地中一夜。每温酒下一匙，或扫入喉内，取恶涎尽为度，后含甘草片。中风涎潮昏闷，宜稀涎散。大皂荚末一两，明矾五钱，每服五分，水调灌，不大吐，只微微涎出。核，治大肠燥结，瘰疬肿毒。刺，能治痈，未成能消，已成即溃，直达疮所，甚验。又治疬风杀虫，颇著神功。（《本草通玄·卷下·木部·皂荚》）

牙皂，味辛咸，性温，有小毒。入肝、胃二经。主风痹死肌、头风目泪、中风邪气、劳虫精物，通关窍，理痈疽，消胀满，化谷食，除咳嗽，疗骨蒸，去疥癣。搐鼻喷嚏立至，敷肿疼痛即除，和生矾可吐风痰，拌蜂蜜名为导箭。水浸一宿，去皮弦酥炙，复去核及黄用。柏实为使，恶麦门冬，畏空青、人参、苦参。

按：肝为风木之脏，胃为水谷之腑，牙皂辛温，有行散之功，宜并入之。多用能耗气损血。若疗厉风，九蒸曝为妙。（《雷公炮制药性解·卷之五·木部·牙皂》）

皂荚子

子，去皮，水浸软，煮糖渍食之，治大肠虚闭，瘰疬恶疮。（《医宗必读·卷之四·本草征要下·木部·皂荚》）

皂角刺

刺，功用与皂荚同，第其锐利能直达疮所，为痈疽、妒乳、疗肿未溃之神药。米醋熬嫩刺，涂癣有效。痈疽已溃者勿服，孕妇亦忌。（《医宗必读·卷之四·本草征要下·木部·皂荚》）

皂角刺，主厉风鼻梁崩倒、眉发自落，又主痈疽，其未溃者能发散，其已溃者能排脓，药直达脓处成功。诸恶疮癣，咸不可缺。

按：其刺乃质干之锐者，故于疮痈无所不达。（《雷公炮制药性解·卷之五·木部·牙皂》）

泽兰

泽兰，味苦、甘，微温，无毒。入肝、脾二经。和血有消瘀之能，利水有消蛊之效。

甘能和血。独入血海，攻击稽留；其主水肿者，乃血化为水之水，非脾虚停湿之水也。

按：泽兰行而带补，气味和平，无偏胜之忧。（《医宗必读·卷之三·本草征要上·草部·泽兰》）

泽兰，味苦，性微温，无毒。入肝、脾二经。养新血，破宿血，消痈肿疮脓，产前后百病。

按：泽兰补而不滞，行而不峻，为产科要药。（《删补颐生微论·卷之三·药性论第二十一·草部·泽兰》）

苦而微温，肝脾药也。破瘀血，消癖瘕，宣九窍，利关节，通小肠，治水肿，涂痈疽。按泽兰芳香，悦脾可以快气疏利，悦肝可以行血，流行营卫，畅达肤窍，遂为女科上剂。（《本草通玄·卷上·草部·泽兰》）

泽兰，味苦，性微温，无毒。入小肠经。通肝脾之血，产前后百病皆治，通九窍，利关脉，又主头风目痛、鼻红吐血，治痈排脓。防己为使。

按：泽兰能通利小肠，则肝脾无壅瘀之患，故能通关窍以利血脉也。行血而无推荡之患，养血而无腻滞之虞，所以为产科圣药。凡痈疮皆因血热，故亦治之。

雷公云：要别识雌雄，其形不同。大泽兰形叶皆圆，能生血益气，与荣合；小泽兰迥别。同用。（《雷公炮制药性解·卷之四·草部下·泽兰》）

泽泻

泽泻，味甘、咸，微寒，无毒。入肾、膀胱二经。畏文蛤。去皮，酒浸焙。主水道不通，淋沥肿胀，能止泄精，善去胞垢。

种种功能，皆由利水，何以又止泄精乎？此指湿火为殃，不为虚滑者言也。李时珍曰：八味丸用泽泻者，古人用补，必兼泻邪，邪去则补剂得力。专一于补，必致偏胜之害也。

按：泽泻善泻，古称补虚者，误矣。扁鹊谓其害眼者，确也。病人无湿，肾虚精滑，目虚不明，切勿轻与。（《医宗必读·卷之

三·本草征要上·草部·泽泻》)

泽泻，味甘咸，性微寒，无毒。入肾、膀胱二经。畏文蛤。去皮，酒润焙。主水道不通，淋沥肿胀，催生除湿，止泄精，去胕中留垢。

按：种种功能，皆由利水，何以又止泄精乎？此指湿火为殃，不为虚滑者言也。其性善泻，古称补虚者误矣。扁鹊谓其害眼者确也。六味丸用之者，古人用补必兼泻邪，邪去则补自得力，专一于补，必致偏胜之害。如病人无湿，肾虚精滑，目虚不明，法咸禁之。（《删补颐生微论·卷之三·药性论第二十一·草部·泽泻》）

甘咸微寒。肾与膀胱药也。利水道，通小便，补虚损，理脚气。按《本经》云：久服明目，而扁鹊云多服病眼，何相反耶？盖水道利，则邪火不干空窍，故云明目。水道过于利，则肾气虚，故云病眼。又《别录》称其止遗泄，而寇氏谓泄精者不敢用，抑何相刺谬也？盖相火妄动而遗泄者，得泽泻清之，而精自藏。气虚下陷而精滑者，得泽泻降之，而精愈滑矣。况滑窍之剂，肾虚失闭藏之职，亦一禁。夫一药也，一症也，而或禁或取，变化殊途，自非博洽而神明者，未免对症而疑，临症而眩。若恪于理者，变变化化而不离乎宗。故曰：医不执方，合宜而用，斯言至矣。（《本草通玄·卷上·草部·泽泻》）

泽泻，味甘咸，性寒，无毒。入膀胱、肾、三焦、小肠四经。主去胞垢，退阴汗，治小便淋涩仙药，疗水病湿肿灵丹。畏海蛤、文蛤。色白者佳。

按：泽泻下降为阴，专主渗泄，宜入膀胱诸经。其行水之功过于猪苓。《衍义》曰：小便既多，肾气焉得复实。扁鹊曰：多服病人眼。《药性》曰：令人面光无子。乃本草称其补虚明目，治泄精消渴。《珍珠囊》谓其生新水止虚烦，恐无是理，即六味丸中用之，以其渗去脾湿，退命门火为向导耳。又《药性赋》云补阴不足，盖以补阴之功不足也，后世不察，谓其可补阴分之不足，大失本旨。

扁鹊云：多服病人眼，一名水泻，一名及泻，一名芒芋，一名鹄泻，生汝南池泽，五月、八月采根阴干。

雷公云：不拘多少，细锉，酒浸一宿，漉出，曝干任用。(《雷公炮制药性解·卷之二·草部上·泽泻》)

泽泻实

实，味甘，无毒。主风痹消渴，益肾气，强阴补不足，除邪湿，久服面生光，令人无子。九月采。(《雷公炮制药性解·卷之二·草部上·泽泻》)

泽泻叶

叶，味咸，无毒。主大风，乳汁不出，产难，强阴气。五月采。(《雷公炮制药性解·卷之二·草部上·泽泻》)

柞树皮 又名柞木皮

柞木皮，味苦，平，无毒。催生圣药，黄疸奇方。

下行利窍，故黄疸与产家用之。(《医宗必读·卷之四·本草征要下·木部·柞木皮》)

樟脑

辛热。纯阳，故长于去湿，杀虫，宣通关窍。(《本草通玄·卷下·木部·樟脑》)

䗪虫 又名土鳖虫

䗪虫，味咸，寒，有毒。畏皂荚、菖蒲、屋游。去血积搜剔极周，主折伤补接至妙。煎含而木舌旋消，水服而乳浆立至。

即地鳖虫，仲景大黄䗪虫丸，以其有攻坚下血之功也。虚人斟酌用之。(《医宗必读·卷之四·本草征要下·虫鱼部·䗪虫》)

破一切血积，跌打重伤。焙为末，服二钱，酒下。接骨神效。去足，炒。(《本草通玄·卷下·虫部·䗪虫》)

土鳖虫，味咸，性寒，有毒。入心、肝、脾三经。主留血壅瘀、心腹寒热洗洗，祛坚积癥瘕，下乳通经。一名䗪虫。畏屋游、皂角、菖蒲。

按：土鳖专主血症，心主血，肝藏血，脾裹血，故三入之。今跌打损伤者，往往主此，或不效则加而用之。殊不知有瘀血作疼者，诚为要药；倘无瘀血，而其伤在筋骨脏腑之间，法当和补。愚者不察，久服弗已，其流祸可胜数耶？（《雷公炮制药性解·卷之六·虫鱼部·土鳖虫》）

珍珠 又名真珠

真珠，味咸，寒，无毒。入肝经。绢包，入豆腐中煮一番，研极细。安魂定悸，止渴除蒸，收口生肌，点睛退翳。

禀太阴之精气而结，故中秋无月则蚌无胎。宜其主用多入阴经。

按：珠体最坚，研入飞面方用，不细，伤人脏腑。病不由火热者忌之。（《医宗必读·卷之四·本草征要下·虫鱼部·真珠》）

镇安心神，点降固翳。绢包，入釜中煮，研。（《本草通玄·卷下·介部·珍珠》）

真珠，味无考，性寒，无毒。入心经。主手足皮肤逆胪，镇心润颜，止渴坠痰。点目去膜，塞耳除聋。催生，下死胎。又主小儿惊热风痫。须未经钻眼者，研细筛过，再研二万下，方用。

按：真珠为水精所孕，专能制火，且其性镇重，心经之所由入也。研之不细，伤人脏腑，功未获奏，害已随之。

雷公云：须取净新者，以绢袋盛之，然后用地榆、五花皮、五方草三味各四两，细锉了，又以牡蛎约重四五斤已来，先置于平底铛中，以物四向楂令稳，然后著真珠于上了，方下锉了三件药，笼之，以浆水煮三日夜，勿令火歇。日满出之，用甘草汤淘之令净后，于臼中捣令细，以绢罗重重筛过，却更研二万下了用。凡使，要不伤破钻透者，方可用。（《雷公炮制药性解·卷之六·虫鱼部·真珠》）

蒸饼

甘平。温中健脾，消食化滞，和血止汗，利三焦，通水道。惟面所造，酵水发成，在腊月及寒食日蒸之，至皮裂去皮，悬之风干，以水浸胀，擂烂用。(《本草通玄·卷上·谷部·蒸饼》)

知母

知母，味苦、寒，无毒。入肺、肾二经。忌铁器，肥白者佳。去毛，盐水炒透。清肺热而消痰损咳，泻肾火而利水滑肠。肢体肿浮为上剂，伤寒烦热号神良。

泻肾家有余之火，是其本功，至夫清金治肿诸效，良由相火不炎，自当驯致也。

按： 知母性寒，不宜多服，近世理痨，尊为上品，往往致泄泻而毙。故肾虚阳痿，脾虚溏泄，不思食，不化食者，皆不可用。(《医宗必读·卷之三·本草征要上·草部·知母》)

知母，味甘苦，性寒，无毒。入肺、肾二经。忌铁器。肥白而润者佳。去毛，铜刀切片，盐酒炒透。清肺经热，消痰捐咳，泻肾家火，利水润肠，除伤寒烦热，理肢体浮肿。

按： 知母泻肾经有余之火，惟狂阳亢甚者宜之。若肾虚而泻之则愈虚，而虚火愈甚。况寒能伤胃，润能滑肠，其害人也，隐而深。譬诸小人阴柔巽顺，似乎有德，至国祚已移，人犹莫觉其非者。近世治劳，尊为上品，往往致上呕下泄，遂至不救，良可憾也！泻相火是其本功，至夫清金止嗽，盖相火不炎，自当驯致也。肠滑食少者，避之当如鸩毒。(《删补颐生微论·卷之三·药性论第二十一·草部·知母》)

苦寒，气味俱厚，沉而下降，为肾经本药。兼能清肺者，为其肃清龙雷勿使僭上，则手太阴无销烁之虞也。泻有余之相火，理消渴之烦蒸。凡止咳安胎，莫非清火之用。多服令人泄泻，令人减食。此惟实火燔灼者，方可暂用。若施之于虚损之人，如水益深矣。盖苦寒之味行天地肃杀之令，非长养万物者也。今世未明斯义，误以为滋阴上剂，劳瘵神丹，因而夭枉者不可胜数。予故特表而出之，永为鉴戒。凡用须去毛切，以咸酒炒如褐色。（《本草通玄·卷上·草部·知母》）

知母，味苦，性寒，无毒。入肾经。泻无根之肾火，疗有汗之骨蒸，止虚劳之阳胜，滋化源之阴生。勿犯铁器，犯之损肾。焙去毛，盐、酒炒用。

按：知母入肾，为生水之剂，水盛则火熄，所谓壮水之主，以制阳光也。口渴干嗽，眼花目眩，便赤腰痛，褥劳，烦躁不眠，此皆阳盛阴衰之症，服之皆愈。若肺家寒嗽及肾气虚脱无火者，禁用。

雷公云：凡使，先于槐砧上细锉，烧干，木臼中杵捣。勿令犯铁器。行经上颈，酒炒用。（《雷公炮制药性解·卷之二·草部上·知母》）

栀子又名山栀

栀子，味苦，寒，无毒。入肺经。炒透。治胸中懊憹而眠卧不宁，疏脐下血滞而小便不利。清太阴肺，轻飘而上达；泻三焦火，屈曲而下行。

栀子本非吐药，仲景谓邪气在上，得吐则邪出，所谓高者因而越之也。亦非利小便药，盖肺清则化行，而膀胱津液之腑，奉气化而出矣。

按：大苦大寒，能损胃伐气，虚者忌之。心腹痛不因火者，尤为大戒。世人每用治血，不知血寒则凝，反为败证。治实火之吐血，顺气为先，气行则血自归经；治虚火之吐血，养正为先，气壮则自能摄血。此治疗之大法，不可违也。（《医宗必读·卷之四·本草征要下·木部·栀子》）

山栀子，味苦，性寒，无毒。入肺经。炒黑用。清肺热，吐上焦邪气，除心中懊憹，去脐下血滞，利小便，引火屈曲下行。

按：栀子轻飘象肺，故独入肺家。泄有余之火，种种功用，皆从肺旁及者也。大苦大寒，损胃伐气，虚者畏之。世人每用治血，不知血寒则凝，反成败症。治实火之吐血，顺气为先，气行则血自归经。治虚火之吐血，养正为先，气壮则自能摄血。此治疗之大法，不可少违者也。误用栀子，其害也必矣。(《删补颐生微论·卷之三·药性论第二十一·木部·山栀子》)

苦寒，肺经药也，轻飘上浮，所以泻肺中之火。金宫不被火扰，则治节之令自能通调水道，下输膀胱。故丹溪云：能屈曲下行，降火从小便泄去也。寇氏曰：仲景治汗吐下后，虚烦不眠，用栀子豉汤。亡血亡津，脏腑失养，内生虚热，非此不除也。仲景多用栀子、茵陈，取其利小便而蠲湿热也。古方治心痛，每用栀子，此为火气上逆，不得不降者设也。今人泥丹溪之说，不分寒热，通用栀子，虚寒者何以堪之。炒透用。(《本草通玄·卷下·木部·山栀》)

山栀，味苦，性寒，无毒。入心、肺、大小肠、胃、膀胱六经。主五内邪热、亡血津枯、面红目赤、痈肿疮疡、五种黄病，开郁泻火，疗心中懊侬颠倒而不眠，治脐下血滞小便而不利。皮，主肌肤之热。仁，去心胸之热。解羊踯躅及蛊虫毒。

按：山栀味苦归心，轻飘象肺，大肠则供肺为传送者也，小肠则受盛与心应者也，胃亦上焦之腑也，膀胱亦肺部之络也，故咸入之，以理邪热诸证。洁古曰轻清上行，丹溪又曰屈曲下行，两家之说，似相左矣。不知惟其上行，最能清肺，肺气清而化，则小便从此气化而出，经曰膀胱津液藏，气化则能出者是也。虚火炎者，炒黑用；烦郁呕逆者，姜汁炒用；此外并宜生服。

雷公云：凡使，勿用颗大者，号曰伏尸栀子，无力。须要如雀脑并须长，有九路赤色者上。凡使，先去皮须，取仁，以甘草水浸一宿，漉出焙干，捣筛如金末用。(《雷公炮制药性解·卷之五·木部·山栀》)

枳壳

枳壳，味苦，微寒，无毒。入肺、大肠二经。麸炒。破至高之气，除咳逆停痰；助传导之官，消水留胀满。

枳壳、枳实，上世未尝分别。自东垣分枳壳治高，枳实治下；海藏分枳壳主气，枳实主血，然其功用皆利气也。气利则痰喘止，痞胀消，食积化。人之一身，自飞门以至魄门，三焦相通，一气而已，又何必分上与下、气与血乎？但枳实则性急，枳壳则性缓，为确当耳。

按： 枳壳、枳实，专主破气，大损真元。凡气弱脾虚，以致停食痞满，法当补中益气，则食自化，痞自散。若用枳实、枳壳，是抱薪救火矣。胀满因于实邪者可用，若因土虚不能制水，肺虚不能行气而误用之，则祸不旋踵。瘦胎饮用枳壳，为湖阳公主而设，以彼奉养太过，形色肥实，故相宜也。若一概用之，反致气弱而难产。洁古枳术丸用枳实，为积滞者设，积滞去则脾胃自健，故谓之补，非消导之外别有补益也。时医不察虚实，不辨补泻，往往概施，损人真元，为厉不浅。虽以补剂救之，亦难挽其刻削之害，世人多蹈此弊，特表以为戒。（《医宗必读·卷之四·本草征要下·木部·枳壳》）

枳壳，味辛苦，性微寒，无毒。入肺、脾、胃、大肠四经。去穰麸炒。破至高之气，除咳定喘，止呕消食，化痰逐水治胀。

按： 枳壳、枳实上世未尝分别，自东垣分枳壳治高、枳实治下，海藏分枳壳主气、枳实主血，然究其功用，皆利气也，气利则痰消积化矣。人之一身，自飞门以至魄门，三焦相通，一气而已，又何必分上与下，气与血乎？但枳实性急，枳壳性缓，为确当耳。昔湖阳公主苦难产，方士进瘦胎饮，用枳壳四两，甘草二两为末，每服一钱。自五月后，一日一服。合以施人，无不受害者。夫气壮则子有力而易生。枳壳破气，胎子无力，反致难产。惟在奉养太过，北方气实者，或有相宜，否则决当谢绝。时医不察虚实，不辨补泻，往往概施，损害真元，为厉不浅，虽以补剂救之，亦难挽其克削之害也。近来多蹈此弊，故特表以为戒。（《删补颐生微论·卷之三·药性论第二十一·果部·枳壳》）

苦辛微寒，疏泄肺与大肠之气，故能逐水消痰，化食宽胀，定呕止泻，散痞止痛。小者名枳实，功力稍紧。夫枳壳、枳实气味不异，功用相同。古云枳壳主至高之气，枳实主下主血。然仲景治上焦胸痹痞满，多用枳实，古方治下焦痢痔肠结，多用枳壳，由是则枳实不独治下，而枳壳不独治高也。盖自飞门以至魄门，皆肺主之，三焦相通，一气而已，则二物皆主利气，又何必分耶？去穰麸炒。（《本草通玄·卷下·木部·枳壳》）

枳壳，味辛苦酸，性微寒，无毒。入肺、肝、胃、大肠四经。主下胸中至高之气，消心中痞塞之痰，泄腹中滞塞之气，推胃中隔宿之食，削腹内连年之积，疏皮毛胸膈之病，散风气痒麻，通大肠闭结，止霍乱，疗肠风，攻痔疾，消水肿，除风痛。去瓤核，麸炒用。陈久者良。

按：枳壳辛归于肺，酸归于肝，大肠者肺之腑也，胃者上焦之腑也，故均入之。刮下枳茹，其效更速。

雷公云：凡使，勿用枳实，缘性效不同。若使枳壳，取辛苦酸，并有油，能消一切癖块，陈久年深者为上。用时先去瓤，麸炒过，待麸焦黑遂出，用布拭上焦黑后，单捣如粉用之。（《雷公炮制药性解·卷之一·果部·枳壳》）

枳实

枳实即枳壳之小者。破积有雷厉风行之势，泻痰有冲墙倒壁之威，解伤寒结胸，除心下急痞。（《医宗必读·卷之四·本草征要下·木部·枳实》）

小者名枳实，破气泻痰，冲墙倒壁之势。（《删补颐生微论·卷之三·药性论第二十一·果部·枳壳》）

枳实，味苦酸，性微寒，无毒。入心、脾二经。主消胸中之痞满，逐心下之停水，化日久之稠痰，削年深之坚积，除腹胀，消宿食，定喘咳，下气逆。麸炒用。

按：枳实即枳壳之小者，苦宜于心；脾者心之子也，故并入之。其性猛烈，有冲墙倒壁之功，气弱者忌之。考青皮、陈皮同一种，枳壳、枳实同一种，但采有迟早，分老嫩而名也。四者主治咸以导滞为功，然嫩者性酷治下，老者性缓治高之别耳。（《雷公炮制药性解·卷之一·果部·枳实》）

钟乳石 又名钟乳

钟乳石，味甘，热，有毒。蛇床为使，恶牡丹、牡蒙，畏紫石英，忌羊血，反人参、白术。入银器煮。水减即添，煮三日夜，色变黄白，换水再煮，色青不变，毒去尽矣，水飞过再研半日。益精壮阳，下焦之盛弱堪珍；止嗽解渴，上部之虚伤宜宝。

其气慓悍，令阳气暴充，饮食倍进，昧者得此肆淫，则精竭火炎，发为痈疽淋浊，岂钟乳之罪耶？大抵命门火衰者相宜，不尔便有害矣。（《医宗必读·卷之四·本草征要下·金石部·钟乳石》）

钟乳，味甘，性温，有毒。入肺、肾二经。主泄精寒嗽，壮元气，益阳事，安五脏，通百节，利九窍，下乳汁，亦能通声。光润轻松、色如炼硝石者佳。久研忌歇，须用水飞，以掺臂上入肉不见为度。蛇床为使，恶牡丹、玄石、牡蒙，畏紫石英、蘘草，忌羊血。

按： 钟乳性温，而状有下行之义，宜入肾经，肺即其母也，故并入之。诸家本草述其功者甚众，惟丹溪以为慓悍之剂，不宜轻用，不炼而服，使人病淋。

雷公云：凡使，勿用头粗厚并尾大者，为孔公石，不用。色黑及经大火烧过并久在地上收者、曾经药物制者，并不得用。须要鲜明薄而有光润者、似鹅翎管子为上，有长五六寸者。凡修事法，以五香水煮过一伏时，然后漉出，又别用甘草、紫背天葵汁渍，再煮一伏时。凡钟乳八两，用沉香、零香、甘松、白茅各一两，以水先煮过一度了，第二度方用甘草等二味各二两，再煮了，漉出拭干，缓火焙之，然后入杵臼如粉，筛过却入钵中，令有力少壮者两三人，不住研三日夜勿歇，然后用水飞，汀了，以绢笼之，于日中晒令干，又入钵中研二万遍后，以瓷合收贮用之。（《雷公炮制药性解·卷之一·金石部·钟乳》）

朱砂 又名丹砂

朱砂，味甘，寒，有毒。入心经。恶磁石，畏咸水，忌一切血。水飞。镇心而定癫狂，辟邪而杀鬼祟。解胎热痘毒，疗目痛牙疼。

色赤应离，为心经主药。独用多用，令人呆闷。（《医宗必读·卷之四·本草征要下·金石部·朱砂》）

朱砂，味甘，性寒，有毒。入心经。恶磁石，畏咸水，忌一切血。研细水飞状如箭头者最上，状如石榴子，鲜红透明者亦佳。安心神，疗癫狂，去结痰，解烦热，辟邪气，杀鬼祟，清胎毒、痘毒，止目痛牙疼。

按：朱砂色赤应南离，为心经主药，多服令人呆闷。水银即朱砂之液，杀虫虱，下死胎，渗入肉内使人筋挛。若近男阳，阳痿无气，惟以赤金系茎边，患处水银自出，阳便起也。（《删补颐生微论·卷之三·药性论第二十一·石部·朱砂》）

甘，微寒，心经药也。养精神，安魂魄，辟邪魅，治癫痫，解诸毒，祛鬼疟。朱砂禀离火之气，性反凉者，离中有阴也。纳浮游之火，安君主之官，秉阳明之德，辟幽昧之邪，药中神圣也。形如箭镞，透明者佳。研细，水飞三次用。（《本草通玄·卷下·金石部·朱砂》）

丹砂，味甘，生者微寒，无毒；炼者大热，有毒。入心经。主镇心安神，益气明目，通血脉，除烦满，止消渴，疗百病，杀精祟鬼邪，祛疥癣虫疮，久服成仙。畏碱水。大如鸡卵，形似芙蓉，破之若云母、光明照彻者佳。

按：丹砂之色，属丙丁火，心脏之所由归也。质性沉滞，勿宜多用。青霞子云：入石见火，悉成灰烬。丹砂伏火，化为黄银，能重能轻，能神能灵，能黑能白，能暗能明。《太清》云：外包入石，内含金精，先禀气于甲，受气于丙，出胎见壬，结魄成庚，增光归戊，阴阳升降，各本其原。考兹二说，则服食成仙之说信矣。自唐世太平日久，膏粱之家，弗得其理，惑于方士，都致殒身，习俗成风，至今未已。斯民何辜，蒙此惨祸，其理渊奥，察之实难，吾愿好事者慎之。

雷公云：凡使，宜须细认，取诸般尚有百等，不可一一论之。有妙硫砂，如拳许大，或重一镒一块者，面面如镜，若遇阴沉天雨，即镜面上有红浆汁出；有梅柏砂，如梅子许大，夜有光生，照见一室；有白庭砂，如菩提子许大，上面有小星现；有神座砂，不经丹灶，服之而自延寿。其次有白金砂、澄水砂、阴成砂、辰锦砂、芙蓉砂、镜面砂、箭镞砂、曹末砂、土砂、金星砂、平面砂、神末砂，不可一一细述也。凡修事朱砂，先于一净室内，焚香斋沐，然后取砂以香水浴过，拭干即碎捣之，后向钵中更研三伏时竟，取一瓷埚子着研了砂于内，用甘草、紫背天葵、五方草各锉之，着砂上，下以东流水煮，亦三伏时，勿令水火阙失时，候约去三分，次入青芝草、山须草半两盖之，下十斤火煅，从巳至子时方歇，候冷，再研似粉。如要服则入熬蜜丸如细麻子许大，空腹服一丸。如要入药中用则依此法。凡煅，自然炭火，五两朱砂用甘草二两、紫背天葵一镒、五方草自然汁一镒，同东流水煮过。（《雷公炮制药性解·卷之一·金石部·丹砂》）

猪肠

脏肠，主内痔。（《雷公炮制药性解·卷之六·禽兽部·猪肉》）

猪肚

肚，能扶胃。（《雷公炮制药性解·卷之六·禽兽部·猪肉》）

猪肺

肺，能止嗽。（《雷公炮制药性解·卷之六·禽兽部·猪肉》）

猪膏

膏，能润肺利血脉，解风热。（《雷公炮制药性解·卷之六·禽兽部·猪肉》）

猪苓

猪苓，味甘、淡，平，无毒。入肾、膀胱二经。去皮。分消水肿，淡渗湿痰。

猪苓感枫根之余气而成，利水诸药无如此驶。

按：寇宗奭曰：多服猪苓，损肾昏目。洁古（编者注：指金代著名医家张元素）云：淡渗燥亡津液，无湿证勿服。（《医宗必读·卷之四·本草征要下·木部·猪苓》）

猪苓，味淡，性平，无毒。入膀胱经。去皮用。利水去胀满，主带下淋浊，亦能发汗。

按：猪苓感枫根之余气而生，利水诸药，无如此快，《衍义》谓多服损肾昏目。洁古谓淡渗亡津液，无湿症者勿用。（《删补颐生微论·卷之三·药性论第二十一·木部·猪苓》）

甘淡而平，入足太阳。开腠理，利小便，疗痎疟。利小便之剂无如此驶，故不入补方也。（《本草通玄·卷下·寓木部·猪苓》）

猪苓，味淡，性平，无毒。入膀胱经。主利便除湿，消肿通淋。去黑皮用。

按：猪苓味淡，五脏无归，专入膀胱利水。今之疗泻者概用之，谓其去脾家之湿也，不知一于渗泄，逐水太过，水尽则伤肾昏目，不可不知。

雷公云：凡采得，用铜刀刮上粗皮一重，薄切，下东流水浸一宿，至明漉出，细切，以升麻叶对蒸一日出，去升麻时令净，晒干用。（《雷公炮制药性解·卷之五·木部·猪苓》）

猪脑

脑，治头疮①脑鸣。（《雷公炮制药性解·卷之六·禽兽部·猪肉》）

---

① 疮：疑为眩之误。

猪肉

猪肉，味甘，性温，无毒。入脾经。主补脾益气，然多食能动风痰。

按：猪肉之甘，自宜入脾；遍身之用，各以类从。丹溪谓其热能生痰、痰多则气不升降，故外感者食之而愈剧，患疟者食之而复成。善颐生者，节食为贵。（《雷公炮制药性解·卷之六·禽兽部·猪肉》）

猪舌

舌，能健脾。（《雷公炮制药性解·卷之六·禽兽部·猪肉》）

猪肾

肾，主腰疼。（《雷公炮制药性解·卷之六·禽兽部·猪肉》）

猪髓 又名猪脊髓

猪脊髓，味甘，平，无毒。补虚痨之脊痛，益骨髓以除蒸。心血共朱砂，补心而治惊痫；猪肺同薏苡，保肺而蠲咳嗽。猪本益脾，可止泻而亦可化癥；肾仍归肾，能引导而不能补益。

猪，水畜也，在时属亥，在卦属坎。其肉性寒，能生湿痰，易招风热。四蹄治杖疮，下乳汁，洗溃疡。胆主伤寒燥热、头肉生风发痰，脂润肠去垢，脑损男子阳道，血能败血，肝大损人，肠动冷气，舌能损心。

按：猪性阴寒，阳事弱者勿食。（《医宗必读·卷之四·本草征要下·兽部·猪脊髓》）

猪蹄

四蹄主挞伤，下乳及诸疮。（《雷公炮制药性解·卷之六·禽兽部·猪肉》）

猪心

心，能定惊。（《雷公炮制药性解·卷之六·禽兽部·猪肉》）

猪脂膏

油，可敷疮。（《雷公炮制药性解·卷之六·禽兽部·猪肉》）

竹沥

竹沥，姜汁为使。痰在皮里膜外者，直达以宣通；痰在经络四肢者，屈曲而搜剔；失音不语偏宜，肢体挛踢蜷决用。

竹沥滑肠，脾虚泄泻者勿用。惟痰在皮里膜外、经络肢节者相宜，若寒痰、湿痰与食积痰勿用。（《医宗必读·卷之四·本草征要下·木部·竹叶》）

竹沥，味甘，姜汁为使。主中风痰涎壅盛，神气昏冒。凡痰在皮里膜外、经络四肢者，非此不能达。

按：竹有多种，惟取大而味甘者为胜，生长年许，嫩而有力。竹能损气，故古人以笋为刮肠箆。竹沥久服滑肠，脾虚泄泻者勿用。寒痰、湿痰、食积痰，并非竹沥所能治。（《删补颐生微论·卷之三·药性论第二十一·木部·竹沥》）

主中风痰涌不语，颠狂胸痹。凡痰在经络四肢及皮里膜外，非此不能达。丹溪曰：世人食笋，自幼至老，未有因其寒而病者。沥即笋之液也，又假火而成，何寒之有。时珍曰：竹沥宜风火燥热之痰。胃虚肠滑者，不可饵也。（《本草通玄·卷下·苞木部·竹沥》）

火烧竹沥，主阴虚发热、中风口噤，除自汗，解消渴，止惊悸，清烦躁，痰在手足四肢非此不达，痰在皮里膜外有此可驱，又主小儿天吊惊痫、妇人怀妊晕闷，胎前不损子，产后不得虚。

按：竹沥者竹之液也，犹人身之血也，极能补阴，况阴之不足，由于火烁，竹沥长于清火，则血得其养。《本经》已载其功，丹溪又详其效，而世俗不能常用者，盖泥《证类》之大寒耳。不知竹即笋之老者也。今人自幼食笋，至老不撤，曾无中其寒凉之害者，沥则假火而成，何寒之有？《证类》所谓大寒者，盖表其功，非论其气也。奉高明者准之以理，斯药无遗用矣。（《雷公炮制药性解·卷之五·木部·竹叶》）

竹茹

竹茹，刮去青皮，用第二层。疏气逆而呕呃与噎膈皆平，清血热而吐衄与崩中咸疗。

竹种最多，惟大而味甘者为胜，必生长甫及一年者，嫩而有力。竹能损气，故古人以笋为刮肠篦。（《医宗必读·卷之四·本草征要下·木部·竹叶》）

竹茹，即竹之刮去青皮，用第二层者。主逆气呕呃，噎膈，吐衄，血热，崩中，痰气。（《删补颐生微论·卷之三·药性论第二十一·木部·竹叶》）

降火止呕，清肌肤热，理吐衄血。疗伤寒劳复，小儿热痫，妇人胎动。（《本草通玄·卷下·苞木部·竹茹》）

去青刮取为竹茹，主胃热呕呃，除烦解渴，疗吐衄崩中、噎膈气溢、筋及五痔。

按：竹茹者，兼除土郁，故主用小殊。（《雷公炮制药性解·卷之五·木部·竹叶》）

竹笋

笋，补气止渴，久食益人。（《雷公炮制药性解·卷之五·木部·竹叶》）

竹叶

竹叶，味苦、甘，寒，无毒。入脾、胃二经。清心涤烦热，止渴化痰涎。（《医宗必读·卷之四·本草征要下·木部·竹叶》）

竹叶，味苦甘，寒，无毒。入心、胃二经。清心涤热，止嗽化痰。（《删补颐生微论·卷之三·药性论第二十一·木部·竹叶》）

甘寒。清心热，降肺气，止咳逆，解狂烦。（《本草通玄·卷下·苞木部·竹叶》）

竹叶，味甘淡，性平，无毒。入心、肺、胃三经。主新旧风邪之烦热、喘促气胜之上冲，疗伤寒，解虚烦，治消渴，疗喉痹，止呕吐，除咳逆。

按：竹叶生于中半以上，故主治多在上焦，心肺胃皆脏腑之居上者也，宜并入之。

有一种苦竹叶，主舌疮目痛。

按：味苦者，专泻南方。（《雷公炮制药性解·卷之五·木部·竹叶》）

紫草

紫草，味苦，寒，无毒。入心胞络、肝二经。凉血和血，清解疮疡，宣发痘疹，通大小肠。

按：紫草凉而不凝。为痘家血热之要药。但痘证极重脾胃，过用则有肠滑之虞。（《医宗必读·卷之三·本草征要上·草部·紫草》）

味甘气寒，入心包络及肝经，血分药也。治斑疹痘毒，凉血活血，通大小肠。按紫草之用，专以凉血为功。痘疹毒盛则血热，血热则干糊而不发越，得紫草凉之，则血行而毒出。世俗未明此旨，误认为宣发之品，非矣。其性凉润，便闭者乃为相宜。若大便利者，不可多用。嫩而紫色染手指者佳。（《本草通玄·卷上·草部·紫草》）

紫草，味苦，性寒，无毒。入心、小肠二经。主心腹邪气、胀满作痛、痈肿诸毒，除五疸，利九窍，通水道，小儿血热痘疮尤为要剂。取嫩茸，去髭用。

按：紫草主血热，本入心经，而小肠者受盛而与心应者也，故并入之。邪气诸证，咸本于热，今清其心而自愈矣。

雷公云：凡使，须用蜡水蒸之，待水干，取，去头并两畔髭，锉用。每事紫草一斤，用蜡二两熔化用。（《雷公炮制药性解·卷之四·草部下·紫草》）

紫河车 又名人胞

人胞，味甘、咸，温，无毒。入心、肾二经。米泔洗净，立便浸揉，色白为度，入铅瓶中封固，重阳①煮三时，待冷方开。补心除惊悸，滋肾理虚痨。

崔氏云：胎衣宜藏吉方，若为兽所食，令儿多病。此亦铜山西崩，洛钟东应之理。蒸煮而食，不顾损人，长厚者弗忍闻也。(《医宗必读·卷之四·本草征要下·人部·人胞》)

人胞，味甘咸，性温，无毒。入心、肾经。米泔洗净，银针刺出毒血，童便浸半日，用醋酒洗至色白为度。入铅瓶中，加蜜半斤，仍以铅焊口，隔汤煮十沸，待冷方开。选首胎无病者良。阳人使阴，阴人使阳。主一切虚损痼疾，骨蒸，脊腰酸疼，足膝痿软，惊悸羸乏。

按：崔氏云：胎衣宜藏吉方，若为虫兽所食，令儿不育。此亦铜山西崩，洛钟东应之理。蒸煮而食，不顾损人，长厚者弗忍为也。(《删补颐生微论·卷之三·药性论第二十一·人部·人胞》)

味咸，性温。主男女虚损劳极，不能生育，下元衰惫。《丹书》云：天地之先，阴阳之祖，乾坤之橐籥，铅汞之胚胎，九九数足，我则载而乘之，故名河车。崔行功云：胞衣宜藏天德月空吉方，深埋紧筑，令儿长寿。若为鸟兽所食，多病难育。此亦铜山西崩，洛钟东应，自然之理也。今蒸煮而食，独不思崔氏之禁乎？男病用女胎，女病用男胎。米泔洗净，银针遍刺透，童便好酒各半，浸半日，揉洗极洁，收干水气，入铅盒中，加炼蜜半斤，仍将焊药焊固，入釜中，煮三香，待别药俱完，取出搜和为丸，既不出气，又赖铅以制其毒，乃为神良。(《本草通玄·卷下·人部·紫河车》)

紫河车，味甘，性大温，无毒。入心、脾、肾三经。主诸虚百损、五劳七伤、骨蒸潮热、体弱气短、吐衄来红、男子精衰、妇人无孕，的是仙丹。取肥壮者洗净，抽去紫筋切碎，入童便二碗，入

---

① 阳：康熙本作"汤"。

铅瓶，重汤煮烂，一昼夜方开，杵成膏用。世俗有埋地日久化作清泉者，此名河车水，主天行时疫热狂，小儿丹疹热毒。

按：紫河车味甘，宜其归脾；父之精也，宜归肾脏；母之血也，宜入心家。夫其精血所结，未有男女，先立胚胎，浑然太虚，实乾坤之橐籥，铅汞之根基，九九数足，儿则载而乘之，故名河车。又曰紫者，以红黑色相杂也，合坎离之色，得妙合之精，虽成后天之形，实集先天之气，补益之功，更无足与俦者。第其性温，若有火证者，必得便制，斯无他患耳。（《雷公炮制药性解·卷之六·人部·紫河车》）

紫石英

紫石英，味甘，温，无毒。畏扁豆、附子，恶黄连。火煅、醋炙、水飞。上通君主，镇方寸之靡宁；下达将军，治胎宫而有孕。

紫石英南方之色，故功在血分，火热者忌之。（《医宗必读·卷之四·本草征要下·金石部·紫石英》）

甘温，手少阴、足厥阴血分药也。上能镇心，重可去怯也；下能益肝，湿可去枯也。心主血，肝藏血，性暖而补，故神不安、血不足、虚寒不孕者宜之。（《本草通玄·卷下·金石部·紫石英》）

紫石英，味甘辛，性温，无毒。入心经。主咳逆邪气，宁心定惊，补不足，涂肿毒，又主妇人子户风寒，十年无孕。长石为使，畏扁青、附子，恶黄连、鮀甲、麦句姜。

按：紫石英为镇重之剂，又有紫赤色，心经所由入也。心主血，妇人得之，则血受温补而胎可结矣。（《雷公炮制药性解·卷之一·金石部·紫石英》）

紫苏

紫苏，味辛，温，无毒。入肺经。温中达表，解散风寒。

俗喜其芳香，旦暮资食，不知泄真元之气。古称芳草致豪贵之疾，紫苏有焉。（《医宗必读·卷之三·本草征要上·草部·紫苏》）

紫苏，味辛，性温，无毒。入肺经。忌鲤鱼，双面紫者佳。开胃下气，温中达表，通大小肠，杀鱼肉毒。

按：紫苏本散风之剂，俗喜其芳香，旦暮资食，不知泄真元之气，所谓芳草致豪贵之疾者是也。（《删补颐生微论·卷之三·药性论第二十一·草部·紫苏》）

辛温，肺家药也。解鱼蟹毒，治蛇犬伤。按紫苏以辛散为功，久服泄人真气，俗世喜其芳香，爱其达气，或为小蔬，或作蜜饯，朝暮服之，甚无益也。古人云：芳草致豪贵之疾，盖指此类耳。（《本草通玄·卷上·草部·紫苏》）

紫苏，味甘辛，性温，无毒。入肺、脾二经。

按：辛走肺，甘走脾，辛散之剂，下气最捷，气虚者少用之。（《雷公炮制药性解·卷之二·草部上·紫苏》）

紫苏梗

梗，能下气安胎。（《医宗必读·卷之三·本草征要上·草部·紫苏》）

梗，主下气安胎。（《删补颐生微论·卷之三·药性论第二十一·草部·紫苏》）

梗，能行气安胎。（《本草通玄·卷上·草部·紫苏》）

紫苏叶

叶能发汗散表，温胃和中，除头痛肢节痛。双面紫者佳。（《雷公炮制药性解·卷之二·草部上·紫苏》）

叶，可发散风寒。（《本草通玄·卷上·草部·紫苏》）

按：气虚表虚者禁用叶……慎之！（《医宗必读·卷之三·本草征要上·草部·紫苏》）

气虚、表虚者，禁用叶。（《删补颐生微论·卷之三·药性论第二十一·草部·紫苏》）

紫苏子

子，可消痰定喘。(《医宗必读·卷之三·本草征要上·草部·紫苏》)

子，可润肠定喘。肠滑气虚者禁用子，慎之！(《医宗必读·卷之三·本草征要上·草部·紫苏》)

肠润、肺虚者，禁用子。(《删补颐生微论·卷之三·药性论第二十一·草部·紫苏》)

子，可消痰定喘，(《本草通玄·卷上·草部·紫苏》)

子，能开郁下气，定喘消痰。(《雷公炮制药性解·卷之二·草部上·紫苏》)

紫菀

紫菀，味苦、辛，温，无毒。款冬花为使，恶远志，畏茵陈。洗净，蜜水炒。主痰喘上气，尸疰痿伤，咳吐脓血，通利小肠。

苦能下达，辛可益金，故吐血保肺，收为上品。虽入至高，善于下趋，使气化及于州都，小便自利，人所不知。

按：紫菀辛温暂用之品，阴虚肺热者，不专用多用，须地黄、门冬共之。(《医宗必读·卷之三·本草征要上·草部·紫菀》)

紫菀，味苦辛，性微温，无毒。入肺经。洗去沙土，蜜润微焙。主咳逆喘嗽，虚劳多痰，烦渴，吐脓血。

按：苦能下达，辛可益金，故吐血虚劳，收为上品。入至高之胜，使气化及于州都，小便自利，人所不知。性滑不宜多用久用。(《删补颐生微论·卷之三·药性论第二十一·草部·紫菀》)

辛甘微温，肺家药也。益肺调中，消痰定喘，止血疗咳。解渴，润肌，补虚辟鬼。紫菀，辛而不燥，润而不寒，补而不滞，诚哉金玉君子。然非独用、多用，不能速效。小便不通及溺血者，服一两，立效。去须，洗净，微火焙。(《本草通玄·卷上·草部·紫菀》)

紫菀，味苦辛，性温，无毒。入心、肺二经。主咳逆上气，痰喘吐衄，补虚劳，安五脏。水洗净，蜜炙用。款冬为使，恶天雄、瞿麦、雷丸、远志，畏茵陈蒿。紫色润软者佳。

按：紫菀苦能入心，而泄上炎之火；辛能入肺，而散结滞之气。行气养血，专治血痰，为血痛要药。

雷公云：凡使，先去髭，有白练色者，号曰羊须草，自然不同。采得后，去头土了，用东流水淘洗令净，用蜜浸一宿，至明，于火上焙干用。凡修一两，用蜜二分。（《雷公炮制药性解·卷之三·草部中·紫菀》）

自然铜

自然铜，味辛，平，无毒。续筋接骨，折伤者依然复旧；消瘀破滞，疼痛者倏尔消除。

按：自然铜虽有神用，颇能损人，不可过用。（《医宗必读·卷之四·本草征要下·金石部·自然铜》）

辛平。消瘀血，续筋骨，止痛排脓。不可多服。（《本草通玄·卷下·金石部·自然铜》）

自然铜，味辛，性平，无毒。不载经络。主破积聚，疗折伤，续筋骨，散血排脓，止痛定惊，亦主产后血邪。凡使，须捶碎，以甘草水煮过，又用醋浸一宿，以泥盒裹之，火煅研细用。

按：自然铜实铜坑中所产之石也，其色青黄如铜，不从矿炼，故名之。丹溪曰：自然铜，世以为接骨要药，不知接骨在补气补血，补胃补肾，俗医惟冀速效，以罔利而用之，亦未稔其燥散之祸耳。

雷公云：石髓铅即自然铜也。凡使，勿用方金牙，其方金牙真似石髓铅，若误饵吐杀人。其石髓铅似干银泥，味微甘，如采得，先捶碎，同甘草汤煮一伏时，漉出令干，入臼中捣了，重筛过，以醋浸一宿，至明用六一泥泥瓷合子，约盛得二升以来，放文武火中养三日夜，才干，便用盖盖了泥，用火煅两伏时，去土抉盖，研如

粉用。若修事五两，以醋两镒。(《雷公炮制药性解·卷之一·金石部·自然铜》)

棕榈皮

棕榈皮，味苦、涩，平，无毒。吐血、鼻红、肠毒病，十全奇效；崩中、带下、赤白痢，一匕神功。

性涩，故止血有功，然惟血去已多，滑而不止者宜之；若早服恐停瘀为害，火炒烟尽存性，窨地上出火毒。(《医宗必读·卷之四·本草征要下·木部·棕榈皮》)

性涩。止吐血衄血，肠风下痢，崩中带下。盖涩可去脱，宜于久病，不宜于新病。炒极黑，存性。(《本草通玄·卷下·木部·棕榈皮》)